Clemens Ottawa

Wahnsinnig anders

Clemens Ottawa

Wahnsinnig anders

Außergewöhnliche Menschen und ihr Kampf mit dem Verstand

zuKlampen!

Umschlaggestaltung: Stefan Hilden · München · hildendesign.de
Satz: Germano Wallmann · Gronau · geisterwort.de
Druck: CPI – Clausen & Bosse · Leck · cpi-print.de

ISBN Print 978-3-86674-806-4
ISBN E-Book-Pdf 978-3-86674-935-1
ISBN E-Book-Epub 978-3-86674-934-4

Bibliografische Information der Deutschen Nationalbibliothek
Die Deutsche Nationalbibliothek verzeichnet diese Publikation
in der Deutschen Nationalbibliografie; detaillierte bibliografische Daten
sind im Internet über ‹http://dnb.dnb.de› abrufbar.

MIX
Papier aus verantwortungsvollen Quellen
FSC® C083411

»... traut nicht jedem Geist, sondern prüft die Geister.«
aus: Erster Brief des Johannes, Kapitel 4

Inhalt

Vorwort

Dieses Buch erzählt die Lebenswege von unterschiedlichen Persönlichkeiten der Weltgeschichte: Menschen aus verschiedenen Jahrhunderten, aus Adel und Politik, Kunst, Literatur, Philosophie, Musik und Film. Töchter und Söhne großer Namen oder selbst bekannt und berühmt, Vorreiterinnen und Vorreiter auf ihrem Gebiet.

Aber dies ist auch ein Buch über Krankheiten; über den Wahn und die Manien, an denen diese Personen litten. Nicht selten wurden sie mit dem Unverständnis ihrer Umgebung konfrontiert, wurde ihnen mit Kopfschütteln begegnet, galten sie als »versponnen« oder »übergeschnappt«, zerbrachen sie an der Rohheit ihrer Umgebung und oft fristeten sie ihre letzten Lebensjahrzehnte weggesperrt von der Gesellschaft in Nervenheilanstalten. Der US-amerikanische Kommunikationstheoretiker Harold Laswell sagte einmal: »Der pathologische Verstand ist wie ein Automobil, dessen Schalthebel in einem Gang festhängt; der normale Verstand kann umschalten.« Der entrückte Verstand allerdings nicht. Jedoch stellt sich die Frage, wann ein Verstand wirklich »verrückt«, »versponnen« oder »pathologisch« ist. Und das ist reichlich schwer zu beantworten, da sich die Definition im Laufe der Zeit veränderte. Im Humanismus und auch während der Strömung der Romantik war die Schwermut, auch Melancholie genannt, als eine Form der Geisteskrankheit hoch im Kurs. Der leidende Poet, die gebeutelte Poetin, der grüblerische Künstler, der womöglich noch gegen eine Schaffenskrise kämpfte – alle prädestiniert für Melancholie. Ende des achtzehnten, Beginn des neunzehnten Jahrhunderts wurden vor allem Frauen gerne als bloß »hysterisch« und »manisch« bezeichnet, teilweise auch in Situationen, deren Hintergrund uns heute im Gegensatz zu damals besser bekannt ist, zum Beispiel, wenn es einen allergischen Anfall gab, wodurch ihr Leiden also als etwas Übertriebenes abgetan, obwohl es dennoch behandelt wurde. Bei »Frauenhysterie« reichten die Maßnahmen von Aderlass bis hin zur Amputation von Gliedmaßen, was freilich in der Regel nicht zur Heilung führte.

In manchen Fällen, die in diesem Buch beschrieben werden, mag es wohl einigermaßen stichhaltige medizinische Indizien für eine Pathologie im Sinne einer »Geisteskrankheit« oder wie man heute akkurater sagen würde: psychischer Störung oder Psychose gegeben haben. Doch es gibt ebenso Fälle, bei denen man sich heute nicht mehr sicher ist, ob eine tatsächliche Erkrankung vorlag oder ob man einfach nur unangepasste und unangenehme Zeitgenossinnen und -genossen loswerden wollte, indem man eine psychische Erkrankung als Vorwand nutzte, um sie aus dem Weg und aus der Öffentlichkeit zu schaffen.

Existiert am Ende eine Kausalität zwischen einzelnen Berufsgruppen und Wahnsinn? Autoritäre Politiker und Diktatoren unterliegen ja nicht selten dem Größenwahn, der ist allerdings keine psychische Erkrankung im eigentlichen Sinne, mehr eine Verkehrung der Wahrnehmung. Hans Christian Andersen ließ den Kaiser in seiner Geschichte *Des Kaisers neue Kleider* nackt herumstolzieren, und weil er keinerlei Kritik hörte und sie auch nicht gewohnt war, nahm er sich weiterhin als der imposante, unfehlbare Herrscher wahr. Aber wie sieht es die Wissenschaft, um die Frage der Kausalität wieder aufzugreifen? Der Philosoph Ludwig Wittgenstein meinte, dass es eine »innere Verwandtschaft von Philosophie und Verrücktheit« gebe, ein Thema, dessen sich der schweizerische Psychoanalytiker und Philosoph Daniel Strassberg in seinem Buch *Der Wahnsinn der Philosophie* annimmt. Platon etwa unterscheidet vier Formen des Wahns: Den manischen, den mystischen, den poetischen und den erotischen. Keiner von ihnen wird bei Platon positiv gesehen, denn je mehr sich der Mensch in etwas hineinsteigert, desto manischer und wahnhafter werden er und sein Geist dabei, einzig der göttliche Wahn wurde in der Antike und auch noch im Mittelalter (dort allerdings nur, wenn er den Maximen der Katholischen Kirche entsprach) positiv gesehen. Religiöse Fanatiker, die dem Glauben wahnhaft verfallen waren, wurden als Sprachrohre Gottes angesehen, ein Umstand, der sich mit der Neuzeit änderte. Religiöser Wahn begegnet uns in diesem Buch etwa bei Persönlichkeiten wie Gogol oder Zelda Fitzgerald.

Das vorliegende Buch erzählt Lebensgeschichten, wie sie vielleicht eher selten dargestellt werden. Und es gibt Auskunft darüber, an welchen Erkrankungen, nach heutigem medizinisch-psychiatrischen Ermessen, diese Personen gelitten haben könnten. Speziell das neunzehnte Jahrhundert, mit den Strömungen der Romantik und des Realismus, in denen die leidende Psyche, das Genie, der Wahn und die Manien, mal als »Tollheit«, mal als »Schwermut« oder »Raserei« bezeichnet, oft wichtiger Bestandteil der Kunst und Literatur waren, führt dazu, dass sich in dieser Sammlung einige Vertreterinnen und Vertreter dieser Epoche befinden.

Dies ist ein Buch über Menschen, von denen einige nach wie vor fest im kollektiven Gedächtnis verankert, berühmt, vielleicht auch berüchtigt, andere hingegen in Vergessenheit geraten sind und hier wieder in Erinnerung gerufen werden. Es möchte dazu aufrufen, über bestehende und allgemein anerkannte Urteile nachzudenken, und dazu anregen, sich viele dieser Persönlichkeiten in neuem Licht anzusehen, womöglich auch neu zu rezipieren und andere neu- oder gar wiederzuentdecken, und vielleicht sogar Neues über vertraute Namen zu erfahren.

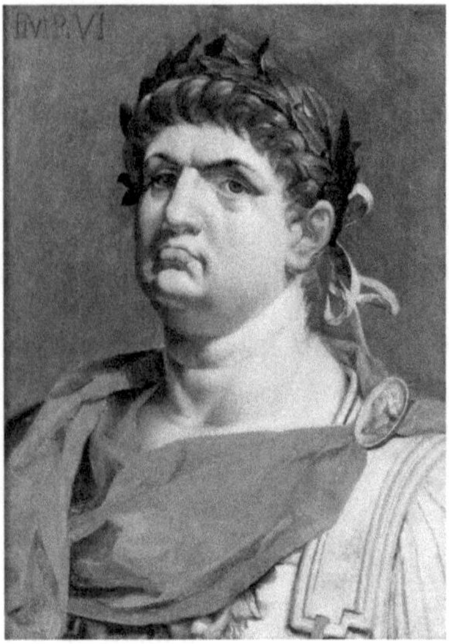

Nero
Porträtgemälde von
Abraham Janssen van
Nuyssen, 1620

»Welch ein Künstler geht mit mir zugrunde.«

Nero, römischer Kaiser

(37 bis 68 n. Chr.)

Nach Neros Tod im Jahr 68 n. Chr. folgte in Rom das Vierkaiserjahr. 69 n. Chr. erhoben Galba, Otho, Vitellius und Titus Flavius Vespasianus, kurz Vespasian, Anspruch auf die römische Kaiserwürde – Vespasian setzte sich schließlich durch. Es war eine unruhige Zeit für das römische Volk, eine, die nicht die Stabilität brachte, die sich die Bevölkerung wünschte und die man vielleicht tatsächlich zuletzt unter Julius Cäsar (100 bis 44 v. Chr.) erlebt hatte. Und obwohl viele Menschen in Rom froh waren, als die Meldung vom Tod des tyrannischen Neros publik wurde, folgte wegen der politischen Unsicherheiten vorerst keine Verbesserung. Doch wer war dieser Mann, der solch ein Trümmerfeld hinterlassen hatte und der seine eigene Stadt niedergebrannt haben soll und so zum Synonym für Macht und Wahn geworden ist? Warum war er zum Selbstmord gezwungen worden und was hatte er tatsächlich verbrochen? Fragen, die im Folgenden geklärt werden sollen.

Nero ist als Kaiser Roms den heutigen Generationen vor allem wegen zwei Dingen im Gedächtnis geblieben: Einerseits als Brandstifter der Hauptstadt des Römischen Reiches – Rom brannte und der Kaiser, dessen Verstand zu dem Zeitpunkt schon als wahnsinnig bezeichnet werden kann, soll beim Anblick des Feuers Freudentänze gemacht haben – und andererseits als unerbittlicher Verfolger der christlichen Bevölkerung. Wie aber konnte es mit dem römischen Imperator so weit kommen? Und stimmt alles, was man ihm heute nachsagt? Oder ist vieles nur aufgebauschtes Hollywood-Gewäsch, um ein Monster zu kreieren, das die Kinokassen klingeln lässt und die Ladentische leer macht? Eine gewisse Egozentrik ist ja bis heute bei vielen politischen Machthabern zu verorten. Da muss man nicht erst mit Namen wie Trump, Putin, Bolsonaro oder Orbán kommen, aber bei Nero, ja, da soll das Ganze schon eine übersteigerte Manie gewesen sein.

»Qualis artifex pereo!«, also »Welch ein Künstler geht mit mir zugrunde!«, soll Nero kurz vor seinem Tode gerufen haben, dann stieß er sich selbst den Dolch mehrmals in die Kehle. Die Authentizität dieses Zitats unterstreicht auch das Bild, das der Kaiser selbst von sich hatte; nämlich das eines talentierten Künstlers – vor allem Kitharaspielers –, der zu Großem berufen war. Notorische Selbstverliebtheit und mangelnde Selbstreflexionsgabe sind allerdings auch heute noch – selbst in der breiten Bevölkerung – recht weit verbreitet, dies ist insofern also noch nicht außergewöhnlich oder per se pathologisch. Bei Nero kam allerdings noch einiges hinzu.

Seine politische Laufbahn begann schon im Jugendalter, als Kaiser Claudius, ebenfalls ein Regent mit allerlei Psychosen und Manien, seine dritte Ehefrau, Messalina, mit der er den Sohn Britannicus hatte, für eine außereheliche Affäre mit dem Wahlkonsul Silvius bestrafte, indem er diesen umbringen ließ und seine Frau in den Selbstmord trieb. Gehörnte Ehemänner sind manches Mal nachtragend. Messalina wurde im Jahr 49 n. Chr. durch Claudius' Nichte Agrippina, der Schwester des berüchtigten Kaisers Caligula, Claudius' Vorgänger, ersetzt. Agrippina war mit ihrer Heirat darauf aus, ihren zwölfjährigen Sohn aus erster Ehe, Nero, der am 15. Dezember 37 n. Chr. in Antium in der Nähe von Rom das Licht der Welt erblickt hatte, auf den römischen Thron zu bringen. Claudius adoptierte Nero denn auch tatsächlich und dieser stand damit nun über seinem jüngeren Adoptivbruder Britannicus. Der Kaiser verstarb im Jahre 54, wodurch sein Adoptivsohn Nero, ein Jahr zuvor auf Claudius' Anordnung hin mit seiner Adoptivschwester Octavia verheiratet, zum Kaiser ausgerufen wurde.

Die ersten fünf Jahre seiner Herrschaft regierte der blasse, rotblonde Nero, wie es sich für einen artigen Siebzehnjährigen, der auf dem römischen Kaiserthron landet, gebührt: durchaus lernwillig, aber zögerlich, ja, fast sogar etwas ängstlich. Seine Hauptsorge war natürlich, irgendetwas falsch zu machen, das weitreichende Folgen nach sich ziehen könnte – als mächtigster Mann im Land eine durchaus berechtigte und vernünftige Sorge. In diesen ersten Jahren der Unsicherheit standen ihm Männer wie Burrus und Seneca zur Seite, doch auch die konnten Neros allmähliche Wandlung zum Tyrannen (und damit war nicht die Pubertät gemeint) auf dem kaiserlichen Stuhl nicht stoppen und so zogen sie sich nach und nach zurück.

Neros Privatleben war kein einfaches. Er liebte seine Ehefrau Octavia nicht, stürzte sich in zahlreiche Affären und nahm sich unter anderem die freigelassene Sklavin Acte zur Geliebten, die für kurze Zeit auch einen enormen Einfluss auf ihn hatte – sehr zum Leidwesen seiner Mutter Agrippina, die wiederum selbst ihre Machtposition gefährdet sah. Sie versuchte, ihrem Sohn damit zu drohen, den bald volljährigen Britannicus an die Macht zu führen und damit Nero zu stürzen. Ein erpresserischer Plan, der jedoch nach hinten losging, denn Nero dachte gar nicht daran nachzugeben und noch viel weniger daran, seinen Platz zu räumen. Also starb im Jahr 55 n. Chr. der vierzehnjährige Britannicus, bevor er Neros Thronanspruch gefährlich werden konnte, vermutlich infolge eines Giftmords. Doch damit nicht genug: Nero, inzwischen in heftiger Liebe zu Poppaea, Tochter des Quästors Titus Ollius, entbrannt, ordnete auch an, seine

Mutter zu ermorden, da diese die Scheidung von Octavia nicht guthieß. Agrippina sollte bei einem inszenierten Bootsunfall ums Leben kommen, doch sie überlebte und schwamm ans rettende Ufer. Als sie dort dem Marineoffizier gegenüberstand, den der Kaiser geschickt hatte, um sie zu töten, soll sie befohlen haben, diesen Leib zu durchbohren, in dem sie ihren eigenen Mörder unter dem Herzen getragen hatte. Auf Pathos verstand man sich im alten Rom.

Von seiner Frau Octavia ließ Nero sich nun wegen ihrer angeblichen Unfruchtbarkeit scheiden. Doch sie war noch nicht aus dem Weg, denn das Volk stand hinter ihr. Also wurde sie von Neros zweiter Frau Poppaea diffamiert; ihr wurde eine Affäre mit einem Sklaven unterstellt. Doch mit dem Rufmord war es noch nicht genug. Schließlich wurde sie erst verbannt und dann ermordet. Der Legende nach soll Nero den Befehl gegeben haben, ihr die Pulsadern aufschneiden und sie in heißem Dampf ersticken zu lassen, um auch wirklich auf Nummer sicher zu gehen. Nero, vom Einfluss seiner Mutter befreit und frei für die Ehe mit seiner Geliebten, hatte sich also nun die schöne Poppaea zur Frau genommen. Und weil man ja auch immer gerne etwas über die römische Dekadenz der damaligen Zeit erfährt: Für ihre Bäder wurde der Erzählung nach Milch von fünfhundert Eselinnen benötigt, womit sie auch eine Kleopatra locker abhängte, bei der es »nur« dreihundert waren. Und der nach eigener Einschätzung so begnadete Sänger und Dichter Nero schrieb zahlreiche Lieder und Hymnen für sie, die er zuweilen natürlich selbst vortrug, während sie badete.

Nach drei Jahren Ehe, in denen die Stimmungsschwankungen und Wutanfälle Neros immer stärker, regelmäßiger und unberechenbarer wurden, trat er eines Tages auf die damals schwangere Poppaea so heftig ein, dass diese mitsamt dem ungeborenen Kind verstarb. Nero verfiel daraufhin in eine Schockstarre und trauerte über Monate, wenngleich sein Schuldbewusstsein ausbaufähig blieb. In jedem Fall wird der Tod Poppaeas als Anfang vom Ende der Zurechnungsfähigkeit Neros angesehen. Als er, noch immer »trauernd«, nämlich einen freigelassenen jungen Sklaven erspähte, von dem er sagte, dass dieser seiner Poppaea wie aus dem Gesicht geschnitten sei, ließ er den armen Jungen unverzüglich kastrieren. Nero soll der schmerzhaften Prozedur selbst beigewohnt und den jungen (entmannten) Mann in einer inoffiziellen Hochzeitszeremonie geheiratet haben. Der Sklave erhielt vom Kaiser den Namen Sporus, also »Samen«. Es wird heute angenommen, dass dieser Name als zynischer Scherz Neros für den Kastraten gemeint war. Doch damit war mit den Ungeheuerlichkeiten in seinem Verhalten noch lange nicht Schluss.

Da Nero von seinen künstlerischen Begabungen, wie bereits erwähnt, sehr überzeugt war, trat er fortan regelmäßig vor eingeschüchtertem oder bezahltem Publikum auf und empfing den tosenden Beifall, den er hören wollte und den er brauchte. Er pflegte seine Stimme mit enormer Akribie, trank unentwegt Honig und Milch, aß in Öl eingelegten Schnittlauch und Zwiebeln, was den Mundgeruch, was man sich denken kann, wenig angenehm machte, und er ließ sich, auf dem Rücken liegend, schwere Bleigewichte auf die Brust legen, womit das Zwerchfell und die Atmung gestärkt werden sollten. Sein Bezug zur Realität soll täglich weniger geworden sein und er war sich mittlerweile sicher, gottähnlich zu sein. Mit einer enormen Verschwendungssucht, die fast ausschließlich seinem Privatvergnügen diente, häufte er Schulden über Schulden an. Und als wäre das nicht genug, ließ er eine riesige Bronzestatue von sich errichten und wollte sich für kurze Zeit auch selbst heiraten, um seine Göttlichkeit zu potenzieren – was ihm selbst natürlich enorm logisch erschien. Als man ihm das ausreden konnte, ehelichte er einen weiteren freigelassenen Sklaven, den Griechen Pythagoras (nicht mit dem im sechsten Jahrhundert v. Chr. auf der Insel Samos geborenen Mathematiker zu verwechseln). Bei der Hochzeitszeremonie trat Nero als Braut in Erscheinung, Pythagoras als Bräutigam. Sueton schreibt dazu: »Seitdem verkehrten nebeneinander her mit Nero Pythagoras als Mann und Sporus als Frau.« Der Kaiser nahm den Kastraten, der bei öffentlichen Anlässen in den Ornat einer Kaiserin gekleidet auftrat, überall hin mit und kümmerte sich nicht um die Kritiker, von denen es verständlicherweise mittlerweile genug gab. Einzig wusste man nicht, wie Nero loszuwerden war.

Am 19. Juli 64 n. Chr. kam es dann zum legendären Brand von Rom, bei dem große Teile der Stadt zerstört und zahlreiche Einwohner getötet wurden. Viele Menschen wollen Nero dabei gesehen haben, wie er den Brand selbst entfachte und dann bejubelte und besang, obwohl er sich zu diesem Zeitpunkt tatsächlich fünfzig Kilometer entfernt der Hauptstadt aufgehalten hatte. Dass er den Brand beauftragt haben könnte, kann jedoch nicht ausgeschlossen werden. Und es lässt tief blicken, dass seine Zeitgenossen ihm so etwas zutrauten.

Um die unschmeichelhaften Gerüchte zu unterdrücken, fand Nero schnell seinen eigenen Sündenbock für die Katastrophe – Schuldeingeständnisse sind nicht die Stärke von Soziopathen: Die neue jüdische Glaubensgemeinde, Christen genannt, trage die Schuld an dem unseligen Brand, sagte er. Und so verfügte er eine blutige Jagd auf alle Christen Roms, der rund tausend Menschen zum Opfer gefallen sein sollen. Tacitus berichtet hiervon in seinen Annalen. Nero ließ die Christen öffentlich verbrennen oder den wilden Tieren vorwerfen – ein Großteil der Hinrichtungen fand in seinem riesigen Park, unweit der heutigen Peterskirche statt. Einer altkirchlichen Legende nach sollen auch die Apostel Paulus und Petrus unter den Opfern gewesen sein, was von der Überlieferung jedoch nicht bestätigt wird.

Als Nero 66 n. Chr. weiterhin auf den ersehnten Beifall und die Anerkennung als Künstler vom römischen Volk wartete, diese aber ausblieben, brach er zu einer Griechenlandreise auf. Es war seine erste Auslandsreise und sie dauerte nicht weniger als ein Jahr. In dieser Zeit kümmerte er sich nicht im Geringsten um die heimischen Staatsgeschäfte. Um dem griechischen Volk seine Ehrerbietung zu erweisen, nahm er stattdessen aktiv als Kitharaspieler an insgesamt vier panhellenischen Spielen teil, ließ sich feiern und von den bestochenen Schiedsrichtern Preise verleihen. Und schließlich erklärte er, dass Griechenland zukünftig keine Steuern mehr an Rom zahlen müsse, um sich als Wohltäter feiern lassen zu können. Der spätere Kaiser Vespasian hob diese Freiheitserklärung jedoch wieder auf. Dieses

Anbiedern an das griechische Volk war schließlich ein fatales Verhängnis für Nero. Der Kaiser war sich ganz sicher, dass das griechische Volk die Ästhetik seiner Musik viel mehr zu schätzen wusste, als es das römische Volk tat, aber sich in der Ferne als Gutmensch zu präsentieren und in der Heimat ein Schreckensregime zu führen – das machte keinen schlanken Fuß. Die Spatzen riefen das schon von den Dächern, einzig Nero hörte es nicht.

In Rom schüttelte man die Köpfe über den Princeps und der Unmut gegen ihn wuchs stetig. Gaius Julius Vindex, römischer Statthalter einer gallischen Provinz, rief offen zum Widerstand auf. Weitere Statthalter folgten und auch Neros Berater sagten sich überwiegend los von ihm. Er versuchte anfangs, den Aufruhr herunterzuspielen, und war sich in seiner egozentrischen Manie nicht im Geringsten der ihm drohenden Gefahr bewusst – er, der Kaiser und großartige Künstler, sei schließlich unfehlbar. In Neros Wahrnehmung standen das ganze römische Volk und sein gesamtes Gefolge geschlossen hinter ihm. Aber das war seine ganz eigene, alternative Wahrheit (ein Phänomen, das wir ja auch aus der jüngsten politischen Vergangenheit kennen ...). Tatsächlich war es jedoch anders: Die Provinzstatthalter, die Prätorianer genannte Gardetruppe des Kaisers, und der Senat stellten sich nun geschlossen gegen Nero. In der Nacht des 8. Juni 68 n. Chr. floh er daher mit den wenigen Personen, die ihm noch die Treue hielten, ins Landhaus seines Vertrauten und Finanzchefs Phaon. Von ihm erhielt er auch die Nachricht, dass der Senat ihn zum Staatsfeind erklärt hatte und er nun landesweit gesucht werde, während der frühere Statthalter in Spanien, Lucius Galba, bereits zum neuen Herrscher ausgerufen worden war. Das Urteil, das Nero erwarten würde, wäre, nackt durch Ruten zu Tode gepeitscht zu werden. Zugegeben, keine sehr erbauliche Vorstellung. Nero sah nun keinen Ausweg mehr. Mithilfe seines Sekretärs und im Beisein seiner »Ehefrau« Sporus beging er, schließlich doch die aussichtslose Lage realisierend, am 9. Juni 68 n. Chr. Selbstmord durch Erdolchen.

Es ist aus heutiger Sicht wahrscheinlich, dass Nero unter Schizophrenie gelitten habe dürfte, seine Sprunghaftigkeit und unberechenbare Impulsivität könnten hierfür ein Indiz sein, auch dürfte seine Handlungsfähigkeit durch eine schwere Persönlichkeitsstörung und sexuelle Verwirrung beeinträchtigt gewesen sein. Nero soll, einer Theorie zufolge, die in den letzten Jahren aufkam, an dem sogenannten Hybris-Syndrom, einer eigenen Form der narzisstischen Störung, gelitten haben. Hierbei handelt es sich um eine über die Maßen krankhafte, übersteigerte Form der Selbstüberschätzung, die nicht selten im totalen Realitätsverlust endet – womöglich fühlt sich der eine oder die andere auch hier an ehemalige US-Präsidenten erinnert. Neros übertriebene Selbstinszenierung, seine Herrschsucht, seine Bausucht, seine Verschwendungs- und Vergnügungssucht und seine kompromisslose Gewaltbereitschaft, nicht nur Feinden, nein, auch Wegbegleitern und Anhängern gegenüber, und seine grenzenlose Gier nach Rache, wenn etwa Kritik an seiner Person geübt wurde, unterstützen diese These. Das Hybris-Syndrom wurde vom Psychiater Jonathan Davidson untersucht und dieser sieht darin eine »einzigartige und erworbene Persönlichkeitsstörung, die sich erst entwickelt, wenn eine Person für einen gewissen Zeitraum eine Machtposition einnimmt.« Man vermutet auch, dass Nero unter Enzephalitis, einer Entzündung des Gehirns gelitten haben könnte, die seine von vielen Zeitgenossen erwähnte Undeutlichkeit beim Sprechen und Unsicherheit beim Gehen erklären könnte.

Der Theologe Augustinus von Hippo deutete im Jahre 422 n. Chr. überlieferte Stellen beim Heiligen Paulus dahingehend, dass Nero der Antichrist gewesen und dass die Zahl 666 im Buch der Offenbarung ein Code für den römischen Kaiser sei. Auch diese Art der »Nachrede« führte dazu, dass Nero im Bewusstsein vieler Menschen dämonische und unmenschliche Züge erhielt. Für andere stand er aber nur in einer Reihe zahlreicher geisteskranker und brutaler römischer Imperatoren, von Caligula über Tiberius bis hin zu Bassianus. Mit ihm ging die julisch-claudische Linie römischer Kaiser (unrühmlich) zu Ende.

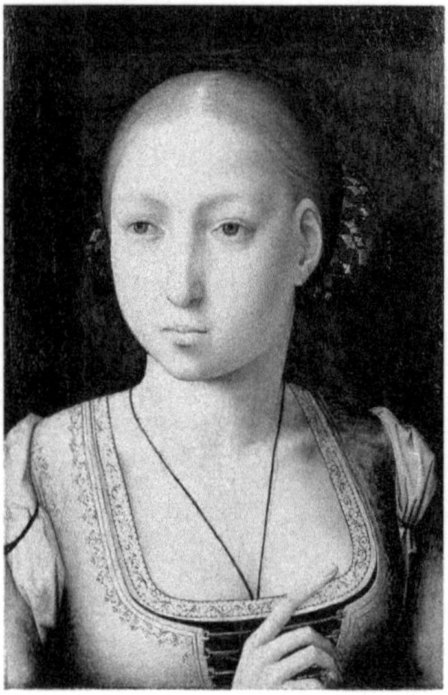

Johanna von Kastilien
Gemälde von Juan de Flandes,
um 1500

*»In Spanien wird gerade erklärt,
dass ich nicht mehr bei Sinnen bin.«*

Johanna I. von Kastilien (und Léon), Königin

(1479 bis 1555)

»Die Wahnsinnige aus Liebe« – »La Loca d'Amor« – wird die 1479 geborene Johanna auch heute noch im spanischen Volksmund genannt. Die Tochter Isabella von Kastiliens (1451–1504) und rechtmäßige Königin hatte, so jedenfalls verlangte es das Herrscherhaus, das große Erbe ihrer Mutter weiterzuführen – alles andere als eine wünschenswerte Aufgabe und mehr eine Bürde. Als sie am 6. November 1479 in Toledo das Licht der Welt erblickte, waren ihre Eltern, Isabella und Ferdinand II. von Aragon, bereits weltberühmte Herrscher, die schon den Grundstein für das Reich, »in dem nie die Sonne untergeht«, gelegt hatten. Von ihrer Mutter, die tiefreligiös war, wurde Johanna streng und entbehrungsreich erzogen. Wenig Zuckerbrot, dafür viel Peitsche, so könnte man wohl nennen, was die kleine Tochter in den ersten Lebensjahren erfuhr. Der Beichtvater der Mutter war der fanatische Großinquisitor Tomás de Torquemada, der sich voll und ganz der Jagd und Folter Un- oder Andersgläubiger verschrieben hatte. Wahrscheinlich war auch die kleine Johanna bei Hinrichtungen auf öffentlichen Marktplätzen anwesend, und sie war dreizehn Jahre alt, als Kolumbus im Dienste der spanischen Krone den Seeweg von Europa nach Ostasien suchte und dabei, jedes Schulkind weiß es heute, Amerika entdeckte.

All das führte auch dazu, dass Johanna der Religion zeit ihres Lebens mehr als kritisch gegenüberstand und sich nicht nur einmal, sondern vielfach geweigert hatte zu beichten. Ihre Idealvorstellung war es, irgendwann vollkommen frei von irgendwelchem klerikalen Zwang regieren zu können.

Johannas Mutter wiederum war bekannt für ihre Launen und ihre cholerischen Anfälle. Ein Hofmitarbeiter meinte, dass es Tage gäbe, da solle man am besten einen ganz weiten Bogen um die Monarchin machen. Das Verhältnis zur Mutter war demnach vor allem von Angst und beinahe ungesundem Respekt geprägt – und natürlich stellt das etwas mit der Psyche eines jungen Menschen an. Als Johanna in die Pubertät kam und sich der Blick auf das andere Geschlecht langsam veränderte, entschieden sich die Eltern, sie zu verheiraten. Eine pragmatische Hochzeit mit Philipp dem Schönen, Sohn Kaiser Maximilians I. und Marias von Burgund und Flandern. Eine machtpolitisch natürlich überaus sinnvolle Heirat, weil der habsburgische Einfluss in beiden Regionen dadurch gefestigt und der Erzfeind Frankreich weiter geschwächt wurde, allerdings wurde bald klar, dass diese Verbindung unter keinem guten Stern stand. Zu Beginn sahen sich die beiden für lange Zeit überhaupt nicht. Die Ehe wurde im spanischen Valladolid per procurationem vollzogen – das heißt nichts anderes, als dass ein Stellvertreter kam. Ein Gesandter Philipps war statt seiner anwesend und vollzog auch den Sexualakt der ersten Ehenacht nach dem damaligen Gesetz in solchen Fällen, nämlich indem er sein nacktes rechtes Knie unter die Decke steckte, unter der Johanna lag, dann überreichte der Gesandte der jungen Johanna einen Brief Philipps, den dieser mit »Euer Euch heiß liebender Philipp«

unterschrieben hatte. Für unsereins wäre ja so eine Art der Heirat und die anschließende Kniegeschichte wahrscheinlich beste Voraussetzung, um gleich danach eine Gesprächstherapie aufsuchen zu müssen. Und auch Johanna stresste die Zeremonie; sie war die Tage danach, wollen wir es einmal unausgeglichen nennen: Sie sprach wenig und wirkte zerfahren.

Am 22. August 1496 stach eine riesige spanische Flotte von hundert Schiffen und über tausend Soldaten und Gefolgsleuten in Richtung Burgund in See. Man wollte, so Königin Isabellas Plan, die französische Krone damit beeindrucken und die Braut zu ihrem Gemahl bringen. Johanna, die das erste Mal eine so weite Strecke reiste, wurde schwer seekrank und die gesamte spanische Armada geriet auch noch in ein furchtbares Unwetter. Dutzende Schiffe sanken und rissen etliche Seefahrer in den Tod. Schließlich kam die von der Reise geschwächte Johanna im Hafen von Antwerpen an und bekam zu hören, dass Philipp gar nicht da sei und erst in gut einem Monat kommen würde. Johanna verstand die Welt nicht mehr. Sie wurde im Kloster von Lier untergebracht, wo sie, bei Dauerregen und kühlem Wetter, über vierzig Tage auf ihren Ehemann wartete und dabei in eine tiefe Depression verfiel. Schließlich, am 12. Oktober 1496, traf Philipp ein und das Brautpaar sah sich zum ersten Mal – und, ja, verliebte sich heftig ineinander. Sofort wurde die Hochzeit nun tatsächlich gefeiert, da Philipp nicht länger warten wollte. Die Frischvermählten zogen sich sogleich in die Klosterzelle zurück und verließen vier Tage das Bett nicht. Die Protokolle, die vorgesehen waren, wurden ignoriert, sehr zum Ärger vieler Würdenträger, die dem jungen Brautpaar animalisches Getue vorwarfen – freilich hinter vorgehaltener Hand.

Bis zum Sommer des Jahres 1498 hörten Isabella und Ferdinand in Spanien kein Sterbenswörtchen von ihrer Tochter und nun machte sich selbst die nicht unbedingt fürsorgliche Mutter Sorgen. Viele Briefe waren unbeantwortet geblieben, das Königspaar konnte nicht wissen, dass der Schwiegersohn dafür sorgte, dass Briefe aus Spanien zunächst ihm vorgelegt wurden und er erst nach eingängiger Prüfung entschied, ob sie Johanna gegeben werden sollten oder nicht. Sie war zu dieser

Zeit gerade schwanger, Philipp war selten zu Hause, auch der eine oder andere Seitensprung kam vor und so fühlte sich die junge Spanierin vernachlässigt und einsam. Und was er sich bei Johanna schwangerschaftsbedingt nicht holen konnte, das holte er sich eben woanders. Ein Zeitgenosse schrieb über Philipp: »Nichts erschien ihm besser als hübsche Weibsgesichter. Sie bringen ihn von Bankett zu Bankett und von einer Dame zur nächsten.«

Bereits damals zeigten sich bei Johanna Signale einer Manie. Sie wusch sich nicht, ließ ihr Äußeres verkommen, schlich schwermütig in ihren Zimmern herum. Ihre Mutter Isabella schickte schließlich den Dominikanermönch Tomás de Matienzo nach Flandern, damit dieser nach dem Rechten sah und den Eltern in Spanien über die Ehe, über Johanna und auch über die Geschäfte Philipps Bericht erstattete. Matienzo teilte unverblümt mit, dass Johanna »schwermütig und niedergeschlagen« sei, weil Philipp so selten da und seit der Geburt des ersten Kindes, Eleonore, im November 1498 auch verärgert sei, da er sich einen Jungen, den klassischen Stammhalter, erhofft hatte. Philipp lasse den Ärger an Johanna aus, lasse sie um seine Anwesenheit regelrecht betteln, gehe regelmäßig fremd, nicht nur mit Mätressen, sondern auch mit Prostituierten, und liebe es, über Johanna »wie über eine Dienerin« zu gebieten. Dies alles hatte zur Folge, dass diese mittlerweile unter schweren Depressionen litt: Bereits im Spätsommer 1498 war Isabella, die Schwester Johannas, bei der Geburt ihres Sohnes Miguel da Paz, dem Thronfolger von Portugal, Kastilien und Aragonien verstorben. Johanna nahm ihren Tod zur Kenntnis. Mehr aber auch nicht. Die manischen Depressionen, möglicherweise also ein Indiz für eine bipolare Störung, waren bei Johanna mittlerweile unübersehbar geworden. Ein Priester bemerkte, dass sie so »furchtsam« erscheine, »dass sie nicht einmal den Kopf heben konnte«.

Am 24. Februar 1500 – es ist das Fest des heiligen Mathias in Gent, der Höhepunkt des Karnevals – erschien die erneut hochschwangere Johanna an der Seite Philipps. Sie wollte in erster Linie deshalb kommen, weil ihr Mann ernstlich überlegt hatte, mit seiner Geliebten Susanna von Limburg diesem Fest beizuwohnen. Mitten im Tanz setzten jedoch die Wehen ein, dann geschah alles ganz rasch, und keine dreißig Minuten später war der Thronfolger und als Herrscher über die Maßen einflussreiche Sohn Karl (der spätere Karl V., Kaiser des Heiligen Römischen Reiches) geboren.

Zurück in Flandern fühlte sich Johanna keineswegs wohl und das Verhalten Philipps war weiterhin sehr distanziert. Als die junge Johanna eines Tages auf die Mätresse Philipps trifft, greift sie ihre Rivalin mit einer Schere an und schneidet an ihrem Haar herum, als diese sich zu wehren versucht, sticht ihr Johanna ins Gesicht. Ein Chronist schrieb später: »So aufgebracht war die Prinzessin, dass sie wie eine rasende Löwin ihre Feindin aufs Korn nahm und, so wird erzählt, sie verletzte und misshandelte und dann befahl, dass ihr Haar bis auf die Wurzeln geschoren werden sollte.« Daraufhin überschlugen sich die Ereignisse:

Am 20. Juli 1500 starb der spanische Thronfolger, Isabellas Enkel Miguel und Johannas Neffe, nicht einmal zweijährig, wodurch Johanna plötzlich rechtmäßige Erbin des Königreiches von Kastilien und Aragon wurde, zu dem mittlerweile auch die spanischen Überseegebiete zählten. Isabella wollte ihre Tochter und ihren verbliebenen Enkel Karl also so rasch wie möglich in Spanien wissen, das aber passte Philipp wiederum gar nicht, da dieser ganz andere Pläne hatte. Er wollte Karl mit der zweijährigen Tochter Ludwigs XII. von Frankreich, Claude, vermählen lassen, um das Näheverhältnis Burgunds zur französischen Krone noch weiter zu festigen. Die Folge dieses Interessenkonflikts war ein Zerwürfnis des Ehepaars, dennoch schwängerte Philipp in einem Wolllustanfall und unter beträchtlichem Alkoholeinfluss Johanna ein drittes Mal, sodass sie erst einmal nicht nach Spanien zu ihren Eltern reiste. Am 18. Juli 1501 kam, Johannas Mutter zu Ehren, Töchterchen Isabella zur Welt. Philipp willigte schließlich ein, mit nach Spanien zu kommen, allerdings ohne die Kinder, in erster Linie aus machtpolitischem Kalkül. Über alle Geschehnisse am spanischen Hof, und seien sie auch noch so trivial, wollte er Bescheid wissen. Man könnte glatt von bedeutendem Gossip sprechen, den er zu erfahren wünschte.

Im Oktober 1501 brach man mit riesigem Aufwand und über hundert Gepäckkarren auf, machte noch einen kurzen Zwischenstopp am französischen Königshof. Im Januar 1502, nachdem man in Sänften die Pyrenäen überquert hatte, kam man in Spanien an, wo Philipp an den Masern erkrankte, weswegen das Königspaar mitsamt ganzer Gefolgschaft in einem kleinen spanischen Dörfchen Halt machen musste. Am 9. Mai 1502 erreichten sie schließlich Toledo, wo sie von Ferdinand und Isabella in Empfang genommen wurden. Rasch wurde klar, dass Philipp sich gar nicht wohlfühlte im Heimatland seiner Frau. Er lehnte die Sprache, das Essen, die Menschen ab und wollte möglichst schnell wieder weg. Johanna war zu diesem Zeitpunkt schon wieder schwanger – im März 1503 wurde Ferdinand, der später seinen Bruder Karl beerben sollte, geboren. Isabella lehnte es aufgrund der Schwangerschaft ab, dass ihre Tochter Philipp, der äußerst wichtige Staatsgeschäfte als dringenden Abreisegrund angab (also vorschob), nach Flandern zurückbegleiten würde, nicht, bevor das Kind geboren war.

Mitte Dezember verließ Philipp Spanien also ohne seine Frau. Was er in der Folge versuchte, grenzt im Nachhinein an blanken Übermut. Er reiste nicht nach Flandern, sondern nach Frankreich und weiter zu Maximilian I. nach Innsbruck, wo er vorlaut ein Bündnis zwischen Spanien und Frankreich absegnete – eine Bevollmächtigung, zu der er gar keine Befugnis hatte und die das Königspaar am spanischen Hof zur Weißglut brachte. Johanna zog sich indes wieder einmal zurück, erlitt wohl einen neuerlichen heftigen depressiven Schub. Wir wissen, dass Geisteskrankheiten und psychische Auffälligkeiten in den Herrschaftshäusern der Habsburger und spanischen Bourbonen immer wieder aufgetreten sind. Johannas Urenkel, Don Carlos etwa, wurde aufgrund seiner Geistesschwäche vom eigenen Vater »weggesperrt« – eine Parallele zu Johannas Leben, dazu weiter unten mehr.

Doch zurück nach Kastilien. Im Mai 1504 reiste Johanna schließlich, nachdem ein Brief Philipps aus Flandern kam, sie möge möglichst schnell zurückkommen, aus Spanien ab. Sie verließ ihr Geburtsland mit Skrupeln, da ihre Mutter Isabella schwer erkrankt war und der Einfluss ihres Vaters Ferdinand allmählich wuchs und sich abzeichnete, dass er seiner Tochter den Thron von Kastilien nicht kampflos überlassen würde. Als Johanna in Brüssel ankam, kam es zu einem Ereignis, das große Kreise nach sich ziehen sollte. Sie erwischte Philipp in flagranti mit einer jungen blonden, nicht unattraktiven Frau. Ohne zu zögern stürzte sich Johanna wild vor Rage auf die Rivalin, schnitt ihr die Zöpfe ab und verunstaltete ihr Gesicht durch massive und sehr heftige Schläge. Philipp, der dazwischen ging, schlug wiederum auf seine Frau so heftig ein, dass diese daraufhin mehrere Tage das Bett hüten musste. Und so machte das Gerücht um den wachsenden Wahnsinn Johannas die Runde und Philipp beauftragte Vertraute, genau über den Geisteszustand seiner Frau Buch zu führen. Die Protokolle und Aufzeichnungen sandte er auch nach Spanien. Johanna, die mittlerweile krankhaft eifersüchtig war, entließ sämtliche junge Frauen und Mädchen vom königlichen Hof, doch Philipp kompensierte seine Lust, indem er in der Stadt ausschweifende Orgien mit Prostituierten feierte.

Am 26. November 1504 verstarb Königin Isabella und das Testament machte Johanna zur rechtmäßigen Königin von Kastilien. Für den Fall der Abwesenheit oder Unfähigkeit der neuen Königin sollte ihr Vater Ferdinand als König von León, also Nordspanien, die Regierungsgeschäfte übernehmen, bis Enkel Karl, der Thronfolger, das zwanzigste Lebensjahr erreicht haben würde. Philipp wurde mit keiner Silbe im Testament erwähnt. Ein Umstand, der ihn maßlos störte, und weil eine zerrüttete Ehe nicht sinnvoll gewesen wäre, wenn er weiterhin Ambitionen auf den Thron von Aragón und Kastilien haben wollte, arrangierte er sich wieder mit Johanna und zog auch wieder in ihr Schlafzimmer ein, natürlich versprach er leutselig Besserung, was seine Treue anging.

Allerdings waren dies nichts weiter als Lippenbekenntnisse. Philipp ließ viel lieber seine Frau genau beobachten und sich regelmäßig über »Auffälligkeiten« berichten, die an ihrer Zurechnungsfähigkeit zweifeln lassen könnten. Am 3. Mai 1505 schrieb Johanna bemitleidenswert: »In Spanien wird gerade erklärt, dass ich nicht mehr bei Sinnen bin ... ich weiß, dass der

König, mein Herr und Gemahl, nach Spanien schrieb und sich in irgendeiner Weise über mich beklagte, um sich selbst zu rechtfertigen. Aber jene Angelegenheit sollte nicht über uns Eltern und Kinder hinausgehen ... der einzige Grund war Eifersucht.« Johanna wollte ihrem Ehemann dennoch vergeben, immerhin war sie erneut schwanger. Im September 1505 wurde nun das fünfte Kind, Tochter Maria, spätere Königin von Ungarn und Böhmen und ähnlich depressiv wie ihre Mutter, geboren.

Johannas Vater Ferdinand heiratete zwischenzeitlich nur wenige Monate nach Isabellas Tod, fünfzigjährig, die achtzehnjährige Cousine Ludwigs XII. von Frankreich, Germaine de Foix. Ein Thronfolger, den er zu zeugen beabsichtigte, würde in der Erbreihenfolge Johanna und Philipp überholen, dies unterstrich einmal mehr Ferdinands Machtbesessenheit. 1509 wurde tatsächlich Juan, sein Sohn, geboren, allerdings verstarb er bereits nach wenigen Stunden, außerdem war zu diesem Zeitpunkt das Schicksal Johannas längst besiegelt.

Philipp beschloss bereits drei Jahre zuvor, nach Spanien zu reisen, um seine Ansprüche und jene seiner Gemahlin zu vertreten. Johanna war zwar dabei, überließ Philipp aber alle Entscheidungen. Als das Ehepaar ankam, herrschte akute Bürgerkriegsgefahr, so rivalisierend standen sich die zwei Lager hinter Johanna und ihrem Vater mittlerweile gegenüber. Am 27. Juni 1506 unterschrieben Philipp und Ferdinand in Villa Fafila eine nach außen hin freundschaftliche Einigung, durch die sie die erbeutete Macht, also jene, die eigentlich der Tochter, beziehungsweise Ehefrau zugestanden hätte unter sich aufteilten und auch erklärten, dass Johanna unfähig zum Regieren sei.

Johanna forderte in ihrem verwirrten Zustand jedoch weiterhin ein, über das Königreich ihrer Mutter zu herrschen. Und mehr noch. Sie meinte: »Denn ich fordere ja nicht nur eine Stadt, ein Land, eine Kolonie oder eine Insel, sondern die komplette Neuordnung des altbekannten Verhältnisses zwischen Mann und Frau. Ich fordere die halbe Welt.« Eine bemerkenswerte Äußerung, was sie genau damit meinte, bleibt jedoch leider unklar. Aber ihre Worte verhallten sowieso. Man hatte aufgehört, sie auch nur im Entferntesten ernst zu nehmen.

Indes wurde, wie schon erwähnt, Philipp zugetragen, dass Ferdinand an einem eigenen Thronfolger »bastelte«, mit dessen Geburt der Vertrag natürlich ungültig wäre. Dieser Plan von Ferdinand ließ Philipp Verbündete bei Klerus und Adel suchen, um einen militärischen Kampf gegen seinen Schwiegervater auch bestehen zu können. Bei beiden rivalisierenden Männern bestand trotz allem jedoch immer noch Einigkeit darin, dass man Johanna nicht zur Macht verhelfen wollte. Zu dieser Zeit kursierten außerdem Gerüchte, es sei ein Anschlag auf Philipps Leben geplant – Feinde hatte er ja en masse, allen voran Ferdinand – und sein Utrechter Gesandter in Rom schrieb in einem Brief an ihn: »Es gibt keinen Fürsten auf der Welt, der mehr gefährdet ist als Ihr.«

Wenige Wochen, nachdem Philipp sich für einen Bürgerkrieg rüstete, 10 000 Mann im Landesinneren Kastiliens positionierte und alle Vereinbarungen mit Ferdinand, weil er mittlerweile wusste, dass der sich um einen Thronfolger bemühte, für null und nichtig erklärt hatte, bekam er, nach einem Inspektionsbesuch in Burgos, plötzlich hohes Fieber, heftige Schweißausbrüche, Pusteln am ganzen Körper. Am 25. September 1506 verstarb er nach kurzer Krankheit an den Pocken oder den Masern – das bleibt ungeklärt – erst 28-jährig, ohne Schwiegervater und Ehefrau aus dem Weg geräumt und sich selbst als Alleinherrscher auf den kastilischen Thron gesetzt zu haben. Johanna war währenddessen gerade das sechste Mal schwanger. Tochter Katharina, geboren am 14. Januar 1507 wurde später Königin von Portugal. Ferdinand hatte sich gerade in Italien aufgehalten, als er vom Tod Philipps erfuhr und darüber alles andere als unglücklich reagierte.

Der Tod Philipps, eines Opportunisten vor dem Herrn, war die Zäsur für Johanna und ihren Geisteszustand. Sie verfiel in vollkommene Apathie, dann, einige Wochen nach dem Tod ihres Mannes, am 20. Dezember 1506, begab sie sich nach Miraflores, um das Grabgewölbe aufzusuchen, in dem ihr Mann begraben war. Sie verlangte, das Grab zu öffnen, um, wie sie sagte, sicherzugehen, dass der Leichnam nicht schon gestohlen sei. Als die anwesenden Mönche die Graböffnung verweigerten, begann sie, zu kreischen, zu toben, wild um sich zu schlagen. Der Bischof wurde gerufen, um die Königin zu beruhigen, was nicht gelang. Sie warf sich auf den Boden, schrie, wälzte sich, sodass der Bischof doch einlenkte, auch, weil er eine Frühgeburt verhindern wollte (Johanna war noch mit Katharina schwanger), und er ließ den Sarg öffnen. Johanna beruhigte sich und soll, glaubt man den Überlieferungen, den Leichnam innig geküsst haben. Sie beschloss, den Sarg mit dem Leichnam nach Torquemada, einem etwa sechzig Kilometer entfernten Örtchen, mitzunehmen, wo sie vorhatte zu entbinden. Gesagt, getan. Der Sarg wurde von vier Pferden, die sich nur im Schritttempo bewegen durften, gezogen. Den Trauerzug komplettierten, neben Johanna, einige Mönche und Adelige. In der Nacht leuchteten die Mönche mit Fackeln, untertags wurde der Sarg von Soldaten bewacht. Und weil man sich nur mit Schritttempo fortbewegte, benötigte man einige Tage, um in dem Dörfchen anzukommen, wo sie wenig später ihre Tochter gebar. Der Adel war sich unterdessen ob dieser Aktion einig: Die Königin hatte vollkommen den Verstand verloren!

Als man Torquemada allerdings erreicht hatte, waren dort gerade blutige Kämpfe rivalisierender kastilischer Adelsparteien ausgebrochen. Johanna flüchtete samt Begleitung und Sarg in eine Kirche im kleinen Dörfchen Hornillos. Mehrere Male, vor allem, als ein Brand in der Kirche ausbrach, drohte der Sarg mitsamt Inhalt, den sterblichen Überresten Philipps, vernichtet zu werden. Mitten auf dem Höhepunkt von Johannas Manie um den Sarg kam auch noch die Nachricht, dass Heinrich VII. von England sie gerne zur Frau haben wollte. Der Witwer war begeistert von der Fruchtbarkeit Johannas und hielt sie darüber hinaus für eine durchaus attraktive sowie machtpolitisch interessante Frau – sie konnte den Tudors den Anspruch auf den spanischen Thron sichern. Johannas Vater Ferdinand jedoch, das politische Kalkül durchschauend, lehnte den Antrag ab. Währenddessen traf Johanna am 29. August 1507 mit dem Leichenwagen ihres verstorbenen Ehemannes in Tordesillas ein, wo sie ihren Vater erstmals seit langer Zeit wiedertraf, und dieser war entsetzt vom Aussehen seiner Tochter. Abgemagert, wirres Haar, offensichtlich verwahrlost. In einer ausführlichen Unterredung mit Ferdinand, der sich fortlaufend über den Geisteszustand seiner Tochter hatte informieren lassen, übertrug diese ihm schließlich offiziell die Regierungsgeschäfte.

Im Sommer 1508 berichtete der Bischof von Málaga an Ferdinand, nachdem er Johanna getroffen hatte: »Der Mangel an Reinlichkeit in ihrem Gesicht und, wie man sagt, auch an anderen Stellen ihres Körpers, ist sehr groß. Sie isst mit den Tellern auf dem Fußboden, ohne Tischtuch oder Schüsseln.« Er bat in dem Schreiben weiters, aus, wie er meinte, Sorge um Johanna, ihm die Obsorge über die gefallene Königin zuzusprechen. Ihr Vater Ferdinand reagierte auf den Brief jedoch anders, wesentlich radikaler, und verbannte seine Tochter ab 1509 direkt auf die Festung Torsedillas, etwa dreißig Kilometer südlich von Valladolid, wo sie schließlich die letzten 46 Jahre ihres Lebens verbringen sollte. Er versicherte seiner Tochter, dass alles zu ihrem eigenen Schutz passiere und dass sie auf diese Art und Weise auch in unmittelbarer Nähe zum Grab Philipps sei. Es wird angenommen, dass Johanna sehr wohl wusste, was auf sie zukommen würde, und es still ertrug. Zu Beginn ihrer Gefangenschaft, später weitgehend isoliert, hatte sie noch Kontakt zu ihrer Tochter Katharina haben dürfen, die auch im Schloss lebte, allmählich aber verbrachte sie ihr Dasein gänzlich alleine, einziger menschlicher Kontakt war der Kerkermeister Mosén Luis Ferrer, der Johanna schwer misshandelte, wenn sie sich seinen Befehlen widersetzte, sicherlich in der Annahme, die Königin sei vom Teufel besessen. Zahlreiche Exorzismen wurden im Laufe ihrer Gefangenschaft an ihr vorgenommen, die sie widerstandslos über sich ergehen ließ.

Ihre Tochter Katharina lebte, wie bereits erwähnt, bis 1525 in einem separaten Zimmer bei ihr, nur kurz unterbrochen, als ihr Bruder Karl, den sie Jahre nicht gesehen hatte, sie aus der Festung entführen ließ, nachdem er seine Mutter im November 1517 besucht hatte. Er wollte Johanna nach dem Tod Ferdinands (dieser war 1516 64-jährig nach einer Überdosis Potenzmittel verstorben) zum Verzicht auf den Thron zu seinen Gunsten bewegen, sah Katharinas armselige Kleidung und das ungepflegte

Äußere und beschloss zu handeln. Was er sich nun genau von dieser Aktion erhofft hatte, bleibt freilich unklar. In jedem Fall ging sie nach hinten los, denn als Johanna mitbekam, dass ihre Tochter, der letzte Halt, der ihr geblieben war, verschwunden war, verfiel sie in abwechselnd in totale Apathie und in schwere Manie, also wurde die Tochter wieder zurückgebracht, und sie verließ ihre Mutter erst, als sie mit Johann III., König von Portugal verheiratet wurde. Alle anderen Kinder sah Johanna bis zu ihrem Tod nur noch drei Mal.

1518 ließ sich Karl, trotz des Protests einiger einflussreicher Adelsvertreter, auch ohne Zustimmung seiner Mutter als alleiniger König von Kastilien bestätigen. Seine Mutter protestierte immer wieder: »Ich allein bin Königin und mein Sohn Karl nichts als der Prinz.« Unter dem Einfluss vieler falscher Berater tat Karl derweil nichts für eine Verbesserung der Lebensbedingungen seiner Mutter, auch wurde Johanna absichtlich und aus politischem Kalkül heraus falsch über die laufenden Geschehnisse informiert. Sie wurde zudem am Besuch der Heiligen Messe gehindert. Die Königin verwahrloste zunehmend. Kurz während ihrer Jahrzehnte in Gefangenschaft, schien es einen Lichtstreif zu geben, als der Widerstand gegen Karl im Land wuchs und Rebellen im Jahr 1521 Torsedillas einnahmen und Johanna auf den Thron forderten. Diese war allerdings viel zu verwirrt, sodass sie kaum mit dieser Situation umzugehen wusste. Und wenig später wurden die Rebellen bei Villalar vernichtend geschlagen.

Johanna starb schließlich, ohne jemals wirklich regiert zu haben, über drei Jahrzehnte später am 12. April 1555, einem Karfreitag, an den Folgen schwerer Verbrennungen, die im Zuge der vollkommen unangebrachten Behandlungsmethoden ihrer Krankheit durchgeführt wurden. Es war damals üblich, die geschwollenen und wundgelegenen Gliedmaßen mit brühend heißem Wasser zu behandeln.

Sie fand ihre letzte Ruhestätte in der Capilla Real, der Kathedrale von Granada, neben ihren Eltern und auch neben Philipp. Karl V. starb nur dreieinhalb Jahre später, nach vierzigjähriger Regentschaft. Johannas Schicksal rührt und fasziniert gleichermaßen bis heute. Ende 2020 veröffentlichte die Autorin Alexa

Hennig von Lange den Roman *Die Wahnsinnige*, der Johannas Geschichte aus moderner, feministischer Sicht beleuchtet. Henning von Lange beschreibt darin, dass nicht Johanna, sondern vielmehr die Männer in ihrem Umfeld wahnsinnig, verblendet und machtgeil gewesen waren. Woran Johanna letztlich gelitten haben mag, bleibt bis heute unklar. Einige meinen, dass ihr psychischer Zustand nur eine Folge der Misshandlungen durch ihren Mann gewesen sei, viele glauben an eine Schizophrenie, andere meinen, Johanna habe an chronischen manischen Depressionen, also einer bipolaren Störung gelitten.

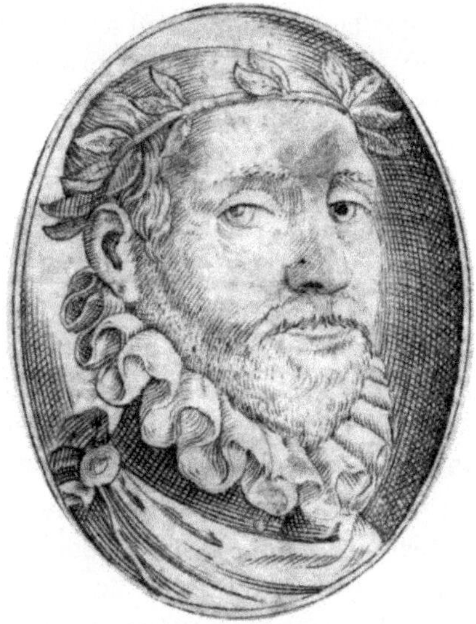

Torquato Tasso
Kupferstich, um 1600

»Nichts schafft, wer zu viel denkt!«
Torquato Tasso, italienischer Dichter
(1544 bis 1595)

Der bayerische Heimatdichter Ludwig Ganghofer erzählte einst, dass er, um 1900 in Italien wandernd, sich in der italienischen Campagna vollkommen verlief. Hungrig und durstig kam er zu einem Bauernhaus und wurde von der Bäuerin zum Mahl eingeladen. Als er schließlich fragte, wie viel Geld er schuldig sei, antwortete die Bäuerin: »Zahlen Sie mit ein paar Versen von Tasso.«

Nun, aus der Sicht heutiger Touristen wäre das natürlich eine sehr kostensparende Form der Bezahlung, aber diese kleine Anekdote zeigt auch, welchen Stellenwert der Dichter Torquato Tasso in Italien genoss, ja und nach wie vor genießt. Ein großer Dichter, der schon zeit seines Lebens aufgrund seiner Werke viel Ansehen hatte, und einer, dessen Lebensverlauf 1790 selbst Johann Wolfgang von Goethe zu seinem Stück *Tasso* inspirierte. Goethe sagte dazu: »Ich hatte das Leben Tassos, ich hatte mein eigenes Leben, und indem ich zwei so wunderliche Figuren mit ihren Eigenheiten zusammenwarf, entstand mir das Bild des Tasso.« Goethe ließ also künstlerische Freiheit walten – und das, obwohl das reale Leben Torquato Tassos idealen Dramenstoff geboten hätte.

Am 11. März 1544 in Sorrent geboren, begleitete Torquato gerade einmal achtjährig seinen Vater Bernardo Tasso, der seinem Herrn Ferrante Sanseverino, dem Fürsten von Salerno folgte, ins Exil nach Neapel. Natürlich litt der kleine Torquato darunter, seine Mutter Porzia und seine Schwester nicht zu sehen, die zu Hause geblieben waren. Aber seinerzeit war es durchaus üblich, dass Burschen dem Vater folgten. Vater und Sohn zogen also, immer auf der Suche nach Protektion und Arbeit von Stadt zu Stadt. Venedig, Padua und Bologna waren nur einige der Stationen. So ein unstetes Leben ist sicherlich nicht das, was heutige Pädagogen für einen Achtjährigen empfehlen würden.

Die Mutter vereinsamte in der Ferne von Sorrent zunehmend und verstarb schließlich unter äußerst mysteriösen Umständen schon 1554 – ihr Ehemann glaubte, sie wäre durch den eigenen Bruder, der auf ihr Vermögen aus war, es jedoch nie erhielt, vergiftet worden. Sie ließ die junge Tochter Cornelia alleine zurück, die auf Drängen der mütterlichen Verwandtschaft nicht standesgemäß, sondern möglichst rasch verheiratet wurde, um sie abgesichert zu wissen, da die Familie schon lange unter großer Armut zu leiden hatte. Torquato Tasso und sein Vater erfuhren vom Tode der Mutter, beziehungsweise Ehefrau erst gut eineinhalb Jahre später, 1556.

Tasso war schon als Kind frühreif und seinem Alter weit voraus, was auch seine späteren Großwerke erklärt, die er bereits in jungen Jahren schrieb. In einem Brief vom 17. Mai 1580 schreibt Tasso nämlich, dass er schon mit neun Jahren geistig und körperlich für einen Zwölfjährigen gehalten wurde. Diese Reife war wohl auch auf das entbehrungsreiche Leben als Umherziehender zurückzuführen.

Fast zeitgleich mit der Drucklegung des Buches von Vater Bernardo Tasso, *Amadigi*, begann der gerade einmal fünfzehnjährige Sohn Torquato mit seinem Epos *Gerusalemme*. Er verwarf es jedoch bald wieder und schrieb an einem anderen Buch weiter. Schon 1562 erschien sein *Rinaldo*, eine Mischung aus dem Stil des Vergil und klassischer Epen, wodurch Torquato bald als einer der vielversprechendsten Dichter seiner Zeit gehandelt wurde – Tasso war da gerade einmal achtzehn Jahre alt. Er studierte zudem nun Jura, Rhetorik und Philosophie in Venedig und Bologna, von wo er aber nach Padua flüchten musste, nachdem er irrtümlicherweise für den Verfasser einer gegen Professoren und Studenten gerichteten Satire gehalten wurde.

Mit 21 Jahren kam er als Gefolgsmann des Kardinals Luigi d'Este nach Ferrara und gehörte fortan auch zum Hofstaat von Herzog Alfonso II., dem ältesten Sohn des Ercoles d'Este II. und dessen Frau Renée de France. Er hatte dort ein sorgenfreies Leben ohne wirkliche Aufgaben, einmal abgesehen davon, dass der Herzog schöne Verse von ihm haben wollte. Aber auch so ein Poetendasein wollte gelernt sein. Manchmal saß Tasso tagelang über nur einer oder zwei Verszeilen. Er war Perfektionist, dafür gaben ihm Erfolg und Anerkennung Recht. Ein überaus schmerzlicher Schlag war für ihn der Tod des Vaters im September 1569, dennoch waren die kommenden Jahre die fruchtbarste Schaffensperiode in Tassos Leben.

Wie fast kein anderer zeitgenössischer Dichter, verarbeitete Torquato Tasso die Spannungen und Wirren (sozialer, wie politischer Natur) seiner Zeit in seinem literarischen Werk. 1573 erschien sein unterhaltsames Schäferspiel *Aminta*. Damals waren zwei Gattungen an Schauspielen beliebt: Das pastorale Spiel und das Schäferstück. Dieses Stück mit Fabelcharakter spielt zu Zeiten Alexanders des Großen, die handelnden Figuren sind Hirten, Götter und Nymphen. Aminta, der Enkel des Pan, verliebt sich in die schöne Nymphe Silvia. Diese aber versagt sich ihm, obwohl sich Aminta beim Werben alle Mühe gibt. Nachdem sie ihren Tod fingiert, ist Aminta am Boden zerstört und stürzt sich von einem Felsen, wird aber durch einen Zufall gerettet. Nun taucht Silvia auf, und gerührt von Amintas Treue und Liebe, erhört sie ihn endlich.

Das Stück wurde während einer Gartenfeier am herzoglichen Hof in Ferrara uraufgeführt. Das Publikum war ausschließlich adelig, wie auch die Schauspieler. Tasso übte in *Aminta* subtile Kritik am weltfremden Dasein des Adels und zeigt, dass Hirten viel unbeschwerter und idyllischer leben als die Oberschicht. Und dem Autor soll es eine diebische Freude gemacht haben, dass Adelige als Hirten in zerlumpten Gewändern, auf der Bühne standen. Die fanden die Darbietung recht unterhaltsam, ohne die subtile Kritik tatsächlich zur Kenntnis zu nehmen.

1574 vollendete Tasso schließlich nach über fünfzehn Jahren Vorplanung und Schreiben sein berühmtestes Werk, das Opus Magnum *Das befreite Jerusalem* (*La Gerusalemme liberata*), ein romantisches Epos, worin es um Konflikte unter den Christen bei der Eroberung Jerusalems geht. Tasso ließ das Werk von verschiedenen Freunden prüfen und kritisieren. Er veröffentlichte es anschließend nicht, sondern begann, es mit den unzähligen unterschiedlichen Meinungen im Rücken vollständig zu überarbeiten. Durch seine Pflichten am Hofe und seine literarischen Studien bereits stark gefordert, tat ihm diese zusätzliche Anstrengung nicht gut. Seine Gesundheit litt unter der Belastung und er bat den Herzog, den Hof verlassen zu dürfen, was dieser ihm jedoch verwehrte.

Aus heutiger medizinischer Sicht wird Tassos damals beginnende Erkrankung als paranoide Schizophrenie angesehen: Er litt immer wieder unter Wutausbrüchen und die oft darauffolgenden Angstzustände häuften sich, regelmäßiger Fieberwahn, Erbrechen und Verfolgungswahn sowie schmerzhafte Migräne kamen dazu – alles Indizien für diese Erkrankung. Tasso halluzinierte zudem und bekam religiöse Skrupel. Ihm erschienen Dämonen und böse Geister und er meinte, besessen zu sein. 1575 hörte er, dass die Heilige Inquisition in Bologna sei, und pilgerte hin. Dort klagte sich Torquato Tasso selbst wegen Häresie an, erhielt aber vom Inquisitor die Absolution. Keineswegs jedoch war er damit zufrieden, nein, er war der Überzeugung, dass man ihn nur aus purem Mitleid verschonte. Auf Befehl des Herzogs wurde Tasso, die tickende Zeitbombe, zur Wiederherstellung seiner Gesundheit in einem Franziskanerkloster festgehalten, wo er in eine Zelle kam. Der Plan des Herzogs war es, den Dichter für sieben Jahre bis zu seiner Genesung interniert zu lassen. Tasso jedoch befürchtete, in die Ungnade des Herzogs gefallen zu sein und von ihm vergiftet werden zu sollen. Er rührte also kein Essen mehr an und flüchtete letzten Endes nach drei Monaten: Er zerstörte die Tür seiner Zelle, verkleidete sich als Schäfer – eine durchaus beliebte und unaufwendige Verkleidung zu dieser Zeit –, verkündete Menschen, die er unterwegs traf, dass der Dichter Tasso gestorben sei, und begab sich auf erneute ruhelose Wanderschaft.

1577 kam er nach Jahrzehnten wieder in seinen Geburtsort Sorrent, wo er für kurze Zeit bei seiner Schwester in der Via San Nicola einkehrte. Das Gebäude, das heute den Namen *Casa di Cornelia Tasso* trägt, ist eines der architektonischen Highlights der Stadt, das bei keinem Besuch in Sorrent fehlen sollte. Allzu lange hielt es Tasso aber nicht in seiner Geburtsstadt aus und so reiste er nach wenigen Tagen weiter nach Rom.

In einem bescheidenen Bittbrief an den Herzog gerichtet bat er dort, wieder an den eher familiären Hof in Ferrara zurückkehren zu dürfen. Alfonso – frei nach dem Motto »vergeben und vergessen« gewährte es, allerdings unter der Bedingung, dass sich Tasso in medizinische Behandlung begab, um seine psychische Krankheit, die schlicht als Melancholie – damals ein Sammelbegriff für allerlei psychische Probleme – bezeichnet wurde, in den Griff zu bekommen. Der Dichter willigte ein, mehr halbherzig allerdings, und brach in den folgenden eineinhalb Jahren immer wieder aus, reiste in der Umgebung umher, auch über die Grenzen Italiens hinaus, und war überall aufgrund seiner Berühmtheit gern gesehen. Schließlich zog er nach Ferrara zurück, natürlich ohne in Behandlung gewesen zu sein. Und so kam es dort 1579 zu einem Skandal. Was war geschehen? Nun, Tasso, der durchaus eitel war, hatte erwartet, am Hof mit einem großen Fest empfangen zu werden. Tatsächlich hatte der Herzog hierfür allerdings keine Zeit, da er dabei war, sich zum dritten Mal zu vermählen. Der Dichter fühlte sich in seiner Ehre dermaßen gekränkt, dass er Rot sah. Während der Hochzeitsfeierlichkeiten des Herzogs mit der dreißig

Jahre jüngeren Margherita Gonzaga am 24. Februar 1579 bekam Tasso einen Tobsuchtsanfall, warf dem Gastgeber vor, ihn nicht gebührend geehrt zu haben, schrie, spuckte und schlug wild um sich. Erneut musste Tasso dafür die Konsequenzen tragen. Man ließ ihn sofort festnehmen und in das nahegelegene Irrenhaus St. Anna bringen. Dort blieb er bis 1586, einer schriftstellerisch sehr produktiven Zeit. In dieser Einrichtung wurde Tasso natürlich nicht wie andere Insassen behandelt, sondern viel besser, und dem Wohlwollen des Herzogs von Mantua und Montferrat, Vincenzo Gonzaga, war es zu verdanken, dass der Dichter wieder auf freien Fuß gesetzt wurde und in den Jahren danach erneut ein unstetes Wanderleben führte, immer wieder lebte er dabei auch auf der Straße. Das dichterische Schaffen dieser Zeit war stark religiös geprägt. Tasso war zudem Aristoteliker. Dessen Maxime »Weg von der Spekulation, hin zu Erfahrung und Erkenntnis« hatte Tasso ja reichlich gelebt. Seine Dichtungslehre beschrieb er in den *Discorsi dell'arte poetica*, die ohne seine Erlaubnis und Einwilligung 1587 erschienen.

Unklar bleibt bis heute die Beziehung zu Leonora (auch: Eleonora) d'Este, der Prinzessin; viele, so auch Tassos erster Biograf, Graf Manso (1621), sahen in der Rückkehr Tassos an den Ferrara-Hof ein Indiz für eine Liebesbeziehung zu Leonora. Tasso widmete der Prinzessin etliche Gedichte, jedoch auch ihrer Schwester Lucrezia. Natürlich hätte Alfonso Tasso sofort hinrichten lassen, wäre er hinter eine Affäre des Dichters mit seiner Schwester gekommen. Als Tasso jedoch 1579 zurück an den Hof kehrte, soll er Leonora fast keines Blickes gewürdigt haben – sicherlich spielte dabei aber auch der schon mehr als unausgeglichene Zustand des Dichters eine Rolle.

Obwohl es ihm nicht gut ging, war er hier dennoch produktiv – so arbeitete er auch sein Hauptwerk *Das befreite Jerusalem* nochmals um und gab es unter dem Titel *Das eroberte Jerusalem* (*La Gerusalemme conquistata*) 1593 neu heraus. Doch diese Revision seines legendären Werks fand keinen Anklang. Auch die *Discorsi dell'arte poetica* schrieb er kurz vor seinem Tod noch um und veröffentlichte sie als *Discorsi del poema eroico* im Frühjahr 1594.

Im Juni 1594 schließlich hatte Tasso nur noch selten wirklich helle Phasen. Der Dichter hatte immer wieder extreme manische Momente und war in seinem Temperament unberechenbar. Regelmäßig musste man ihn wegsperren, wenn er Anfälle hatte, bei denen er tobte und Schaum vor dem Mund hatte.

Er lebte nun bei den Mönchen in San Severino und als der Ruf des Papstes Clemens VIII. aus Rom kam, um Tasso die Krone des Poeten zu verleihen, eine der damals größten literarischen Auszeichnungen, machte sich dieser auf den Weg zum Kirchenoberhaupt. Darüber hinaus wurde ihm eine Pension zugesichert, die ihn finanziell abgesichert hätte – auch eine schöne Aussicht. Schwer gezeichnet von seiner Krankheit und den Entbehrungen der letzten Jahre erreichte er Rom. Die Krönungszeremonie konnte anfangs nicht stattfinden, da der einflussreiche Kardinal Aldobrandini erkrankt war, dann machte die angeschlagene Gesundheit Tassos einen Strich durch die Rechnung. Er reiste ins Kloster Sant Onofrio, wo er vom päpstlichen Leibarzt Cesalpino betreut wurde, seinerzeit die bestmögliche medizinische Hilfe.

Am 25. April 1595 verstarb Torquato Tasso dennoch, einen Tag vor der geplanten Krönung, und wurde, so war es sein Wunsch, im Klosterfriedhof begraben. Und obwohl die letzten Jahrzehnte seines Lebens seine Wutausbrüche und seine Unstetigkeit gefürchtet waren – seinem Ruf als kongeniales literarisches Genie seiner Zeit, tat dies keinen Abbruch. »Nichts schafft, wer zu viel denkt« ist ein Zitat aus seinem Hauptwerk *Das befreite Jerusalem.* Und es kann auch exemplarisch für Tasso selbst gelten. Seine Person war für Goethe, aber auch Jean-Jacques Rousseau der exemplarische Fall für die Problematik der schöpferischen Freiheit eines Dichters, denn diese Freiheit ist auch eng mit dem Ablegen von Hemmnissen verbunden, die man als Hindernis der Kreativität ansah. Tasso hinterfragte nie seinen Wahn, denn der brachte ihm sogar lange Zeit Inspirationsquellen ein.

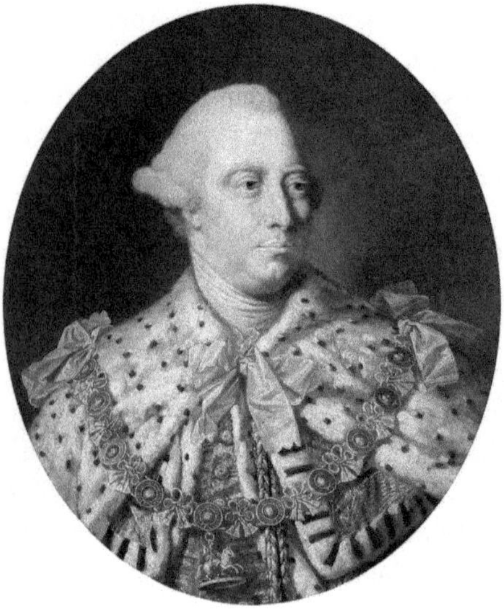

George III. von England
Porträt von
Johann Zoffany, um 1772

»Ein Verräter ist jeder,
der nicht meiner Meinung ist.«

George III., König des britischen Empires

(1738 bis 1820)

Lange vor den Eskapaden Prinz Harrys sorgte dieses Enfant terrible auf dem Thron schon für so manche Irritation in der adeligen High-Society von anno dazumal. 59 Jahre und 96 Tage war George III. Oberhaupt Englands, nur Königin Victoria I. und Königin Elisabeth II. waren und sind länger an der Macht; doch hauptsächlich die letzten Jahre, die seiner vollkommenen geistigen Entrückung, sind heute im kollektiven Gedächtnis verankert, wie es oft scheint. Und trotz dieser eindrücklichen Zeit bis zu seinem Tod fällt das britische Volk nach der Verkündung des Ablebens von George III. in kollektive Trauer, was die Beliebtheit dieses Monarchen beweist. Doch gehen wir zurück zum Beginn der Geschichte von George III. aus dem Geschlecht der hannoverschen Welfen.

Er wurde am 4. Juni 1738 als Sohn von Frederick, Prinz von Wales, und dessen Frau Prinzessin Augusta von Sachsen-Gotha-Altenburg geboren. George wurde nach seinem Großvater, König George II., benannt, der jedoch recht wenig für seine Kinder und Enkelkinder übrighatte.

Der heranwachsende junge George wurde allgemein als recht schüchtern beschrieben – einer, der nicht gerne im Mittelpunkt stand, jedenfalls vorerst. Als 1751 sein Vater völlig überraschend, gerade einmal 44-jährig an einer Lungenembolie verstarb, ohne selbst den Thron bestiegen zu haben, war plötzlich der erst dreizehnjährige George der legitime Thronfolger. Der Großvater machte ihn sogleich zum Prinzen von Wales und an seinem achtzehnten Geburtstag, 1756, schlug er seinem Enkel vor, in den St. James's Palace zu ziehen, was dieser aber ausschlug, auch unter Druck der Mutter, die ihren Sohn lieber bei sich haben wollte, weil sie ihrem Schwiegervater misstraute, da dieser ihren Mann vom Hof ferngehalten hatte. Für einige Zeit ging das noch gut, aber dann verstarb am 25. Oktober 1760, zwei Wochen vor seinem 77. Geburtstag, der rüstige George II. für viele doch recht überraschend. Und so war sein nun 22-jähriger Enkel, offiziell George III., plötzlich König von England.

Bereits zweimal hatte noch vor seiner Thronbesteigung eine Hochzeit im Raum gestanden (denn als Junggeselle König zu werden schickte sich nicht): Die geplante Eheschließung mit Lady Sarah Lennox wurde durch John Stuart, Earl of Bute, einem engen Vertrauten von Georges Mutter und kurzzeitig auch Premierminister unter George, verhindert. Er hatte die Heiratskandidatin aufgrund ihres Rufes, der nicht der beste war, für gänzlich ungeeignet gehalten (allerdings wurde Sarah Lennox dann bei Georges späterer Hochzeit als Brautjungfer ausgewählt). Die mögliche Verheiratung mit Prinzessin Sophie Caroline von Brunswick-Wolfenbüttel missfiel wiederum seiner Mutter. Die Wahl fiel schließlich auf die junge Sophie Charlotte von Mecklenburg-Strelitz, die er zwar erst am Hochzeitstag kennen, doch ebenso lieben lernte. Am 8. September 1761 heirateten die beiden in der Royal Chapel im St. James's Palace. Zwei Wochen später erfolgte die feierliche Krönung beider in der Westminster Abbey. Die Ehe mit Sophie war insofern bemerkenswert, als George III. als erster König aus seinem Geschlecht auf Mätressen verzichtete, nichts davon hielt, sich in der adeligen Londoner High Society zu tummeln, und auch sonst vollkommen skandalfrei lebte, also offensichtlich glücklich verheiratet war, immerhin hatten er und seine Frau fünfzehn Kinder, neun Söhne, sechs Töchter, von denen einzig die Kinder dreizehn und vierzehn, die Söhne Prinz Octavius und Prinz Alfred, das Erwachsenenalter nicht erreichten. Erst die psychische Erkrankung des Königs sollte die Ehe schwer belasten. Dazu aber später mehr.

George III. war beim Volk außerordentlich beliebt, doch er hatte sich schwere Zeiten zum Regieren ausgesucht. In den 1770er Jahren brodelte es in den Überseekolonien gehörig. Man legte dem König nahe, den amerikanischen Dependenzen einen Besuch abzustatten, was dieser aber ablehnte. Zu weit, zu beschwerlich, zu warm, kurz: Bequemlichkeit war das Argument. Als es am 16. Dezember 1773 zur legendären Bostoner Tea Party kam – ein Handelsschiff der britischen East India Company wurde durch als Indianer verkleidete Mitglieder der Unabhängigkeitsbewegung »Sons of Liberty« gekapert und hunderte Ladungen von Tee wurden im Meer versenkt –, sprach sich George für harte Sanktionen aus. Er schickte weitere britische Soldaten zur Verstärkung nach Boston und ließ das Kriegsrecht verhängen. Die 56 Abgeordneten der dreizehn amerikanischen Kolonien tagten darauf in Philadelphia und beschlossen, sich gegen die britische Willkür zu wehren. Und so kam es im April 1775 mit ersten Gefechten in Lexington und Concord zum Krieg gegen die englische Krone – General George Washington, später der erste Präsident der Vereinigten Staaten von Amerika, wurde beauftragt, eine schlagkräftige Armee zusammenzustellen. Und das tat er dann auch. Übrigens waren auch die späteren Präsidenten Thomas Jefferson und John Adams Veteranen dieses Krieges. Am 4. Juli 1776 proklamierten die USA schließlich ganz offiziell ihre Unabhängigkeit. In dem Text befanden sich auch direkte Passagen, in denen König George angegriffen wurde: »Die Geschichte des gegenwärtigen Königs von Großbritannien ist eine Geschichte von unaufhörlichen Ungerechtigkeiten und widerrechtlicher Aneignungen, die alle zum Ziel haben, in diesen Staaten eine absolute Tyrannei zu begründen. (...) Er hat unsere Meere geplündert, unsere Küsten verwüstet, unsere Städte niedergebrannt und das Leben unserer Bevölkerung zerstört.«

George war außer sich vor Wut, oder wie man im britischen Königshaus ja heute noch zu sagen pflegt: not amused. Die Erste, die diesen Ausdruck in den Mund genommen haben soll, war übrigens, der Legende nach, die britische Königin Victoria, Urenkelin von George III. Doch zurück zum eigentlichen Geschehen: Sofort sandte George weitere 55 000 Soldaten und 30 000 deutsche Söldner, viele aus Hannover, die meisten aus dem hessischen Reichsfürstentum, über den Atlantik. Er wollte die widerspenstigen Amerikaner in einem kurzen Krieg bezwingen und ihnen die Lektion erteilen, sich nicht mit dem Mutterland anzulegen. Die Kämpfe gingen jedoch mit hohen Verlusten auf beiden Seiten weiter. Als Mitte des Kriegsjahres 1779 einige Minister aus Georges Kabinett dem König nahelegen, Frieden zu schließen, lehnte der jedoch entschieden ab. Seine Angst war, dass dann weitere britische Kolonien, wie Westindien oder Irland, dem Beispiel folgen könnten und ebenfalls unabhängig werden wollten. Das wäre einer De-facto-Bankrotterklärung als König gleichgekommen.

Unterdessen verbündeten sich die USA mit dem englischen Erzfeind Frankreich und fügten den Briten in der Schlacht von Yorktown den entscheidenden und vernichtenden Schlag zu. Am 19. Oktober 1781 kapitulierte die britische Armee. Als George davon erfuhr, schrie er tief bestürzt und den Tränen nahe: »Oh Gott, nun ist alles vorbei!« Und bei den Versailler Friedensverträgen wurden nicht nur die späteren USA offiziell für unabhängig erklärt, nein, Großbritannien verlor auch Florida an Spanien und Tobago an Frankreich. Es war ein Kollateralschaden.

Diese immensen territorialen Verluste schwächten George im eigenen Land. Das Volk vertraute ihm nicht mehr. Wobei man ihm da sehr unrecht tat, denn George tat viel Gutes, inszenierte es aber, wie man heute sagen würde, nicht gerade medienwirksam, sondern tat es im Stillen. Er unterstützte etwa aus seinem

Privatvermögen die Royal Academy of Arts und finanzierte weitere Entdeckungsreisen James Cooks, so auch dessen letzte. Er förderte die Astronomie auch aus eigenem Interesse durch den Bau des königlichen Observatoriums, denn er war ein begeisterter Sternengucker, sodass der Astronom William Herschel, der 1781 den Uranus entdeckte, diesen anfangs »Georgium Sidus« nannte.

Bis zu seinem fünften Lebensjahrzehnt war der an und für sich robuste König von jeglichen Wahnattacken, ja selbst von schlimmeren Krankheiten gänzlich verschont geblieben. Man konnte George auch als Rossnatur bezeichnen. Aber dann, gut ein Jahr, bevor in Frankreich die Revolution ausbrechen würde, und knappe zwei Wochen nach seinem fünfzigsten Geburtstag, erlitt der König eine schwere Gallenkolik. Sofort verordnete man ihm eine Heilbadkur in der beschaulichen Grafschaft Gloucestershire. Die ganze Familie begleitete ihn und stand ihm bei den Behandlungen, die nicht immer die angenehmsten waren, zur Seite. Als er heimkehrte, war er in gutem Zustand und hatte kräftig Appetit. Bald darauf jedoch erlitt er abendlich neuerlich eine Kolik mit schweren Muskelkrämpfen, fiel zu Boden, schrie wie am Spieß, hatte besorgniserregende Atembeschwerden. Gegen die Schmerzen verordnete ihm sein Leibarzt Sir George Baker opiumhaltiges Laudanum. Bei der Untersuchung am nächsten Morgen waren Georges Augen ganz gelb und sein Urin dunkelbraun, ja fast schwarz und immer wieder verlor der König das Bewusstsein. Ein klares Indiz dafür, dass die Leber und die Gallengänge nicht funktionierten, weswegen das Bilirubin, ein gelbliches Abbauprodukt innerhalb des roten Blutfarbstoffs, nicht rasch genug aus dem Körper abgebaut wurde. Im Delirium soll er die ordinärsten sexuellen Fantasien berichtet haben, beleidigte dabei immer und immer wieder seine Frau, meinte, sie nicht zu lieben und sie bis 1793 nicht mehr in sein Bett lassen zu wollen. Baker meinte dazu: »Der König durchlebt eine vollständige geistige Entfremdung.«

Am 5. November 1788 besuchte der älteste Sohn, der spätere George IV. und gegenwärtige Prinz von Wales, seinen Vater zum Abendessen. Plötzlich sprang George seinen Sohn an, hatte weit aufgerissene Augen, wirkte wie besessen und schlug auf ihn ein. Als Wachen dem Sohn zu Hilfe eilten, ließ der König ab und fiel abermals für einige Tage ins Koma. Als er daraus erwachte, litt er an den absurdesten Wahnvorstellungen. Er meinte etwa, Hannover durch das Teleskop im Arbeitszimmer sehen zu können, verlieh Personen in seinem Gefolge wahllos Ehrentitel, zumeist solche, die er sich gerade ausgedacht hatte, schlug auf Bedienstete ein, riss sie an den Haaren, wollte mit einem Pferd um die Wette schwimmen, und soll, Augen- und Ohrenzeugen zufolge, im Windsor Park mit einer Eiche, von der er annahm, sie sei Friedrich der Große, gesprochen haben, und er bekam immer öfter Krampfanfälle. Oberste Priorität war anfangs noch, dafür zu sorgen, dass das Volk so wenig wie möglich und am besten gar nichts über die seltsamen Anwandlungen des Königs erfuhr. In der Öffentlichkeit machte jedoch, da er seit fast sechs Monaten nicht mehr zu sehen gewesen war, das Gerücht die Runde, der König sei tot. Als die Ärzte das aber in einem hochoffiziellen Schreiben dementierten, gab es aufgrund seiner verrückten Eskapaden rasch ein neues Gerücht: »Unser König ist wahnsinnig!«

Ende 1788 bemühten sich sieben Ärzte um ihn, er erhielt die unterschiedlichsten Tinkturen wie zum Beispiel Kalomel (das ist Quecksilberchlorid – nicht gerade das gesündeste Medikament), um seinen Geisteszustand zu behandeln, was damals allerdings ohnehin kaum wirksam möglich gewesen war – heute meinen Wissenschaftler, dass George womöglich sukzessive und keineswegs vorsätzlich vergiftet wurde und dass dies seinen Zustand weiter verschlechterte. Am 5. Dezember 1788 schickte man ihn nach Kew House, wo er von Reverend Francis Willis von der Universität Oxford behandelt wurde. Der Reverend war der Meinung, dass Geisteskranke durch Einschüchterung und Angst gefügig gemacht werden könnten und so auch wieder geheilt würden. Er ließ seine Patienten harte körperliche Arbeit verrichten, und sobald sie aggressiv oder gar gewalttätig wurden, züchtigte er sie. In dieser Zeit war George naturgemäß regierungsunfähig. Sein Ministerstab und seine beiden ältesten Söhne George und Frederick hatten die Geschäfte übernommen.

Der König, der während der Behandlungen durch Willis sogar versucht haben soll, sich das Leben zu nehmen, wurde immer wieder für Stunden an einen Stuhl gefesselt und vom Reverend geschlagen. Gattin Sophie, die einige Male zufällig Zeugin dieser »Therapiemaßnahmen« wurde, entwickelte eine tiefe Abneigung gegen Willis. Während die meisten Ärzte am Hof glaubten, der König wäre nicht mehr zu retten, war Willis allerdings der Meinung, der Zustand Georges sei nur vorübergehend. Und tatsächlich ging es ihm bald wieder so gut, dass die Ärzte via Bulletin am 26. Februar 1789 »das vollständige Ende der Krankheit seiner Majestät« verlautbarten – doch man hatte sich leider zu früh gefreut.

Nur wenige Tage später brach der König in Tränen aus und vermeldete, im Begriff zu sein, seinen Verstand zu verlieren. Als er im April 1789 auf den Thron zurückkehrte, tat er das in schwarzer Trauerkleidung und meinte: »In Gedanken an George III., denn er ist ein guter Mann gewesen.« Und er hatte recht, der Verstand war verloren, ein für alle Mal. Natürlich gab es immer wieder hellere Phasen, aber man musste sich am Hof an die zumeist wirklich surrealen und langen Verrücktheitsphasen gewöhnen. Nachts wanderte George durch die Gänge, er hatte schwere Schlafstörungen entwickelt, dirigierte dabei unsichtbare Orchester, aß Unmengen von Geleepudding, redete permanent, entwickelte einen riesigen Wortschatz, bediente sich wissenschaftlicher Fachausdrücke, die er zuvor niemals in den Mund genommen hatte, und hatte den Tick, wenn er mit anderen Dame spielte, das Brett ständig hin und her zu drehen, sodass eine Partie nicht wirklich möglich war.

Die folgenden Jahre verliefen für alle Beteiligten wunderlich. Georges Verhalten wurde hingenommen, große politische Entscheidungen traf er nicht mehr, die Söhne und die späteren Premierminister seiner Regierung, allen voran William Pitt, hatten das Ruder übernommen. Und George zeigte auch keine Ambitionen, das zu ändern. Am 15. Mai 1800 kam es beispielsweise zu einem Ereignis, das wohl die meisten arg mitgenommen hätte – nicht so aber George. Während einer Vorstellung im Drury Lane Theatre im Londoner West End versuchte der ehemalige Soldat James Hadfield, den schon lange psychotische Schübe quälten, den König zu erschießen. Das Attentat konnte verhindert werden und der König, ja, der war gänzlich unbeeindruckt, schlief in seiner Loge ein und begleitete später die Theatervorstellung mit lautem Schnarchen.

Zu Beginn des Jahres 1801 stellte sich dann ein neuerlicher schwerer Krankheitsschub beim König ein, ähnlich besorgniserregend wie dreizehn Jahre zuvor. Er schrieb anzügliche und ordinäre Briefe an Lady Pembroke, eine mittlerweile über sechzigjährige Adelige, für die George immer heimlich geschwärmt hatte. Er lobte darin ihre Oberweite und teilte seine schmutzigsten Fantasien mit, sodass Pembroke völlig entrüstet schließlich schrieb, dass der König Derartiges in Zukunft unterlassen solle. Die Briefe sorgten in Adelskreisen für mittelgroße Skandale, längst galt der vormals so brave König, als Enfant terrible. Und auch die Ehe Georges belastete dieses briefliche Fremdgehen durchaus.

Man beschloss daraufhin, ihn zur Erholung zum Sonnenbaden nach Weymouth zu schicken. Monatelang blieb er dort. Am 20. Oktober des Jahres schrieb er an seinen Bekannten, den Bischof Hurd of Worcester: »Sonnenbaden hat sich wie üblich günstig auf mich ausgewirkt und war in Wahrheit niemals nötiger, denn das Fieber, das ich im letzten Winter hatte, ließ viele unangenehme Empfindungen zurück. Diese sind beinahe beseitigt.« Daraufhin ging für einige Zeit alles seine geregelten Bahnen, ja, George schien sogar wieder imstande, die Herrschaftsgeschäfte zu übernehmen oder immerhin zu überschauen.

Ende Juli 1804 erfolgte der dritte schwere Anfall, bei dem man um das Leben des Königs fürchten musste, allerdings wusste man inzwischen nur zu gut, wie zäh George war. Der Irrenarzt Samuel Simmons nahm sich des Monarchen an.

Viel trug sich weltpolitisch in dieser Zeit zu und die Briten erklärten Napoleon, der seinen Eroberungszug durch Europa immer weitertrieb, schließlich den Krieg. Der dritte Koalitionskrieg oder auch zweite Napoleonische Krieg tobte ab 1805 und als im Sommer dieses Jahres 120 000 napoleonische Elitesoldaten an der französischen Kanalküste bereitstanden, um auf

2500 Transportschiffen gleichzeitig an logistisch guten Punkten in England zu landen und London von allen Seiten anzugreifen, meinte der 72-jährige George, halbwegs wieder genesen: »Sollte die Invasion wirklich kommen, werde ich mich an die Spitze meiner Truppen stellen, um die feindlichen Streitkräfte zurückzuschlagen.« Die Invasion blieb dann allerdings aus, da Großbritannien rechtzeitig eine Koalition mit Österreich, Russland und später auch Schweden und Preußen einging, was Napoleon dann doch zu heikel wurde.

George wurde in diesen Krisenzeiten bei seinem Volk wieder stetig beliebter. Aber der König war eine tickende oder besser gesagt »austickende« Zeitbombe geworden. Auf halbwegs gute Tage folgten wieder katastrophale. Der Zustand ihres Mannes und sein Verhalten ihr gegenüber, führte zudem dazu, dass Georges einst so treue Sophie sich von ihm entfremdete. Sie wollte nicht mehr in einem Bett mit ihm schlafen, soll gemeint haben, dass sie nicht wüsste, ob sie, im wahrsten Sinne des Wortes, die Nacht neben ihrem Mann überleben würde, und schlug scherzhaft vor, dass er sich eine Mätresse suchen solle. Wesentlich ernster nahmen die Söhne und der Premierminister dagegen die Anschuldigungen der Whig-Partei im britischen Parlament. Sie beschuldigten den Premierminister, dem Volk nicht die Wahrheit über den Gesundheitszustand des Königs zu sagen. Die Regierung versuchte allerdings, die Krise – wie Regierungen das gerne tun – auszusitzen.

George verlor in den Folgejahren gänzlich sein Augenlicht und er wurde fast taub. Und ab 1810 wurde der geistige Zustand des Monarchen dann plötzlich noch wunderlicher: Er hatte grundlose Lachanfälle, sprach nun permanent mit sich selbst und hatte sich eine derbere Ausdrucksweise angeeignet. »Ein Verräter ist jeder, der nicht meiner Meinung ist«, schrie er gern und war teilweise so gewalttätig, dass man ihm eine Zwangsjacke anlegen musste. Erneut konsultierte die Familie des Königs Dr. Simmons. Lady Pembroke, mittlerweile schon 75 Jahre alt, wurde abermals mit verwirrten Briefen vom König belästigt. Er diktierte die Briefe, wobei diese gänzlich irgendeinen Zusammenhang vermissen ließen. George wusste schon lange nicht mehr, was richtig und was falsch war. Das Parlament tagte, ähnlich wie bei den schweren Anfällen 1788, 1801 und 1804, der Krieg gegen Frankreich tobte nach wie vor, doch George nahm daran keinen Anteil mehr. Und er registrierte auch alle Ereignisse in den folgenden Jahren dieses aufregenden Jahrzehnts kaum noch, ob es nun die Niederlage Napoleons in Waterloo war oder der Wiener Kongress und die damit verbundene Neuordnung in Europa, Napoleons Inhaftierung oder seine Flucht; und George begriff auch nicht mehr, dass 1818 seine Frau verstarb. Er konnte nicht mehr gehen, wurde in seine Gemächer gerollt, musste flüssig ernährt werden, sprach nicht mehr artikuliert, sondern brabbelte nur noch unverständlich vor sich hin. Sein Bart und seine Haare waren lang und verkrustet, er hatte Ekzeme und roch übel, baden wollte er sich aber nicht mehr. Er siechte nur noch dahin. Am 29. Januar 1820 starb George III. von England, vollkommen dement, gelähmt, blind und so gut wie taub. Es kam einer Erlösung gleich.

Was aber kann denn nun die Ursache für das seltsame Benehmen König Georges gewesen sein? Die beiden Psychiater Ida Malcapine und Richard Hunter legten 1966 auf Basis der bekannten Berichte ein Gutachten vor, das zeigte, dass Porphyria, eine vererbbare Stoffwechselerkrankung, der Grund für das unroyale Verhalten war. Die Symptome sind ähnlich wie bei einer Schizophrenie. Der Name »Porphyria« kommt von »Purpur«, der tiefroten Farbstoffgruppe im Blut. In Verbindung mit Eisen ist sie maßgeblich von Bedeutung für den Stoffwechsel des Sauerstoffs. Wird zu viel davon produziert, dann führt das zu Erbrechen, Krämpfen, Verstopfung, Koliken, psychischen Störungen. Die Erbanlage wurde von George III. zumindest an vier Söhne (Herzog Frederick, Herzog August, Herzog Edward und an George IV., seinen Thronfolger) und seine Tochter Charlotte weitervererbt. George IV. wurde von vielen Augenzeugen als recht »exzentrischer« Zeitgenosse beschrieben, allerdings waren alle Kinder pathologisch wesentlich »unauffälliger«, als ihr Vater gewesen. Diese »Welfenkrankheit«, wie sie auch genannt wird, soll sogar heute noch präsent sein. Vielleicht ließe sich ja sogar das zuweilen recht sonderbare Verhalten von Ernst August von Hannover damit erklären.

Bei einer 2004 vorgenommenen DNA-Untersuchung beim Leichnam Georges III. wurde darüber hinaus eine Arsenvergiftung in nicht tödlicher Menge nachgewiesen. Höchstwahrscheinlich stammen diese Mengen vom Puder, den man auf Gesicht und Perücke auftrug, von dort gelangte es dann in die Haut und entfaltete seine fatale Wirkung in Georges Organismus. Ebenso könnte eine chronische Quecksilbervergiftung vorgelegen haben. Beruflich exponierte Menschen und so einer war George als König, trugen nicht selten quecksilbergebeizte Stoffe. Der ungesunde Quecksilberdampf konnte in hoher Konzentration und über Jahre eingeatmet, zu Tremor, krankhafter Erregbarkeit, Störungen des Kurzzeitgedächtnisses und beeinträchtigter Koordinationsfähigkeit führen. Bei dokumentierten Betroffenen soll es auch zu einem merklichen Intelligenzschwund gekommen sein. Georges geistige Erkrankung war also tatsächlich nicht psychischer, nein, vielmehr physischer Natur. Sein Beiname, »The mad King«, bleibt ihm aber dennoch erhalten.

J. M. R. Lenz
Zeichnung von
Georg Friedrich Schmoll,
1776

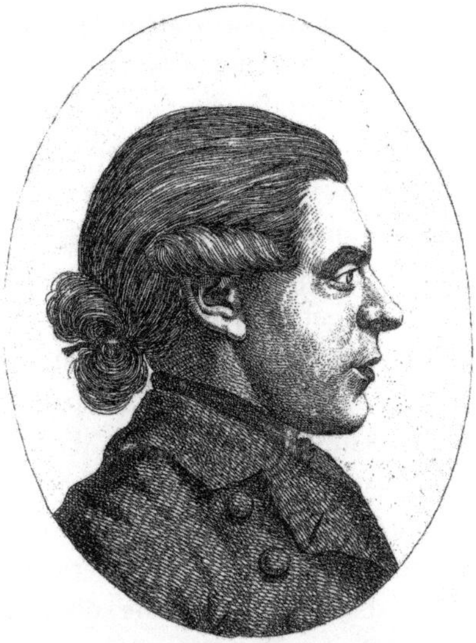

»Muss denn nicht jeder bittere Erfahrungen in der Welt machen, um die Welt kennenzulernen?«
Jakob Michael Reinhold Lenz,
deutsch-baltischer Dichter und Dramatiker
(1751 bis 1792)

Jakob Michael Reinhold Lenz ist zeit seines Lebens ein Unverstandener, ein Unangepasster, ja, und auch kein allzu Glücklicher gewesen. Das Zitat, das diesem Kapitel vorangestellt ist, ist aus Lenz' Erzählung *Zerbin oder Die neuere Philosophie* (1776) und es ist eines, das in Hinblick auf das Leben und Leiden des Dichters, nur zu wahr erscheint.

Nach seinem Tod geriet Lenz rasch in Vergessenheit, allerdings erlebte er tatsächlich gleich zwei große Renaissancen: Der junge Georg Büchner, Hauptakteur der literarischen Bewegung »Junges Deutschland«, verfasste seine Erzählung *Lenz* (1839) über die letzten Stationen des Autors (beim Geistlichen Oberlin), und die Naturalisten, gut fünfzig Jahre nach Büchner, waren ebenfalls ganz begeistert von diesem Lenz. Sie fühlten sich mit dem verlorenen Dichter seelenverwandt und seine Werke wurden neu aufgelegt. Lenz wurde unfreiwillig die Antithese zu Goethe, genau jenem Dichter, dem er immer nacheifern wollte und dem er im Talent sogar gleichgestellt wurde.

Jakob Lenz wurde 1751 (am 12. Januar nach dem julianischen, am 23. Januar, nach dem gregorianischen Kalender) im kleinen Dorf Seßwegen (Lettisch: Cesvaine) in Livland (dem heutigen Lettland) geboren als Sohn eines aus Deutschland eingewanderten strengen, übermächtigen und unerbittlichen Vaters, der zu Beginn als Pfarrer tätig war, später sogar Generalsuperintendent von Livland wurde. 1759 zog die Familie nach Dorpat, dem heutigen Tartu, in Estland. Hier besuchte Lenz die Lateinische Schule.

Bereits mit fünfzehn, und ihm wurde hier großes Talent bescheinigt, schrieb er die ersten literarischen Arbeiten: seine Gedichtsammlung *Der Versöhnungstod Jesu Christi* erschien in den *Rigischen Anzeigen*. Keine sechs Monate später waren auch zwei Theaterstücke fertig, darunter *Der verwundete Bräutigam*, das jedoch erst 1845 gedruckt wurde. Die Forschung zeigt sich heute von der Reife dieser Komödie, die der Teenager Lenz da schrieb, beeindruckt. Das zweite Stück, *Diana*, gilt heute als verschollen. Doch Literatur sollte vorerst nur ein netter Zeitvertreib für Lenz sein, obwohl auch seine Übersetzungen, etwa jene Alexander Popes, aus dem Englischen ins Deutsche und skizzenhaft auch ins Russische, durchaus als gelungen angesehen werden können, aber, wie erwähnt, konnte er sich zu dieser Zeit noch nicht vorstellen, einmal professioneller Literat zu werden.

Auf Druck des Vaters, für den Literatur schon überhaupt keinen Wert hatte, musste er ab 1768 das Theologiestudium aufnehmen. Er ging nach Königsberg, brach seine Studien dort aber nach gut zwei Jahren ab und ging nach Straßburg, wo er Gesellschafter bei den Baronen von Kleist wurde. Nebenbei fertigte er erste Skizzen zu seinem Werk *Der Hofmeister* an, ein warnendes Lehrstück über die Liebesbeziehung zwischen einem Hofmeister und seiner Schülerin. Lenz' Vater hatte nach Abbruch seines Studiums kein Ohr mehr für den abtrünnigen Sohn und sollte das bis zu dessen Tod auch nicht mehr haben. Lenz schließlich ging weiter nach Westen, nach Weimar, wo er sein großes Idol, den nur zwei Jahre älteren Goethe, traf und sich mit ihm befreundete. Hier wollte er sich nun ganz der Literatur widmen und beendete 1772 seinen *Hofmeister*. Die zweite Hälfte des Jahres leistete Lenz Militärdienst und wurde Ehrenmitglied der Straßburger Societät. Alles ging geregelte Bahnen und nichts schien auffällig.

Lenz wurde einige Zeit lang ein treuer Weggenosse des aufstrebenden Goethe, sie schickten sich regelmäßig Manuskripte zu und unterstützten einander. Goethe half Lenz zunächst bei der Veröffentlichung seiner Werke, und Lenz sandte Goethe etwa seine *Briefe über die Moralität der Leiden des jungen Werther*, genauso wie das Prosafragment *Tagebuch*. Beide Texte befanden sich in Goethes Nachlass, da dieser sie nicht zum Druck weiterleitete, die *Briefe* etwa deshalb nicht, weil er durch die Veröffentlichung hervorgerufenen Spott befürchtete. Die Werke von Goethe und Lenz wurden lange Zeit als qualitativ gleichwertig erachtet, gar verwechselt, und die Autoren im selben Atemzug genannt. Ein Umstand, an den Goethe später höchstwahrscheinlich nicht mehr erinnert werden wollte.

Gemeinsam mit Lenz besuchte Goethe seine mit Georg Schlosser verheiratete Schwester Cornelia in Emmendingen. Das Ehepaar sollte später den eigenwilligen jungen Lenz bei sich aufnehmen, der ihnen in seinem 1777 veröffentlichten Werk *Der Landprediger* ein literarisches Denkmal setzte. Nicht verbürgt ist, ob Lenz tatsächlich ungeniert Cornelia den Hof gemacht hat, er soll jedoch eine Schwäche für sie gehabt haben. Mit seinem ungezwungenen Wesen dürften viele Zeitgenossinnen und Zeitgenossen jedenfalls ihre Probleme gehabt haben.

Ende des Jahres 1774 arbeitete Lenz an dem Drama *Die Soldaten* und begann Brieffreundschaften mit der Autorin Sophie von La Roche und dem Philosophen Johann Gottfried Herder, der in den 1760ern auch produktive Jahre in Livland verbracht hatte. 1776, fast zeitgleich, als Goethe in Weimar Staatsämter übernommen hatte, lernte Lenz Christoph Martin Wieland, Herzog Karl August, Charlotte von Stein und zahlreiche »Stürmer und Dränger« – wie diese literarische Epoche später genannt wurde – kennen, so auch Friedrich Maximilian Klinger. Es ist die Zeit, in der Lenz quer durchs Land reist und viele einflussreiche

Persönlichkeiten kennenlernt, und sein Ruf als literarisches Talent eilte ihm oft voraus. Leider blieben diese Verbindungen für ihn jedoch weitestgehend fruchtlos.

Das Verhältnis zu Goethe wurde derweil zunehmend ungesund. Lenz, dem zwar Können und Talent bescheinigt wurde, aus dem er jedoch nicht recht Kapital zu schlagen in der Lage schien, versuchte auch – erfolglos –, der von Goethe verlassenen Friederike Brion den Hof zu machen, und besuchte den ehemaligen guten Freund schließlich am 25. November 1776 in Weimar, was allerdings mit einem brüsken Verweis vom Hof und aus der Stadt Weimar endete. Goethe bezeichnete Lenz' dortiges Verhalten in einem Brief als »Eseley«. Was tatsächlich vorgefallen war, ist nicht bekannt, Goethe schrieb nicht genauer darüber und schon gar nicht Lenz, der, was seine eigene Person betraf, überhaupt sehr wenig preisgab. Auch wenn Goethe von nun an nichts mehr von Lenz wissen wollte, hatte es schon zuvor entzweiende Tendenzen im Verhältnis der beiden Literaten gegeben. Goethe fürchtete die Konkurrenz durch Lenz und legte ihm absichtlich Steine in den Weg, was Lenz durchaus bemerkte und kritisch in literarischer Form verarbeitete. Die »Eseley« war für Goethe womöglich ein willkommener Anlass, sich vollends von Lenz zu distanzieren, ihn möglicherweise sogar zu diskreditieren. Wenn ein Goethe jemanden nicht mehr schätzte, hatte es dieser auch in anderen Künstlerkreisen durchaus schwer. Und was tat Lenz nun? Der verließ am 1. Dezember des Jahres Weimar und besuchte, durchaus provokant, Goethes Schwester Cornelia und deren Mann in Emmendingen, wo er bis zum Frühjahr 1777 blieb und die bereits erwähnte Erzählung *Der Landprediger* schrieb und veröffentlichte.

In der zweiten Hälfte des Jahres 1777 reiste Lenz durch die Schweiz, wanderte durch die Schweizer Berge. Während er in Zürich bei seinem Bekannten Johann Kaspar Lavater lebte, begann sich sein Zustand allmählich zu verändern. Seine psychische Instabilität wuchs unaufhörlich. Dennoch zog er weiter und versuchte zu kaschieren, was noch zu kaschieren war.

Während seines Aufenthaltes bei dem Arzt und Dichter Christoph Kaufmann in Winterthur, erlitt Lenz schließlich einen schweren Anfall von paranoider Schizophrenie. Geistige Verwirrtheit und Wutausbrüche suchten ihn heim, er schlug wild um sich, dann wieder mit dem Kopf gegen die Wand, so stark, dass Kaufmann meinte, er wolle sich umbringen. Und da diese Wahnsinns- und Wutanfälle sich häuften, reagierte Kaufmann rasch. Lenz wurde in eine Anstalt geschickt und kam 1778 zum berühmten Reformpfarrer Johann Friedrich Oberlin, der uns nochmals im Fall Hölderlin begegnen wird – doch es half nichts: In der Zeit dort im Sanatorium verschlechterte sich Lenz' Zustand rapide. Er unternahm zahlreiche Selbstmordversuche und schien auf keine Therapie anzusprechen. Von den drei Wochen bei Oberlin erzählt auch Büchners Erzählung *Lenz*. Diese Zeit bei Oberlin gilt in Biografien von Lenz heute als Zäsur, quasi als Anfang vom Ende.

Der gescheiterte Dichter wurde wieder heimgeschickt, wo er sukzessive den Bezug zur Realität verlor. Erneut reiste er nach Emmendingen zu Johann Georg Schlosser, dessen Frau Cornelia 1777 verstorben war, wo er bei einem Förster und später bei einem Schuhmacher zur Miete lebte, und erlitt weitere Anfälle. Seine finanzielle Situation war zu diesem Zeitpunkt mehr als besorgniserregend, weshalb Freunde und Bekannte am 3. und am 29. März des Jahres 1779 Geldsammelaktionen für ihn veranstalten. Lenz fühlte sich nun aber zunehmend fremd in Deutschland und meinte, dass er vielleicht in Livland oder aber in Moskau seine Ruhe wiederfinden würde.

Er kam am 23. Juli 1779 tatsächlich für kurze Zeit zurück in seine livländische Heimat, reiste über Riga und Sankt Petersburg, wo er hoffte, eine Anstellung am Hof Zarin Katharinas zu bekommen, was aber scheiterte, schließlich weiter nach Moskau, wo er im November 1779 ankam, in der Hoffnung, dort endlich literarisch reüssieren zu können. Anfangs bestand durchaus noch Hoffnung, dass die schlimmste Phase seiner Anfälle vorbei und vielleicht wieder Normalität möglich wäre.

Er lebte nun ab 1782 bei dem Historiker Müller und erhielt im gleichen Jahr mehrere Anstellungen als Hofmeister. Als Müller im Oktober 1783 verstarb, war Lenz für kurze Zeit obdachlos und kam so, quasi durch Zufall, in Kontakt mit den russischen

Freimaurern. Er freundete sich Nikolai Karamsin, Alexander Petrow, Alexander Radischtschew und Fürst Jengalytschew an, allesamt Freimaurer und Aufklärer, und wechselte in dieser Zeit unregelmäßig die Wohnungen.

In Moskau unterstützten ihn Freunde finanziell und er arbeitete streckenweise als Hauslehrer und Übersetzer aus dem Russischen, immer wieder stellten sich jedoch die Anfälle seiner paranoiden Schizophrenie ein. Er versuchte nun nicht mehr, seine Krankheit zu therapieren. Helle Momente waren rar. Für kurze Zeit nahm er einen Posten in einer öffentlichen Schule an.

Einige Jahre später, wahrscheinlich in der Nacht vom 23. auf den 24. Mai 1792, wurde er auf einer Moskauer Straße – ob nun nackt oder nicht, wie einige Quellen angeben, sei dahingestellt – tot aufgefunden. Er war kurz zuvor obdachlos geworden, nachdem sein Haus von Soldaten umzingelt worden war. Lenz gehörte mittlerweile den Moskauer Freimaurern an, die bei Zarin Katharina zunehmend in Ungnade gefallen waren, man unterstellte der Gruppe Konspiration und wollte jegliches aufklärerisches Gedankengut, das die Französische Revolution freigesetzt hatte, im Keim ersticken. Karamsin war sogar kurz zuvor verhaftet worden. Lenz hatte wohl in dieser Nacht einen letzten schweren Anfall erlitten. Diesmal führte er tatsächlich zum Tod.

Wie bereits erwähnt, war Jakob Lenz keiner, der viel über sich schrieb oder seinen Zustand großartig reflektierte, am 6. Juni 1787 notierte er, etwas wirr: »Ich bin fast ganz von Kleidern und Wäsche gekommen, durch diese scharfsinnige Sucht nach Ähnlichkeiten, die uns alle Individualität nimmt.« Dies kann durchaus so gelesen werden, dass er auch sein literarisches Schaffen immer nur als Nacheifern von anderen großen Namen, wie etwa jenem Goethes, wahrgenommen hat. Sein ehemaliger Zürcher Gastgeber Lavater schrieb ihm ebenfalls 1787 einen sehr persönlichen Brief, durchaus sorgenvoll, da er gehört hatte, dass es dem Dichter alles andere als gut gehe: »Hättest Du mir Doch auch mehr von Dir, deiner Person u. Lage, Deinem Thum und Leiden, Deinem Lieben und Hoffen, Deinem Leben und Glauben geschrieben«, hieß es da. Der Brief blieb unbeantwortet, aber am 20. April desselben Jahres erreichte Lavater eine Nachricht von Karamsin, bei dem Lenz damals lebte und der einer seiner engsten Freunde geworden war: »Was soll ich Ihnen von Lenzen sagen? (...) Er befindet sich nicht wohl. Er ist immer verwirrt. Sie würden ihn gewiss nicht erkannt haben, wenn Sie ihn jetzt sähen. Er wohnt in Moskau, ohne zu wissen, warum. Alles, was er zuweilen schreibt, zeigt an, daß er jemals viel Genie gehabt hat; aber jetzt ...« Es bemühten sich also durchaus Freunde um ihn, auch wenn sie Lenz weder heilen noch vor dem frühen Tod bewahren konnten.

Im Kirchenbuch der Michaeliskirche findet sich eine kurze Notiz zu seinem Todestag: »Den 23. Mai, der Candidat Hr. Carl Lenz aus Dorpat, als 39 Jahr, an der Schwindsucht.« Höchstwahrscheinlich ist damit Jakob Lenz gemeint, auch wenn der Vorname und das Lebensalter falsch angegeben waren. Der Dichter war zum Zeitpunkt seines Todes 41 Jahre alt. Die Schwindsucht wurde damals recht inflationär als Todesursache angegeben, mag hier also nur Lückenfüllercharakter gehabt haben. Wann, wo und wie Jakob Michael Reinhold Lenz begraben wurde, ist unklar, wie viele Menschen an der Sargniederlegung teilnahmen, ebenso. Was allerdings gesichert ist, ist, dass er auf Kosten eines »hochherzigen russischen Adeligen«, womit Fürst Jengalytschew gemeint war, bestattet worden war.

In der *Jenaischen Allgemeinen Literaturzeitung* stand ein paar Tage nach seinem Tod der einzige – sehr kurze – Nachruf auf ihn: »Er starb, von wenigen betrauert und von keinem vermißt.« Was wiederum zeigt, dass die nur wenige Jahre dauernde Freundschaft mit Goethe weniger Auswirkungen auf Lenz' nachhaltige literarische Bekanntheit gehabt hatte als das Zerwürfnis mit ihm. Denn Goethe hatte Lenz recht bald der Nachahmerei bezichtigt und seine Werke zurückgehalten, um ihn als Nebenbuhler um den Erfolg auszuschalten. Goethes Dominanz in der Literaturwelt des achtzehnten Jahrhunderts war so übermächtig, dass Lenz' Werke, obwohl genial und ähnlich talentiert wie Goethe, der über seinen ehemaligen Freund später abschätzig meinte, dieser wäre »nur ein vorübergehendes Meteor« gewesen, schließlich in Vergessenheit gerieten und mit ihnen ihr Autor. Ein Umstand, den Lenz sein Leben lang betrauerte und woran er womöglich auch geistig zerbrach.

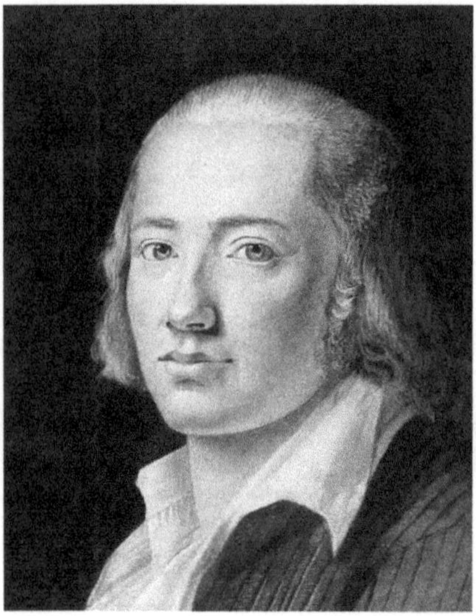

Friedrich Hölderlin
Porträt von Franz Hiemer,
1792

»Ich habe nie Hölderlin geheißen,
sondern Scardanelli oder Scarivari
oder Salvator Rosa oder so was.«
Friedrich Hölderlin, deutscher Dichter
(1770 bis 1843)

Ein schwärmerischer Geist war dieser Friedrich Hölderlin. In Lauffen am 20. März 1770 geboren, in den Klosterschulen Denkendorf und Maulbronn erzogen, studierte er schließlich Philosophie und Theologie im Tübinger Stift, wo er auch Bekanntschaft mit Georg Friedrich Wilhelm Hegel machte. Der junge Hölderlin steckte voller kreativem Tatendrang und beobachtete und verfolgte mit großem Interesse die politischen Umwälzungen, die mit der Französischen Revolution 1789 passierten. Fast kein Gedicht findet sich aus dieser Zeit, das nicht wenigstens am Rande die Aktivitäten in Frankreich zum Thema hatte. Aber noch viel lieber vertiefte er sich in die griechische Kultur und Philosophie. Er studierte neben den Schriften Immanuel Kants auch jene von Platon und Hesiod. Das recht rigide und steife Studium an der Hochschule gefiel ihm da schon weniger: »Meinetwegen könnten alle Magisters und Doktors-Titel sammt hochgelahrt und hochgeboren in Morea (dem unfruchtbaren südlichen Zipfel Griechenlands, Anm. d. A.) sein«, schrieb er an seine Mutter.

Nach seinem Abschluss im Tübinger Stift, im September 1793, schlug Friedrich Schiller den jungen Hölderlin als Hofmeister, also als Hauslehrer und Verwalter, bei der Familie Charlotte von Kalbs in Waltershausen bei Franken vor, wo er Ende des Jahres dann ankam. Eineinhalb Jahre war er dort in Diensten, eineinhalb Jahre, in denen Hölderlin mit der jungen Angestellten Wilhelmine Marianne Kirms eine Beziehung führte – sie brachte eine uneheliche Tochter zur Welt – und der Dichter intensiv an seinem Briefroman *Hyperion* arbeitete.

Ab 1794, dem Jahr, als er auch Goethe kennenlernte, klagte Hölderlin immer öfter über psychische Beeinträchtigungen – er sprach von Zuständen allgemeiner Erschöpfung, Einsamkeitsgefühl, Entfremdung. Das folgenschwere Ereignis dieser Zeit war wohl seine »Flucht aus Jena« im Frühsommer 1795: Hiermit hatte Hölderlin den Verlust der Freundschaft zu Schiller in Kauf genommen. Dieser hatte ihn ermuntert, Beiträge für sein neugegründetes Journal *Die Horen* zu schreiben. Hölderlin lehnte aus Selbstzweifeln ab und wollte seine Unfähigkeit, Entschlüsse zu fassen, mit der überstürzten Abreise aus Jena bekämpfen. In einem Brief an Schiller gab er zu, dass dessen »beunruhigende Nähe« ihn fühlen ließ, dass er (Hölderlin) ihm (Schiller) nichts bedeute. Ob das die wirklichen Beweggründe waren, bleibt jedoch unklar.

Im Januar 1796 trat Hölderlin die Hofmeisterstelle im Hause Gontard in Frankfurt an. Etwa im Sommer begann Hölderlins Schwärmerei für die Dame des Hauses, Susette Gontard. Aus Schwärmerei wurde Liebe. Hölderlin machte Gontard in seinen Dichtungen zur Figur der Diotima. Sie bleibt lange Zeit das Zentrum seiner Aufmerksamkeit, seine womöglich größte Liebe. Als sie 1802 starb, erschütterte ihn die Nachricht ihres Todes sehr, die Bekanntschaft mit ihr wird daher in manchen Biografien als Anfang vom Ende von Hölderlins psychischer Gesundheit angesehen.

Im November 1799 suchte Hölderlin nun einen Arzt auf – er glaubte, unter einer Gallenkolik zu leiden. Der Arzt war Dr. Müller. Er kannte Hölderlin bereits, war der Dichter doch schon oft bei ihm gewesen, immer wieder mit Verdacht auf die eine oder andere Krankheit. Dr. Müller notiert damals: »starke Hypochondrie«. Müller wird sechs Jahre später auch das psychiatrische Gutachten Hölderlins erstellen.

Als Hölderlin nach Stuttgart zurückkehrte, war er noch gezeichnet vom »bösen maladen Jahr« 1799. In folgenden Jahr 1800 brachte er jedoch zahlreiche Oden wie *Der Neckar* und *Rückkehr in die Heimat*, sowie die Elegie *Der Wanderer* heraus. Erfolg wollte sich aber nicht so recht einstellen. Hölderlins psychischer Zustand war eine tickende Zeitbombe. Plötzliche Wutanfälle und lange wirre Monologe wechselten sich mit klaren Momenten ab. Noch trotzte er seinem Verfall und stürzte sich in ambitionierte Arbeiten wie die *Vaterländischen Gesänge*, die *Nachtgesänge* und die Übertragungen der Sophokles-Dramen *Ödipus* und *Antigone*.

Als sein Freund Isaak von Sinclair, dem Hölderlin in seinem *Hyperion* mit der Rolle des Alabanda ein Denkmal setzte, wegen Hochverrats angeklagt wurde und mit ihm auch die engsten Freunde, zu denen Hölderlin gehörte, stürzte das den ohnehin schon angeschlagenen Zustand des Dichters in Exaltationen, die alles noch verschlimmerten. Hölderlin wurde daraufhin vom Homburger Arzt und Hofapotheker Müller, für nicht-vernehmungsfähig erklärt. Müller schrieb in seinem Gutachten, dass Hölderlins »Wahnsinn in wilde Raserei übergangen« sei, als er mit der Anklageschrift konfrontiert wurde. Er soll »Ich will kein Jakobiner sein!« geschrien haben.

1803 wurde Hölderlin von seinem Freund Schelling besucht und dieser schrieb, geschockt über dessen allgemeinen Zustand: »Bis zum Ekelhaften vernachlässigt sowie still und in sich gekehrt.« – Hölderlin war nach Nürtingen zurückgezogen und lebte wieder bei der Mutter. Die hatte wenig Verständnis für den Beruf ihres Sohnes – er schrieb offen, dass er sich in ihrer

Gegenwart einem enormen moralischen Druck ausgeliefert sah. Nicht klar ist, wie hoch das Erbe war, das Hölderlins Vater hinterlassen hatte, aber obwohl das Verhältnis ein unübertrieben schwieriges war, ließ die Mutter ihrem Sohn immer wieder größere Geldsummen zukommen.

1804 kehrte Hölderlin nach Homburg zurück, wo er bei den Menschen bald als wahnsinnig galt. Er fing auf der Straße Selbstgespräche an, zog sich immer wieder zurück, reagierte gehäuft mit Reizbarkeit und die bereits erwähnte Verhaftung Sinclairs und die Furcht, nun ebenfalls eingesperrt zu werden, brachten das ganze Fass zum Überlaufen. Der Dichter verkündete, Stimmen zu hören, die manchmal böse Drohungen gegen ihn aussprachen. Dr. Müller fielen auch »Eigentümlichkeiten in der Sprache« auf, die auf eine »Schizophrenie« oder »depressive Melancholie« hindeuteten.

Im Zuge der Mediatisierung Homburgs (die Unterwerfung von Herrschaften und Besitzungen unter eine Territorialherrschaft) wurde Friedrich Hölderlin auf Anraten des Amtsarztes nach Tübingen in das von Johann Heinrich Ferdinand Autenrieth geleitete Universitätsklinikum verlegt. Dies entsprach der damals legitimen Zwangseinweisung. Hölderlin schrie, spuckte und schlug um sich. Im Aufnahmebericht der Klinik hieß es: »Anfälle einer Nerven-Krankheit und periodische traurige Spuren einer zerrütteten Einbildungskraft«.

Da Hölderlin nicht mehr fähig war, alleine zu leben, wurde er im Mai des Jahres 1807 in private Pflege beim Tischlermeister Zimmer gebracht. Der sorgte für den leidgeplagten Hölderlin in einem Turm in Neckar, den der Dichter nun bis zu seinem Tod 1843 quasi nicht mehr verlassen sollte. 36 Jahre dämmerte er dort dahin, hatte zwar immer wieder klarere Augenblicke, aber hatte mit der Gesellschaft und mit seinem Gesamtwerk, dem in dieser Zeit nichts mehr hinzukam, abgeschlossen. Helle Phasen soll es bei Friedrich Hölderlin nur in den Jahren 1818 und 1823 gegeben haben, zumeist wirkte er vollkommen verwirrt und abwesend. Immer wieder bekam er in all den Jahren Besuch. Manchmal war er bereit, diesen zu empfangen, in den meisten Fällen aber weigerte er sich. Zu den paar zugelassenen

Besuchern aber soll er außerordentlich höflich gewesen sein. Ja, seine Sätze und Gesten sollen fast einstudiert gewirkt haben, so als würde er auf der Bühne eines Theaters stehen.

Seine Pfleger und Besucher nannte er »Eure Majestät« oder »Eure Heiligkeit« und sich selbst gab er immer wieder neue Identitäten. Mal sagte er: »Ich, mein Herr, bin nicht mehr von demselben Namen, ich heiße nun Killalusimeno.« Bei einem seiner wenigen Aufenthalte außerhalb des Turmes besuchte er mit seinem Freund Justinus Kerner einen Gasthof. Hölderlin soll plötzlich gesagt haben, dass er »und alle Anwesenden (...) bloß Figuren auf einem Schachbrett« seien. Gleich nachdem er das sagte, bekam er einen Anfall von Panik und sprang aus dem ebenerdigen Fenster der Gaststube. In den letzten Jahren war er überzeugt davon »Scardanelli« zu heißen, an manchen Tagen hörte er auch auf »Salvator Rosa« oder »Scarivari«; wenn man ihm sagte, dass er tatsächlich »Friedrich Hölderlin« heiße, soll er Wut- und Tobsuchtsanfälle bekommen haben. Er soll dann oft gesagt haben: »Ja, die Gedichte sind echt, die sind von mir; aber der Name ist gefälscht, ich habe nie Hölderlin geheißen, sondern Scardanelli, Scarivari oder Salvator Rosa oder so was.« Briefe an seine Mutter unterschrieb er indes nach wie vor als »Friedrich«. Seine letzten, recht wirren Gedichte unterzeichnete er mit einem der drei genannten Namen und datierte sie über hundert Jahre zurück, gerade so, als fühlte er sich schon gar nicht mehr der Zeit zugehörig.

Von den Lyrikern des »Jungen Deutschland«, der dichtenden Generation nach ihm, wurde Hölderlin verehrt. Der jungverstorbene Wilhelm Waiblinger verfasste 1830 das biografische Essay: *Friedrich Hölderlins Leben, Dichtung und Wahnsinn* und läutete damit schon zu Hölderlins Lebzeiten die moderne Hölderlin-Forschung ein. Georg Herwegh schrieb 1839: »Hölderlin, der eigentlichste Dichter der Jugend, dem Deutschland eine große Schuld abzutragen hat, weil er an Deutschland zugrunde gegangen ist.« Und der junge Poet Johann Georg Fischer besuchte sein Idol noch wenige Monate vor dessen Tod und bat um ein Gedicht. Hölderlin soll geantwortet haben: »Wie Ehrwürdige Heiligkeit befehlen. Soll ich Strophen über Griechenland, über den Frühling, über den Zeitgeist?« Es scheint, als würde er nur noch Versatzstücke aus dem Gedächtnis zusammenfügen, ohne tatsächlich noch dichten zu können. Die meisten Texte aus der »Turm«-Zeit sind nicht mehr erhalten. Entweder wurden sie als sinnloses Geschreibsel eines Irren weggeworfen oder als Kuriosität irgendwo verkauft.

Am 7. Juni 1843, nach 23 Uhr, stirbt Hölderlin an den Folgen einer Erkältung »ohne noch einen besonderen Todeskampf zu bekommen«. Heute genießt der Hölderlin-Turm in Tübingen bei kunst- und kulturinteressierten Touristen das Prädikat »Muss man gesehen haben!«.

Die Theorie des französischen Hölderlin-Biografen Pierre Bertaux, dass der Dichter sich, quasi als romantischer Aussteiger, all die Jahrzehnte »verrückt gestellt« habe, um politischen Repressalien zu entgehen, wurde und wird stark angezweifelt, denn zwei Fragen drängen sich dabei auf: Einerseits das Warum, denn da hätte man auch genauso gut über die Landesgrenzen flüchten können, und andererseits die Frage, wie man so ein »Schauspiel« drei Jahrzehnte lang durchhalten könne. Und das noch dazu ohne »Happy End«. Nein, vielmehr gilt die Diagnose einer Schizophrenie bei Hölderlin als sehr wahrscheinlich, sie wird erstmals in Wilhelm Lange-Eichbaums *Pathographie* des Dichters erwähnt. Er postuliert in seinem Werk eine Sonderform der »katatonen Schizophrenie«, bei der psychomotorische Störungen das Krankheitsbild bestimmen.

Hölderlins Krankengeschichte ist eine sehr gut dokumentierte. Bereits seine Mutter hat beim jugendlichen Hölderlin einen »Hang zur Trauer« festgestellt, er habe, wie sie schrieb, ein »angeborenes düsteres Wesen und die von Natur ererbte Melancholie«. Ab seinem siebzehnten Lebensjahr berichtet er Freunden von »seelischer Verstimmung« und einem kränklichen Zustand. Es wird heute angenommen, dass Hölderlin auch an Tuberkulose erkrankt war und die Symptome dieser Krankheit nicht gänzlich erkannt wurden. Immer wieder klagte er in Briefen an Freunde oder Verwandte selbstkritisch über sein cholerisches Temperament: »Ich habe nebenher einen traurigen Ansatz von Rohheit, daß ich oft in Wuth gerath – ohne zu wissen, warum, und gegen meinen Bruder auffahre, wenn kaum ein Schein von Belaidigung da ist.«

Der Mediziner und Historiker Adolf Beck stützt die Theorie der katatonen Schizophrenie anhand einer Auflistung der Krankheitssymptome im Vergleich zu allen beschriebenen und dokumentierten Symptomen Hölderlins. Sieben Punkte hob Beck hervor: Zustände hochgradiger Erregung, Wutanfälle; starke motorische Unruhe, stundenlanges Hin- und Hergehen im Zimmer zu jeder Uhrzeit; Zerfahrenheit des Denkens (sein zwischen 1797 und 1800 geschriebener Essay *Grund für Empedokles* ist vollkommen ohne Sinn, nur eine konfuse Aneinanderreihung von Satzgefügen); Bildung von Wortschöpfungen (z. B.: totendfaktisch); intellektueller Negativismus; Selbstgespräche, Halluzinationen; Verleumdung des eigenen Ichs und die Aneignung fremder Namen und Identitäten. All diese Symptome passen sehr exakt zu dem Dichter und dennoch gibt es, wie erwähnt, nach wie vor Stimmen, die überzeugt davon waren (und bleiben), dass der Dichter seinen psychischen Zustand all die Jahrzehnte nur vorgespielt habe, einfach, weil er mit dem Rest der Gesellschaft nichts mehr zu tun haben wollte. Ein geistiger Aussteiger quasi.

Carl Sandhaas
Selbstporträt

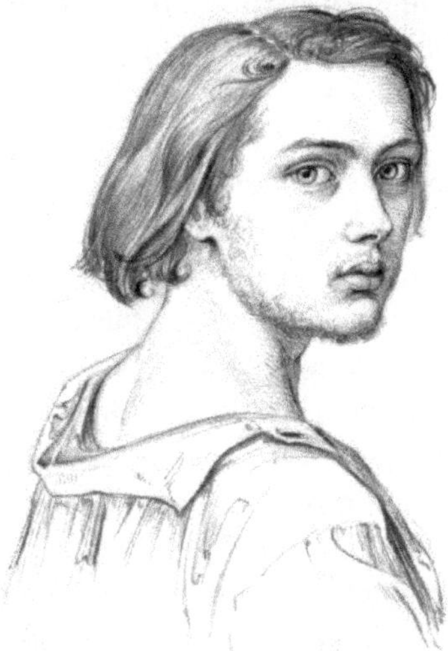

»Man hat mir nächtlicherweise die Kleider zerrissen, die Schuhsohlen aufgeschnitten, auch die Füße gebrannt, die Knöpfe vom Rock gerissen und dann mich abwechselnd wieder hungern, schmachten und darben lassen!«
Carl Sandhaas, deutscher Maler
(1801 bis 1859)

Der Maler Carl Sandhaas, ist heute weitgehend in Vergessenheit geraten, was sicherlich auch darauf zurückzuführen ist, wie er zu Lebzeiten von der Gesellschaft behandelt und zuletzt auch ruiniert wurde. Das Zitat zu Beginn dieses Kapitels stammt vom Künstler selbst und skizziert, wie feindselig die Menschen in der Nachbarschaft auf ihn reagierten.

Sandhaas erblickte am 24. Februar 1801 im schwäbischen Stuttgart das Licht der Welt, als unehelicher Sohn der Maria Magdalena Sandhaas (1771–1828), einer einfachen Magd. Im Taufbuch der Stadt Haslach, auf einem kleinen, eingeklebten

Zettelchen steht: »Karl Sandhaas ist geboren 24. Februar 1801.« – mehr auch schon nicht.

Während seiner Kindheit geriet er aufgrund seiner Vaterlosigkeit rasch zum Außenseiter, der gehänselt wurde. Der Vater blieb zwar offiziell unbekannt, es soll sich aber um den Maler Johann Baptist Seele (1774–1814) gehandelt haben, und wie er verfügte Carl über ein enormes zeichnerisches Talent, das sich schon früh herauskristallisierte. Die Mutter wurde, nachdem die Schwangerschaft bekannt wurde, unverzüglich vom Kanzlisten Hans Wölfle, bei dem sie arbeitete und der ihr auch mehrmals den Hof gemacht haben soll, entlassen. Sie unternahm daraufhin einen Selbstmordversuch und entwickelte eine Psychose – »Wahnsinn«, wie man damals praktisch jede psychische Auffälligkeit nannte. Sie war außerstande, sich angemessen um ihren Sohn zu kümmern. Sandhaas' Kindheit verlief denn auch sehr entbehrungsreich. Er kam schließlich nach Darmstadt, in die Obhut seines Onkels Lorenz, der als Hof- und Theatermaler tätig war, das Talent des Jungen erkannte und ihn künstlerisch förderte. Sandhaas, der übrigens auch ein ausgezeichneter Musiker war, liebte es, in seinen hunderten Portraitzeichnungen Charaktergesichter, vor allem welche mit Makeln, zu fertigen. Kranke, Alte, gesellschaftlich Ausgeschlossene, das waren die Menschen, die ihn bei seiner künstlerischen Arbeit interessierten. Vermutlich auch deshalb, weil er sich mit diesen irgendwie verbunden fühlte.

In seiner neuen Heimatstadt schloss sich Sandhaas den Darmstädter »Schwarzen« an, einer radikalen Gruppierung, die eine rasche Demokratisierung in Deutschland forderte, und freundete sich mit dem Politiker Georg Gottfried Gervinus und dem Architekten und Schriftsteller Fritz Max Hessemer, der ihm Mentor und auch finanzieller Unterstützer wurde, an. Er reiste 1826 zum Studium und für die Inspiration nach Italien, das er in knapp vier Monaten zu Fuß, von Norden nach Süden durchquerte, und arbeitete danach bei Peter Cornelius in München als Freskenmaler in der Glyptothek. Einige Male fiel er in München durch Gemütsschwankungen auf, womit plötzliche Tobsuchtsanfälle mit lautem Geschrei oder plötzliche Weinkrämpfe gemeint waren. Seine Umgebung mied ihn und er sie. 1828 siedelte er nach Frankfurt über, wo sich sein Freund und Malerkollege Johann Karl Barth seiner annahm und versuchte, ihm Aufträge zuzuschanzen. Als jedoch am 31. Dezember 1828 seine Mutter verstarb, kehrte Sandhaas nach Haslach zurück. In den folgenden Jahren verdiente er vor allem durchs Portraitmalen Geld – viel war es freilich nie.

Sein wohl eindrucksvollstes Werk entstand im Laufe des Jahres 1837. Nachdem Carl Sandhaas bereits einige Male als Illustrator in Erscheinung getreten war (so gibt es etwa eine Ausgabe von Shakespeares *Sommernachtstraum* mit seinen Zeichnungen), engagierte ihn der Mediziner Karl Heinrich Baumgartner für das Fertigen von Tafeln, die der Arzt zur anschaulichen Demonstration benötigte. Er schuf zahlreiche Skizzen und Portraits von Kranken auf insgesamt 67 Tafeln. Es sind großartige, einfühlsame und lebensnahe kleine Bilder, die eine bemerkenswerte künstlerische Selbstständigkeit besitzen und die bewiesen, dass Sandhaas einer der besten Portraitmaler seiner Zeit war.

Was der genaue Grund seines radikalen psychischen Zusammenbruches, ab Ende der 1830er Jahre, gewesen sein kann, ist rückblickend schwer zu beurteilen. Ein möglicher Grund war die unglückliche Liebe zu einem Mädchen, Mina genannt, das tragisch und früh am Fleckfieber verstarb und ihn entrücken ließ. Ihr Tod Ende des Jahres 1837 war auch ein Hauptgrund für den selbstgewählten Eskapismus. Zuvor war die Liebesbeziehung allerdings auch durch die Familie Minas, einer Jägerstochter, heftig untergraben worden. Einmal soll er, gesichert ist dies freilich nicht, die Geburt Christi gemalt haben und das Bild dem Haslacher Stadtrat angeboten haben, der zeigte sich jedoch wenig erfreut, dass Sandhaas die Maria als Ebenbild Minas gemalt hatte.

In einer primitiven Laubhütte im Haslacher Wald lebte Sandhaas daraufhin, und dieses Eremitendasein stieß bei der Bevölkerung auf Unverständnis. Unangepasstheit und Exzentrik waren keine Dinge, die damals toleriert wurden, und Sandhaas tat dazu noch alles, um vollkommen in Verruf zu kommen.

Menschen, die sich in die Nähe der Hütte verirrten, scheuchte Sandhaas schroff davon oder bedrohte sie wüst. Der Unmut gegen diesen Sonderling wuchs in der Stadtgemeinde. Als die Hütte eines Nachts abbrannte, meinten die Haslacher, Sandhaas hätte sie selbst in Flammen gesteckt, und sahen in ihm eine Gefahr für die ganze Gemeinde, und so wurde der Maler ins Haslacher »Narrenhüsle« gebracht. Ein wütender Mob soll über ihn hergefallen sein und ihn geprügelt haben. Im Zitat zu Beginn dieses Kapitel schildert Sandhaas die Ereignisse. Man hatte dem Maler die Kleider zerrissen, auch zu körperlichen Misshandlungen, wie, von ihm selbst erwähnt, dem Brennen der Fußsohlen, soll es gekommen sein. Als er, so jedenfalls will es die Überlieferung in Offenburg auch noch den Haslacher Bürgermeister gefährlich bedroht und blind vor Wut getobt haben soll, verlegte man ihn in die Nervenklinik Illenau. Ob er nun tatsächlich so gewütet hatte oder ob man einen ungeliebten Bürger einfach weg von der Straße haben wollte, bleibt unklar.

In einer Krankenakte der Heilanstalt stand, datiert mit 30. Juni 1845: »Ist etwas fleißiger, arbeitet gerne im Feld, zeichnet auch, sehnt sich sehr nach seiner Heimat.« Sandhaas wurde dabei aber auch als Mann »voller Eitelkeiten und Sonderbarkeiten« beschrieben. Er trug auch in der Anstalt seinen Anzug, ein weißes Hemd, seine Langhaarfrisur und den üppigen, recht ungepflegten Bart und zumeist schlief er lieber, als sich einer »nützlichen Arbeit« zu widmen. Am 29. Dezember 1845, nachdem er vorher von der Heilanstaltsleitung als wieder für »arbeitsfähig und krankheitseinsichtig« befunden wurde, entließ man ihn. Die letzten Jahre seines Lebens verbrachte Sandhaas im Haslacher Spital auf Kosten der Gemeinde, was die soziale Ausgrenzung nur noch weiter vorantrieb. Die Menschen konnten und wollten es nicht verstehen, dass der »Narr« oder der »Ortsarme«, wie man Carl Sandhaas wenig schmeichelhaft nannte, für Kost und Unterkunft nichts zahlen musste. Das Personal soll ihn daher auch mehr als stiefmütterlich behandelt haben.

Er schrieb in seiner im Spital verfassten Autobiografie: »Die Leute glauben, ich soll ihnen für ein Maß Bier ein Portrait malen.« Der Kupferstecher Julius Allgeyer, einer der wenigen, die den freundschaftlichen Kontakt mit Sandhaas suchten, schrieb nach einem Besuch bei ihm 1853, Sandhaas sei »eine grenzenlos vereinsamte, aber durchaus vornehme Künstlernatur«. Nach der Zeit in der Heilanstalt hatte sich Sandhaas' Zustand tatsächlich gebessert, eine restlose Heilung hatte es allerdings nicht gegeben. Sicherlich mag auch die so offensichtlich fehlende Empathie seiner Umgebung den sensiblen Künstler sukzessive zerstört haben.

Am 12. April 1859 starb der unangepasste Maler, für den der Großteil seines Lebens ein Kampf und Krampf geblieben war, 58-jährig in Haslach, jener Heimat, der er sich in Hassliebe verbunden gefühlt hatte. Wahrscheinlich litt der Maler an einer manisch-depressiven Erkrankung und vermutlich war diese ihm von seiner Mutter vererbt worden. Basierend auf Sandhaas' Leben, dessen Werk aktuell seit ein paar Jahren wieder zunehmend in den Fokus des Interesses gerückt ist, schrieb der badische Heimatschriftsteller Heinrich Hansjakob 1888 die Erzählung *Der närrische Maler*. Hansjakob hatte Sandhaas noch persönlich gekannt, in seinem Text verschwimmen Realität und Fiktion.

In Haslach gibt es heute die Carl-Sandhaas-Schule, die sich geistig behinderter Kinder und Jugendlicher annimmt.

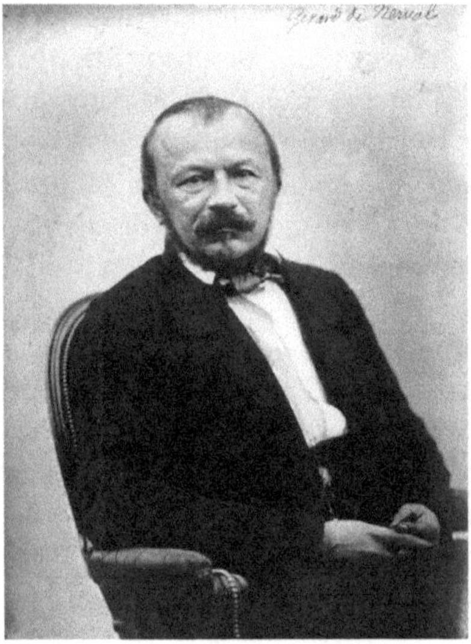

Gerard de Nerval
Fotografie von Félix Nadar,
1855

»Die Tugend ist bei einigen Furcht vor der Gerechtigkeit, bei vielen Schwäche, bei anderen Berechnung.«

Gérard de Nerval, französischer Schriftsteller
(1808 bis 1855)

Wer hier so treffend über die Tugend nachdachte und diese aphoristischen Zeilen schrieb, war jemand, der in den letzten Lebensjahren nicht mal mehr zwischen realer und fiktiver Welt unterscheiden konnte. Am 26. Januar 1855 machten einige Passanten in der schmutzigsten Gasse der damaligen Pariser Innenstadt, genauer in der heute nicht mehr existenten Rue de la Vieille Lanterne, eine grausige Entdeckung: Da baumelte ein Mann, abgemagert und verwahrlost an einem Fensterkreuz. Der anfangs unbekannte Selbstmörder wurde rasch als der Schriftsteller Gérard de Nerval identifiziert. Für die meisten, die Nerval vom Hörensagen kannten, war der Autor sowieso ein etwas unheimlicher Zeitgenosse gewesen. Aber warum das? Nerval verbrachte ab 1841 regelmäßig längere Zeiträume in geschlossenen Anstalten. Immer wieder plagten ihn die schrecklichsten Wahnvorstellungen. Dunkle Gestalten, die ihn jagten, düstere Vorahnungen, dämonische Stimmen, quasi alles, was ein Hollywood-Gruselfilm heute bieten muss, suchten ihn heim. Das war damals sogar der Grund, weshalb der Journalist Jules Janin am 1. März 1841 im Pariser *Journal des Débats* einen Nekrolog auf den Dichter schrieb, wohlgemerkt, zu Lebzeiten, und es sollte zwölf Jahre später (10. Dezember 1853) noch einer, diesmal von Alexandre Dumas, in seiner Zeitschrift *Mousquetaire* folgen. Für beide war es eine Tragödie, zu sehen, wie der einstmals geniale Geist des Gérard de Nerval langsam und schließlich endgültig den Bach runterging.

Nervals psychische Erkrankung war sicherlich mit ein Grund, weswegen sein Gesamtwerk doch relativ schmal blieb und bis auf Reiseberichte wie *Lorely, souvenirs d'Allemagne* (1852, dt.: *Vom Rhein zum Main*, 1947) und *Voyage en Orient* (1852, dt.: *Die Frauen von Kairo*, 1973) und Erzählungen wie *Sylvie* (1853) oder *Aurélia ou Le Rêve et la Vie* (1855, dt.: *Aurelia oder Der Traum und das Leben*, 1910) nur kleinere, meistens fragmentarische Texte entstanden waren. Nerval wurde 1808 als einziges Kind des Militärarztes Dr. Étienne Labrunie geboren, der während des Russlandfeldzuges Napoleons gefangen genommen wurde – die Mutter, Marie Antoinette Laurent, Tochter eines erfolgreichen Geschäftsmannes starb bereits 1810. Er wuchs anfangs bei seinem Onkel im Valois auf und kam 1814 zu seinem Vater nach Paris, wo er das Lycée Charlemagne besuchte. In der Schule lernte er auch Théophile Gautier kennen, mit den ihn eine lebenslange Freundschaft verbinden wird. Der junge Nerval begann, stark vom Stil der deutschen Romantik, vor allem von E. T. A. Hoffmann beeinflusst, selbst mit dem Verfassen von Gedichten und Erzählungen. Erste literarische Talentproben lieferte er bereits mit dreizehn Jahren ab, ab 1826 erschienen dann mehr oder weniger regelmäßig Texte in Zeitschriften oder Literaturblättern. Zentral in seinen Werken waren der Drang nach Wanderschaft und dem Fremdartigen und vor allem die Existenzfrage. Er übersetzte Heine, mit dem er sehr gut befreundet war, Goethe und Klopstock ins Französische und kreierte sich langsam, aber sicher seine eigene Wirklichkeit. Vor allem seine hochgelobte Übersetzung von Goethes *Faust* aus dem Jahre 1827 gilt noch heute als die beste Übersetzung in französischer Sprache. Héctor Berlioz, französischer romantischer Komponist und Musikkritiker, vertonte Teile von ihr in seiner Oper *Fausts Verdammnis.*

Am 25. Februar 1830 nahm Nerval mit dem Freundeskreis der Schriftsteller Victor Hugo und Théophile Gautier an der Uraufführung von Hugos Drama *Hernani* in der Comédie-Française teil, die in dem legendären Theaterskandal (der sogenannten Bataille d'Hernani) endete: Anhänger des klassischen Theaters und Gegner Hugos lieferten sich mit Verteidigern der modernen Form und Anhängern Hugos eine hitzige verbale und auch handgreifliche »Schlacht« im Theater.

Der junge Nachwuchsautor Nerval liebte es, mit Literaten und Künstlern in Paris zu verkehren. Die regelmäßigen Theaterbesuche, die er nun machte, hatten aber auch einen anderen Grund: Nerval verliebte sich in die Schauspielerin Jenny Colon, der er teure Geschenke gab, die weit über seine damaligen Verhältnisse gingen. Colon war wenig beeindruckt. Zwar nahm sie die Geschenke gerne an, aber Nerval erhörte sie deswegen nicht.

In der Liebe also vorerst weniger erfolgreich, wollte er unbedingt ein fixer Bestandteil der Pariser Kunstszene werden. 1831 nahm er den Namen de Nerval an. Nerval war der Name einer Liegenschaft, nahe Loisy, die der Familie mütterlicherseits seit Jahrzehnten gehörte. Auf Druck des Vaters, der die schriftstellerischen Ambitionen des Sohnemanns nicht duldete, begann Nerval ab 1832 mit dem Studium der Medizin, vor allem, weil Étienne Labrunie damit drohte, ihm die finanzielle Unterstützung zu streichen, obwohl dieser Aspekt wohl eher nebensächlich war, denn Nerval konnte durchaus schon gut von seiner Literatur leben. Als sein Großvater 1834 verstarb, erhielt er außerdem ein durchaus hohes Erbe von über 30 000 Francs. Ein Betrag, heute etwa 600 000 Euro, mit dem man doch etliche Jahre unbeschwert hätte leben können – vorausgesetzt, man konnte gut haushalten. Sofort brach er jedoch das Studium ab und führte daraufhin das Leben eines Bohemiens. 1835 trat er denn auch der »Bohème galante« um Théophile Gautier, einem Künstlermilieu von Dichtern und Malern, bei. Mit seiner damaligen Freundin Camille Rogier veranstaltete Nerval in der gemeinsamen Wohnung, die sie »Impasse du Doyenné« (»Sackgasse des Dekanats«) nannten, rauschende Feste, entgegen aller gesellschaftlicher Normen, und weil er gar so freizügig war, mit seinem geerbten Geld nur so um sich warf und spendierte, was das Zeug hielt, gaben ihm seine Freundinnen und Freunde alsbald den Beinamen »Le bon Gérard«. Und weil man als Künstler und Bohèmien auch exzentrisch sein musste, kaufte sich Nerval einen Hummer, den er Thibault taufte und mit dem er regelmäßig durch Paris Gassi ging. »Warum ist ein Hummer lächerlicher als ein Hund?«, fragte er dann kopfschüttelnde Passanten. Eine seiner letzten Veröffentlichungen, das Büchlein *Petits Châteux du Bohème* (1853, dt.: *Kleine Traumschlösser der Bohème,* 1989), war eine literarische Erinnerung an diese Zeit.

Trotz all dieser ablenkenden Eskapaden blieb Jenny Colon die Frau seiner Träume und für sie gründete er dann auch eine aufwendig gestaltete Theaterzeitschrift. Sein gesamtes Vermögen steckte er in die sündhaft teure Produktion des Blattes, das sich aber leider nicht verkaufte, und so musste Nerval, finanziell ruiniert, Konkurs anmelden. Freunde und Bekannte, die um seine Notlage wussten, versuchten, ihm Aufträge zuzuschanzen. Alexandre Dumas ließ ihn für seine Schreibfabrik als Journalist arbeiten.

Gérard de Nervals Hauptgedanke war die »höhere Wirklichkeit des Traums«. Eine Idee, die später die Surrealisten aufgriffen, jedenfalls in ihrer Kunst In seinem Werk *Aurélia* findet sich der Satz: »Le rêve est une seconde vie« – der Traum ist also so viel wie ein zweites Leben, eines, bei dem man allerdings viel mehr richtig als falsch machen kann. Nerval, nun also pleite, aber noch nicht hoffnungslos, wollte aus seiner Idee einen Zustand machen, der auch im Alltagsleben andauert, und so verlor er während all der Reisen, die er ab 1837 nach Belgien, Italien, Deutschland (Frankfurt 1838), Österreich (Wien, 1839/40) und

1842/44 in den Orient (Kairo, Libanon, Konstantinopel) unternahm, zunehmend den Bezug zur Realität und flüchtete sich in seine Traumwelten. Heute gibt es einige Vermutungen, dass die prekäre finanzielle Situation, in der er sich nun bis zum Ende seines Lebens befinden sollte, seine Psyche beeinträchtigte. Nachdem die Wahnvorstellungen immer bedrohlicher wurden und sich bei Nerval Zustände zwischen panischer Angst und cholerischer Wut häuften, sperrte man ihn längere Zeit weg und versuchte, ihn mit schweren Medikamenten ruhigzustellen. 1842 starb Jenny Colon – es ist ihr Tod, den er in *Aurélia* verarbeitete, und er nennt die Krise, in die der Ich-Erzähler im Buch durch den Tod seiner Geliebten schlittert »vita nuova«, also zweites Leben. Der Ich-Erzähler muss sich schließlich zwischen Leben und Tod entscheiden und wählt, nach längerem Überlegen, das Leben.

Als sich Nervals allgemeiner Zustand nicht besserte, entschieden sich Freunde dazu, ihn in die Nervenheilanstalt Esprit Blanche einweisen zu lassen. Der behandelnde Arzt Emile Blanche riet Nerval, seine dunklen Gedanken als Inspiration für sein Schreiben zu nutzen, was anfangs auch tatsächlich gut funktionierte. Einige seiner Hauptwerke entstanden in dieser Zeit.

In der Maison Blanche blieb Nerval ein Jahr. In einer ersten Diagnose vermerkten die Ärzte: »Theomanie und Dämonomanie« – zwei Begriffe, die zu der Zeit erst kürzlich in die Psychiatrie Einzug gefunden hatten. Sie bedeuteten, dass Nerval sich einerseits einbildete, Gott zu sein, andererseits gab er an, von furchtbaren Dämonen gejagt zu werden. Heute weiß man, dass Nerval an einer schweren Psychose mit starker Tendenz zur Schizophrenie litt. Er war sich seines Zustandes zu Beginn durchaus bewusst, ja, er meinte sogar, dass es eine bloße gesellschaftliche Konvention sei, bei »gutem Verstand« zu sein. Wer dies nicht sei, der werde ausgegrenzt.

Als er nochmals, erneut nach längeren Auslandsaufenthalten und zwischenzeitlich einigermaßen stabil, zum letzten Mal, 1853 in die Esprit Blanche zog, bekam er sogar sein eigenes Zimmer, das er mit seinen ganzen Andenken aus der Zeit im Orient schmückte. Nur noch selten hatte er wirklich klare Momente, nein, Gérard de Nerval war die meiste Zeit vollkommen unzurechnungsfähig. Er schrieb zwar, aber die Texte, die in seinen letzten Monaten entstanden, waren wirr und unzusammenhängend. Nach seiner Entlassung vagabundierte er obdachlos und fast unerkannt durch Paris, bis man ihn eben eineinhalb Jahre später, erhängt an der Laterne, fand. Gefunden wurde neben einigen losen Seiten aus seinem Werk *Aurélia* auch ein kurzer poetischer Abschiedsbrief, adressiert an seine Tante, die letzte Verwandte, die er noch hatte: »Warte heute Abend nicht auf mich. Die Nacht wird schwarz und weiß sein!« Begraben wurde Nerval am Friedhof der »Großen«, Père-Lachaise. Anders als der Erzähler in seiner *Aurélia* hatte er sich selbst am Ende nicht fürs Leben entschieden.

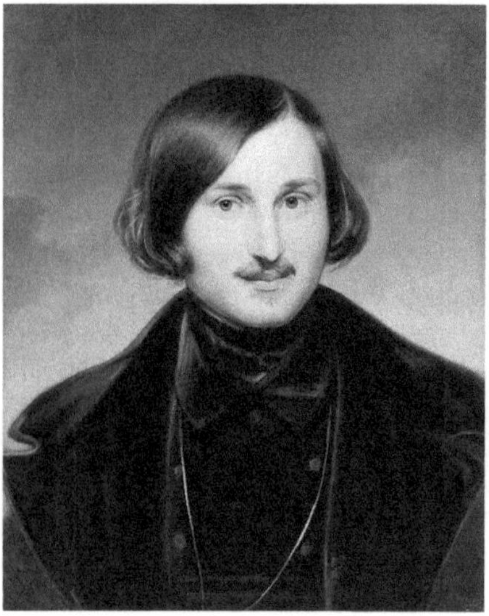

Nicolai W. Gogol
Gemälde von
Otto von Möller, 1841

»Nicht meinen Körper begraben,
ehe nicht klare Beweise für Zersetzung da sind.«
Nicolai Wassiljewitsch Gogol,
russischer Schriftsteller
(1809 bis 1852)

»Gebt die Blutegel runter ...«, soll der Dichter Nicolai Gogol immer und immer wieder geächzt haben, während Dutzende Ärzte um ihn herumstanden. Sie hatten ihm zahlreiche Blutegel angesetzt, die er sich stark geschwächt und vergeblich versuchte herunterzureißen. Während er das tat, hatten die Ärzte bereits nach neuem kochend heißem Wasser gerufen und dazu Eiswasser beschafft, das man dem halluzinierenden Gogol abwechselnd über den Kopf schüttete, um ihn aus dem Fieberwahn zu holen und seine Gedanken wieder etwas klarer zu bekommen. Doch es half alles nichts mehr. Stetig verschlechterte sich der Zustand des bis auf die Knochen abgemagerten Gogol. Am 21. Februar (4. März nach dem gregorianischen

Kalender) 1852 verstarb der Dichter letztendlich, entkräftet, 42-jährig.

Heute gilt Gogol als einer der zentralen Vertreter der neuen russischen Literatur, aber sein Leben war künstlerisch wie privat die reinste Achterbahnfahrt, stets von Versagensängsten getrieben, und endete schließlich im religiösen Wahn, in dem er einen Großteil seines Werkes vernichtete. Aber beginnen wir der Reihe nach: Nicolai Gogol wurde am 1. April 1809 im ukrainischen Welyki Sorotschynzi als Kind einer Gutsbesitzerfamilie mit kosakischen Wurzeln geboren. Die Welt oder zumindest weite Teile Europas waren zu diesem Zeitpunkt fest in der Hand Napoleons. Drei Jahre nach Gogols Geburt sollte der korsische Feldherr auch in Russland einfallen, freilich erfolglos. Gogols Mutter, eine zum Zeitpunkt der Heirat mit dem Vater erst fünfzehnjährige, mäßig gebildete, dafür beinahe fanatisch religiöse Frau, hatte großen Einfluss auf den jungen Nicolai. Dieser litt seit frühester Kindheit an Skrofulose, also Wucherungen an Hals und Nacken, war schmächtig und recht kleingewachsen, hatte eine in Relation zu seinem übrigen Gesicht überlange Nase, sodass er in der Schule in Nischyn den Hänseleien der Mitschüler ausgesetzt war, denen er jedoch mit gewitzten Erwiderungen begegnete. Diese Tiraden konnte er am besten in der Theatergruppe, der er dort angehörte, vergessen. Nachdem sein Vater 1825 starb, gab sich die Mutter ganz der Religiosität hin. In jeder Nische des Hauses fand sich nun ein Kreuz und in jedem Zimmer eine Bibel. Gogol, über den Freunde später sagten, er hätte immer etwas abgelenkt, gehetzt und wankelmütig gewirkt, begann zu dieser Zeit, erste literarische Arbeiten zu realisieren. Dass seine Umwelt etwas distanziert auf ihn und sein Wesen reagierte, nahm Gogol natürlich wahr. Er war gerade achtzehn, da notierte er in sein Tagebuch: »Alle halten mich für ein Rätsel!«

1828 reiste er nach Sankt Petersburg. Dort wollte er eine Stelle an der Universität ergattern, aber der unauffällige und wenig vorteilhaft aussehende Gogol wurde schlicht übergangen. Er fand jedoch Zugang zur Sankt Petersburger Salonszene. Gogol blieb wunderlich und sonderbar, was in den Künstlerkreisen als exzentrisch abgetan wurde, aber zumindest dort kein Nachteil war.

Sein Leben lang litt er unter diversen Krankheiten, die wohl überwiegend psychosomatische Ursachen hatten. Er meinte – so wie es heute ja ebenfalls im Trend liegt –, gegen vieles irgendwelche Allergien zu haben, und er hatte depressive Phasen, in denen er sich die Kleider vom Leib riss und sich zu Boden warf oder einfach stundenlang bewegungslos dalag. Er aß, was man ihm allerdings nicht ansah, über die Maßen viel, Unmengen an Marmelade und Biskuits, manchmal hunderte täglich – also alles andere als ausgewogen –, hatte in jedem Raum ein Glas Wasser stehen aus Angst zu verdursten und lüftete nur sehr ungern, vornehmlich aus Sorge, sich zu verkühlen. Die einseitige und unvorteilhafte Ernährung führte dazu, dass er früh, mit 22 Jahren, schon chronische Magenschmerzen und Hämorrhoiden bekam, weshalb er nur im Stehen schrieb.

Gogol war insgesamt eine höchst zwanghafte und überaus skurrile Person. Der russische Dichter litt darüber hinaus unter der panischen Angst, man könne ihn irrtümlich lebendig begraben, weil man ihn, wenn er seine Phasen der Starre hatte, für tot halten könnte. Er sagte deshalb: »Nicht meinen Körper begraben, ehe nicht klare Beweise für Zersetzung da sind. Ich erkläre es, weil man mich aufgrund dieser Krankheit oft minutenlang regungslos, mit schwachem Herzschlag und Puls vorfindet.«

Da seine Liebe neben der Literatur auch der Schauspielerei galt, wollte er anfangs diesen Weg einschlagen und das Schreiben erst einmal ad acta legen. Vor allem die französischen, allen voran Molière, und deutschen Dramatiker hatten es ihm angetan und so reiste er nach Deutschland, um sich als Schauspieler zu probieren. Allerdings wurde Gogol fehlendes Talent bescheinigt und so kehrte er in seine Heimat zurück und nahm eine Stelle als Geschichtslehrer an einer Mädchenschule an. Er war ideal für diesen Posten, konnte er doch jeder Versuchung widerstehen, denn nicht nur die Mädchen der Schule konnten nichts an ihm finden, nein, auch er war mäßig interessiert am weiblichen Geschlecht.

Seine Mutter, mit der er regelmäßigen Briefkontakt hatte, zeigte sich immer wieder recht offen besorgt um sein Sexualleben, er schrieb ihr niemals über Frauenbekanntschaften, und wenn sie ihn danach fragte, überging er dies in den Antwortschreiben und fragte sie lieber nach Geld. Gogol war jedoch keineswegs homosexuell, er konnte durchaus für Frauen schwärmen, mehr aber auch nicht – und heute kursieren viele Theorien darüber, wie etwa panische Kastrationsangst und große Angst vor Sexualkrankheiten, weshalb er höchstwahrscheinlich weder mit Frauen noch mit Männern intim gewesen war.

Und auch wenn ihm die Arbeit in der Schule Spaß bereitete, so hoffte er doch immer stärker auf eine Laufbahn als Schriftsteller. 1831 lernte er Alexander Puschkin kennen. Es war eine schicksalhafte Begegnung. Puschkin, zehn Jahre älter, war bereits etablierter und angesehener Autor und überzeugt von Gogols Talent. Er protegierte ihn. Durch diese Bekanntschaft und den damit verbundenen neu gewonnen Kontakten konnte Gogol endlich – und das in kurzer Abfolge – seine ersten Werke veröffentlichen.

1831 kam der Erzählband *Abende auf dem Weiler bei Dinkanka* heraus. Darin beschreibt Gogol Geschichten aus der dörflichen, ja volkstümlichen Ukraine, deren harmonisches Bild immer wieder durch fantastische und folkloristische Ursachen beeinträchtigt wird, die in den lebensfrohen Alltag einfallen. Womit niemand wirklich gerechnet hatte, am wenigsten wohl Gogol selbst, war, dass das Buch zu einem Überraschungserfolg wurde. Plötzlich war der junge Sonderling ganz vorne in der Reihe der neuen, jungen Schriftsteller des Landes. Es folgte mit den *Petersburger Novellen* (1835/1836) der größte und nachhaltigste Erfolg. Die darin enthaltenen Werke, wie *Die Nase* (OT: *Nos*) oder *Der Mantel* (OT: *Schinel*), sind voller Absurdität, weisen starke surreale Züge auf und vertreten Gogols Auffassung, dass die Welt eigentlich nur Schein und Fassade ist. Er empfand besonders den Teufel als Ursache allen Übels; der Mensch sei nicht selbst dafür verantwortlich, dass er sich in der Welt kaum zurechtfinden könne.

Im gleichen Jahr machte er sich auch als Dramatiker einen Namen. Seine Verwechslungskomödie *Der Revisor* zählt heute nach wie vor zu einem der meistgespielten Stücke, speziell im deutschsprachigen Raum, und vertritt einmal mehr Gogols Überzeugung, dass alles Schlechte vom Teufel ausgelöst werde. Mit dem wachsenden Erfolg und dem steigenden öffentlichen Interesse an seiner Person, wuchsen die Neurosen beim ohnehin schon sehr neurotischen Gogol. Er fühlte sich ständig beobachtet, stand mitten in der Nacht auf und ging hektisch in der Wohnung auf und ab und schrieb wie ein Besessener. Und so unternahm er, um etwas »runterzukommen«, wie man so sagt, eine Pilgerreise nach Palästina, erhoffte sich dort Erleuchtung für sein weiteres Werk, da er an seinem literarischen Können trotz des Erfolgs immer wieder zweifelte. Es war die unruhigste und zudem die unproduktivste Zeit und sie sollte den Anfang vom Ende einläuten. Der Dichter entschied sich, seine Reise auszudehnen. Er hatte das Gefühl, noch zu wenig von der Welt gesehen zu haben, und das wollte er nun ändern. Gogol reiste also nach Deutschland, Österreich, die Schweiz, Italien, Frankreich, fand aber keinen Anschluss in den Künstler- und Intellektuellenkreisen dieser Länder, versuchte es vermutlich aber auch nicht sonderlich forciert, dennoch verbrachte er fast zwölf Jahre außerhalb Russlands. Die schizophrenen und halluzinatorisch paranoiden Phasen wurden etwa ab 1837 häufiger und die klaren Momente seltener. Und diese Phasen hatten natürlich einen Einfluss darauf, wie er sich im Ausland verhielt. Während seiner Reisen brachen immer wieder Krankheitsschübe aus. So litt er in Wien an einem »Nervenfieber«, wie es hieß. Tatsächlich soll er über Tage hinweg dunkle Visionen und Halluzinationen gehabt haben und mal ängstlich, mal aggressiv gewesen sein. Mit Marienbader Wasser und einem Eintauchen in die österreichische Kunst- und Kulturszene kurierte sich Gogol quasi selbst. Er überstand die »wohltätige Erschütterung der Sinne« und meinte: »Ich werde noch einmal aufleben.«

Im Spätherbst 1840 hatte er sich vollkommen erholt – und fast ein ganzes Jahr lang kam es zu keinen psychischen Einbrüchen. In Rom, einem Reiseziel, auf das er sich schon monatelang gefreut hatte, angelangt, wurde Gogol als Meisterdichter hofiert. Er schrieb dennoch einen Brief an seinen Bekannten Schukowski, der vermuten lässt, dass sich Gogol zu dem Zeitpunkt schon in einer inneren Emigration befand: »Ich will nicht sagen, dass ich gesund bin. Nein, meine Gesundheit könnte noch schlechter sein, aber ich bin mehr als gesund. Ich genieße wunderbare Augenblicke, lebe ein wunderbares inneres, in mir selbst beschlossenes Leben, das ich für kein Gut und keine Gesundheit eintauschen würde. Mein ganzes Leben ist von nun an eine einzige Dankeshymne.« Sollten Sie dieses Zitat mehrmals gelesen haben, in der Annahme, hier stimme irgendetwas nicht, so seien Sie versichert, dass Gogol diese Zeilen genauso schrieb, womit sie verdeutlichen, wie wirr und sprunghaft die Gedanken des Dichters damals waren.

Währenddessen erfreuten seine Werke sich größter Beliebtheit in Russland. Dostojewski erinnerte sich Jahre später: »Damals war es unter der Jugend gang und gäbe, wenn zwei oder drei zusammenkamen, dass es hieß: Sollen wir nicht etwas von Gogol lesen, Leute? Und dann setzte man sich zusammen und las, manchmal die ganze Nacht.« Seit längerer Zeit hatte Gogol aber gar nichts mehr publiziert, sodass viele sehr verwundert waren, als 1842 einerseits eine Gesamtwerkausgabe herauskam und dass er dafür einige seiner Werke neu bearbeitet hatte, aber vor allem, als sein erster Roman *Die toten Seelen* veröffentlicht wurde. Darin ging es um Kritik an dem Gesellschaftssystem in Russland, vermittelt durch heitere und abermals absurde Satire. Allerdings hatte Gogol hier ursprünglich vor, nicht nur die Probleme, sondern auch Lösungen aufzuzeigen, was er jedoch nicht mehr realisierte: Von der geplanten Trilogie beendete er nur den ersten Teil, der zweite existiert fragmentarisch, er vernichtete den Großteil vor seinem Tod. Der Roman kann gut und gerne als sein Lebenswerk bezeichnet werden. Während er im Sommer 1847 an der Weiterführung des Zyklus arbeitete, schrieb er, noch hochmotiviert an seinen Bekannten Sergej Aksakow: »Ohne dieses Buch hätte ich weder meine Zerfahrenheit, noch meine Selbstverblendung gesehen, noch vieles von dem, was der Mensch an sich selbst nicht sehen mag; es wäre mir vieles nicht klar geworden, was ich für meine

Toten Seelen unbedingt wissen muss. (...) Ich bestehe ganz und gar aus Zukunft, in der Gegenwart bin ich ein Nichts.«

1848, dem europäischen Revolutionsjahr, kehrte Gogol nach den langen Jahren des Reisens nach Russland zurück. Im Herbst 1851 zog er nach Moskau, wo er ein Haus, das seinem Bekannten Graf Alexander Tolstoy gehörte, bezog. Dort war er Teil der jungen Moskauer Intellektuellenszene um den Philosophen Aleksei Khomyakow und den Dichter Nicolai Yazykow. Khomyakows Frau, die Schwester Yazykows, Katharina, war Gogol auf Anhieb sympathisch gewesen. Sie war witzig, geistreich, und vermutlich hatte er schon für sie geschwärmt, denn ihr überraschender Tod, im Januar 1852 starb sie an Typhus, warf Gogol vollkommen aus der Bahn. Er war niedergeschmettert, verfiel in tiefe Depression und suchte schließlich Halt in der Religion in Person des ultra-orthodoxen Priesters Matvei Konstantinowsky. Dieser religiöse Hardliner nahm sich nun des vollkommen labilen Dichters an. Der Priester, der der festen Überzeugung war, dass die Schriftstellerei und andere Künste ein Werk des Teufels seien, löste in Gogol einen religiösen Wahn aus und eine unbändige Angst vor Gottes Strafe, sollte er sein Leben so fortführen, wie er es bis dato getan hatte.

Der Dichter verbrannte daraufhin Dutzende Manuskripte zu fertigen oder halbfertigen Arbeiten, so auch wie erwähnt die langgeplante Fortsetzung zu *Die toten Seelen*. Gogol war nicht restlos zufrieden gewesen mit seinem ersten Teil, denn er wollte eine Neuinterpretation von Dantes *Göttlicher Komödie* schreiben, war allerdings nur bis zum *Inferno* gekommen, im zweiten Teil sollten eigentlich *Purgatorium* und *Paradies* folgen, aber nun wurde auch dieses Manuskript ein Opfer der Flammen, und er begann überdies mit strengem Fasten. Immer wieder bezeichnete er sich im Beisein von Freunden und Bekannten als Sünder, der Buße zu tun hatte. Er sah seine Seele als befleckt an.

Einen Monat, nachdem er große Teile seiner Manuskripte verbrannt hatte, entschloss er sich zur Maslenitsa, einer in der orthodoxen Kirche durchgeführten wochenlangen Fastenprozedur. Der Mann, der so gerne und so viel aß, nahm nun täglich nur noch zwei Esslöffel Krautsalat, zwei Esslöffel Weizenmehl und eine Handvoll Dörrobst zu sich, nach siebzehn Tagen war er so entkräftet, dass die Ärzte gerufen wurden. Diese diagnostizierten eine schwere Meningitis und gingen daran, Gogol Blut zu lassen und eine Heiß-/Kaltwasser-Therapie durchzuführen. Der Dichter wurde zusätzlich mit allerlei Arzneien vollgepumpt. Man meinte schon damals, dass er durch diese radikale ärztliche Behandlung später verstarb: Immer wieder fiel er ins Delirium, der junge Arzt Alexej Terentiew, der auch vor Ort war, beschrieb Gogols Zustand so: »Sein ganzer Körper war aufs Extremste ausgemergelt, seine Augen waren wie tot und fielen immer wieder zu, das Gesicht komplett eingefallen, die Wangen eingefallen, die Stimme schwach.«

Die Beisetzung fand am 24. Februar 1859 unter großer öffentlicher Anteilnahme statt. Ivan Turgenjew verfasste einen Nachruf, den man in Sankt Petersburg nicht drucken wollte, weil er gar zu kritisch gegenüber Politik und Religion war, weswegen ihn der Autor in Moskau veröffentlichte und daraufhin wegen »Umgehung der Zensurvorschriften« zu einem Monat Haft verurteilt wurde.

Worunter Gogol psychisch nun genau gelitten hatte, und auch hier gibt es unzählige Theorien, von einer Schizophrenie über eine halluzinatorische Psychose oder extrem krankhaften Angstneurosen, bleibt nicht restlos geklärt, in jedem Fall war er eine Person, die übermäßig zu Manien aller Art neigte. Sein literarisches Werk zählt bis heute zu den russischen Klassikern und zur Weltliteratur. Anton Tschechow schrieb in einem Brief 1889: »Wie unmittelbar, wie stark ist Gogol, und was ist er für ein Künstler! Seine *Kalesche* allein ist 200 000 Rubel wert. Vom Anfang bis zum Ende einfach hinreißend. Das ist der großartigste russische Schriftsteller.«

Etliche Jahre nach seinem Tod wurde sein Sarg geöffnet, da der Friedhof auf dem er begraben lag, aufgelassen wurde, und er somit erneut beerdigt werden musste, und man fand, so hieß es, gesichert ist das allerdings nicht, das Skelett Gogols vollkommen verdreht darin. Schon tags darauf kursierte in Russland das Gerücht, der Dichter sei lebendig begraben worden.

Angesichts seiner panischen Angst vorm Lebendig-begraben-Werden und seiner Vorsichtsmaßnahmen, damit ebendies nicht geschehe, wäre das ein besonders tragisches Schicksal für diesen neurotischen und viel zu unglücklichen Künstler, als dass man sich dies vorstellen möge.

Robert Schumann
Zeichnung von Adolph
von Menzel, 1856

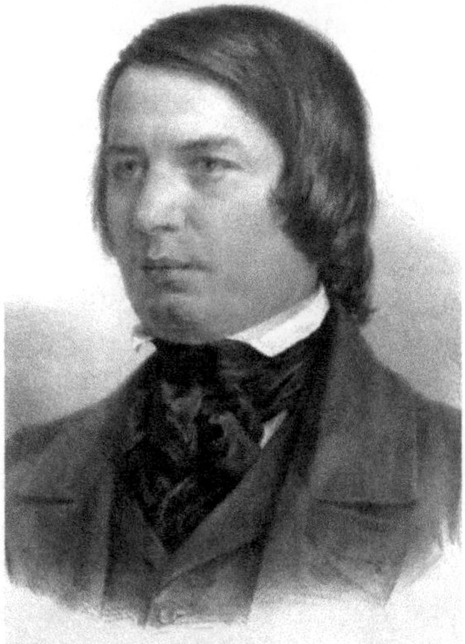

»Die Einsamkeit ist der vertraute Umgang mit sich selbst.«
Robert Schumann,
deutscher Komponist und Schriftsteller
(1810 bis 1856)

Die folgende Tagebuchnotiz des Jahres 1829 sollte sich ein Vierteljahrhundert später beinahe bewahrheiten. Der neunzehnjährige Schumann schrieb da: »Mir träumte, ich wäre im Rhein ertrunken.« Der junge Schumann passte perfekt in diese Zeit der Romantik mit ihrer Überempfindsamkeit und der Schwermut. Schon als Vierzehnjähriger verfasste er einen erstaunlich reifen Lebenslauf: »Meine Biografie oder Hauptereignisse meines Lebens. Ich bin zu Zwickau geboren am 8ten Juni, 1810. Dunkel schweben mir nur noch die Jahre meiner Kindheit vor den Augen; bis zum dritten Jahre war ich ein Kind wie ein anderes; da wurde ich denn, weil meine Mutter das Nervenfieber bekam und man sich vor Ansteckung fürchtete, erstlich nur auf 6 Wochen bei der jetzigen Bürgermeisterin Ruppius getan. – Leicht verflossen mir diese Wochen hin, denn zu ihrem Ruhm muss man sagen, dass sie es in Erziehung der Kinder weit gebracht hat: ich liebte sie, sie ward mir meine zweite Mutter, kurz: ich blieb zwei und einhalb Jahr unter ihrer wahrhaft mütterlichen Aufsicht: ich ging jeden Tag einmal bei meinen Eltern u. sonst bekümmerte ich mich nicht weiter um sie (...).« Schumann war also ein Prototyp des romantischen Intellektuellen: schwermütig, frühreif und durchaus morbide veranlagt, wie eben auch seine Rheinfantasie zeigt. Damals konnte er natürlich noch nicht ahnen, dass es ihn wirklich einmal ins Rheinland ziehen würde. Und der junge Robert hatte von Beginn an ein Ziel vor Augen: »Er war von der absoluten Gewissheit beherrscht, künftig ein berühmter Mann zu werden – worin berühmt, das war noch sehr unentschieden, aber berühmt unter allen Umständen«, vermerkte sein Schulfreund Emil Flechsig einmal.

Robert Schumann, wie schon in seinen eigenen Worten erwähnt, wurde am 8. Juni 1810 im sächsischen Zwickau als fünftes Kind von August Schumann und Johanna Christiane Schnabel geboren und zeigte zunächst, ähnlich wie sein großes Vorbild E. T. A. Hoffmann, eine Doppelbegabung als Dichter und Komponist – vom Vater, einem Verlagsbuchhändler bekam er die Gesamtwerkausgaben eines Lord Byron und von Walter Scott. Er las Heine, Novalis, Hölderlin und Jean Paul, lernte sogar dessen Witwe kennen und empfand sich zu Beginn seiner künstlerischen Laufbahn als ein Schreibender.

Ersten musikalischen Unterricht erhielt er früh beim Zwickauer Kantor Kuntsch. Der Vater, der vom musikalischen Talent seines Filius überzeugt war, hatte vor, ihn bei Carl Maria von Weber unterrichten zu lassen. Dieses Vorhaben wurde allerdings durch den plötzlichen Tod des Vaters im Jahr 1826 verhindert. Außerdem starb von Weber im selben Jahr und so ging Robert Schumann nach Leipzig, um dort Jura zu studieren. Im Zuge des Studiums lernte er Heinrich Marschner, den Komponisten, und den Klavier- und Gesangslehrer Friedrich Wieck kennen. Schumann fand dadurch Zugänge in die musikalischen und künstlerischen Kreise der Stadt. Um sich mehr auf die Rechtswissenschaften statt auf Musik und Dichtung zu konzentrieren, sollte er auf Drängen der Mutter dann in Heidelberg sein Studium weiterführen, was er widerwillig anfangs auch tat. Aber Jura wollte ihn einfach nicht begeistern, und so bat er sie, wieder zurück nach Leipzig zu dürfen und dort die musikalische Ausbildung bei Friedrich Wieck zu beginnen. Ein Konzert des Geigenvirtuosen Paganini in Leipzig beeindruckte den jungen Schumann dermaßen, dass er nur noch das Ziel, ein ebenso kongenialer Musiker zu werden, vor Augen hatte. Im Frühjahr 1829 nahm Schumann seine letzte Klavierstunde bei Wieck, vier Monate später trat er, großteils zu Fuß, zu einer zweimonatigen Reise von Heidelberg über Basel, Zürich, Bern, den Lago Maggiore nach Mailand, Brescia, Padua, Venedig. Mantua und zurück nach Heidelberg, an.

Nach seiner Rückkehr teilte er seiner Mutter mit, nicht ohne Stolz, jetzt endlich zu wissen, was er werden wolle: Musiker. Schumanns Mutter fragte daraufhin bei Friedrich Wieck nach, wie groß das Talent ihres Sohnes wirklich sei, und der meinte, dass er Robert »bei seinem Talent und seiner Fantasie binnen 3 Jahren zu einem der größten jetzt lebenden Klavierspieler« formen könne. Die Mutter traute Wieck allerdings nicht so ganz, wähnte, dass der ganz auf seinen eigenen Ruhm fixiert sei. Robert Schumann selbst zweifelte sogar an sich und seinem Können und deshalb spielte er in jeder freien Sekunde. Er übte wie ein Besessener am Klavier, war er für den Beginn einer Pianistenlaufbahn doch etwa zehn Jahre zu alt, ruinierte sich aber bei einem Experiment – einem Fingerspreizer, der die Finger elastischer und kräftiger machen sollte – seine angestrebte Karriere. Eine dauerhafte Fingerlähmung in Zeige- und Mittelfinger der rechten Hand war die Folge. Es sei »dahin gekommen, dass sich, wenn ich einmal den vierten Finger überschlagen sollte, mein ganzer Körper konvulsivisch verdrehte und ich nach sechs Minuten Fingerübungenspiel die unendlichsten Schmerzen im Arm fühlte, kurz wie zerschlagen war«, gestand er dem befreundeten Arzt Ernst August Carus. Bald darauf kam es zu einer »Erlahmung« der Hand. Dennoch trainierte er seinen dritten Finger mit der »Cigarrenmechanik« – er band sich dabei den störenden zweiten und den unbrauchbaren dritten Finger der rechten Hand hoch, um ungehindert spielen zu können – doch das half nur zeitweilig, sodass Schumann am 9. August 1832 an seine Mutter schrieb: »Mein ganzes Haus ist eine Apotheke geworden.« Er nahm nun allerlei Heilbäder, legte seine lädierte Hand in Alkohol und schlief nachts mit einem Kräuterverband. Er blieb zu Beginn noch optimistisch, schrieb erneut an die Mutter: »Mein Handübel lasse ich jetzt homöopathisch behandeln«, und ging wieder in den Unterricht bei Wieck. Aber das Leiden wurde nicht mehr besser. Wenn er später mit seiner Frau vierhändig spielte, dann ließ er, und hier sind die Augenzeugenberichte deckungsgleich, den Zeigefinger der rechten Hand unbenutzt, womit auch klar ist, dass es kein Problem des dritten oder vierten Fingers war. In den letzten Jahrzehnten, etwa seit den späten 1990er Jahren, wurden allerdings Stimmen wie jene des Musiktheoretikers Eric Sams laut, die meinen, dass diese Lähmung wahrscheinlicher eine Folge seiner Syphiliserkrankung gewesen war, unter der er damals schon gelitten haben soll, jedoch ist auch der Begriff der »fokalen Dystonie« oft erwähnt worden. Hier blockieren bestimmte Teile des Gehirns die Muskulatur und stören dadurch das Zusammenspiel von Hirn und Hand.

So oder so – körperlich von einer Laufbahn als Klavierspieler abgehalten, widmete sich Robert Schumann zunächst wieder mehr dem Schreiben, er verfasste unter den Pseudonymen »Florestan« und »Eusebius«, ein Zwillingspaar, das er schon in seiner Novelle *Die Davidbrüder* auftreten ließ (ein unterhaltsamer Text, in dem Schumann spitzfedrig mit den Philistern, Banausen und Kritikern, die meinen, die Wahrheit gepachtet zu haben, abrechnet), Kritiken und Feuilletons, die sich großer Beliebtheit erfreuten.

Ab 1835, Schumann war 25 Jahre alt, redigierte er die *Neue Zeitschrift für Musik* und fungierte als Hauptschreiber. Zwischenzeitlich war er mit der Pianistin Ernestine von Frick verlobt, löste die Verbindung aber, als er erfuhr, dass sie nicht erbberechtigt war, weil sie von der Familie Frick als Kind nur adoptiert worden war. Schumann hatte seit einiger Zeit wieder mit dem Komponieren begonnen und er suchte eine (neue) Frau an seiner Seite, die die Liebe zur Musik mit ihm teilte. Und die hatte er bereits erkoren.

Das Verhältnis zu seinem ehemaligen Lehrer Wieck war in der Zwischenzeit sehr angespannt geworden, nachdem Schumann um die Hand seiner Tochter Clara, die damals sechzehnjährig bereits zu den virtuosesten Klavierspielerinnen ihrer Zeit zählte und schon zahlreiche Tourneen absolviert hatte, angehalten hatte. Wieck verweigerte seine Zustimmung, nahm Clara sogar Papier und Tinte weg, damit sie ihrem geliebten Robert nicht mehr schreiben konnte, schickte sie auch weg aus Leipzig, quasi, um sie auf andere Gedanken kommen zu lassen, und vorerst war die Sache aus der Welt. Aber Schumann war nach wie vor entschlossen, Clara zu heiraten – und sie sollte ihm in der späteren sechzehnjährigen Ehe nicht weniger als acht Kinder schenken (Marie, Elise, Julie, Emil – er starb erst einjährig, Felix, Ludwig, Ferdinand, und Eugenie. Sie verstarb 1938 und war somit das letzte der Schumann-Kinder). Nach langem Hin und Her konnte die Hochzeit endlich 1840, wenig romantisch, auf erstrittenem gerichtlichem Beschluss erfolgen. Vor der Eheschließung mit Clara waren bereits Schumanns drei Klaviersonaten, etliche Tänze, *Die Träumerei*, Teile der *Kinderszenen* (1835), *Der Carnaval* (1834/35) sowie die von Hoffmann inspirierten *Kreisleriana* (1838) entstanden und dennoch war er nur den wirklichen Musikkennern damals ein Begriff gewesen, anders als seine Frau: Sie besaß den Ruf der Jahrhundertpianistin, ging auf ausgedehnte, umjubelte Konzertreisen. Robert begleitete sie oft, wurde dabei einmal von einem niederländischen Prinzen gefragt, ob er auch »musikalisch« sei. Über Schumanns Reaktion ist zwar nichts bekannt, allerdings ist anzunehmen, dass er alles andere als glücklich über diese Frage war. Vielleicht war es seine Art der »Retourkutsche«, dass er es liebte, das Publikum bei Claras Konzerten manchmal pointiert zu karikieren – seine Zeichnungen zeugen von großem Talent. Einige seiner Karikaturen wurden auch veröffentlicht.

Die Schaffensperiode, die zwischen 1840 und 1850 folgte, war für Robert Schumann eine äußerst erfolgreiche, allerdings schlugen sich auch musikalisch die dunklen, depressiven Momente, die ihn in dieser Zeit ereilten, hörbar nieder. Er komponierte die Symphonien 1 (*Frühlingssymphonie*, B-Dur, 1841), die ein riesiger Erfolg wurde. Seine Folgesymphonie, jene in D-Moll wurde im selben Jahr fertiggestellt, aber nach ersten negativen Reaktionen des Publikums ließ sie Schumann nicht mehr spielen und schrieb sie zwölf Jahre später um, sodass sie seine letzte, die 4. Symphonie wurde. Die 2. Symphonie in C-Dur finalisierte er 1845, die 3. Symphonie in Es-Dur, die »Rheinische Symphonie« genannt, vollendete er als Düsseldorfer Musikdirektor 1850. Schumann festigte seinen Ruf als großartiger und einer der bis heute herausragenden Liedkomponisten, der zwar unverkennbar ein Vertreter der Romantik war, aber nicht in dem typischen Pathos der Epoche verfiel. Über 300 Gedichte, von Lord Byrons *Manfred* über Goethe, Mörike, Lenau, Uhland, Heine bis hin zu Eichendorff (*Liederkreis*, 1839) vertonte er. Seine Oper *Genoveva* (1850) nach der literarischen Vorlage von Ludwig Tieck fiel hingegen durch, was ihn schwer traf.

Und ab 1840 nahmen auch die psychischen Probleme Schumanns markant zu. Er klagte immer wieder über Schwindel, Nervenschmerzen und ein dumpfes Gefühl im Kopf. Das ist nun zugegebenermaßen noch nichts, was jemanden an seinem Verstand zweifeln lässt, aber Robert Schumann war anders konditioniert. Er schrieb während einer Konzertreise nach Russland, dass er gerade in »tiefster Melancholie« sei.

Felix Mendelsohn-Bartholdy holte ihn 1843 als Lehrer ans Leipziger Konservatorium – die neue und erste Musikhochschule Deutschlands – eine Stelle, die er ein Jahr ausübte, um dann nach Dresden zu gehen und dort die Liedertafel, das war der Dresdner Männergesangsverein, zu leiten. Den überwiegenden Teil seiner Leipziger Zeit war Schumann, neben seiner Anstellung, mit dem Komponieren seines Oratoriums beschäftigt.

Ende 1849 machte Ferdinand Hiller Schumann das Angebot, ihm als Städtischer Musikdirektor nach Düsseldorf zu folgen. Anfangs zögerten Robert und Clara Schumann noch. Der Komponist schrieb an Hiller einen Brief, um sein Interesse zu bekunden, erbat aber noch etwas Bedenkzeit. Er schrieb darin auch folgende Zeilen: »Noch eines: ich suchte neulich in einer alten Geografie nach Notizen über Düsseldorf und fand unter den Merkwürdigkeiten angeführt: 3 Nonnenklöster und eine Irrenanstalt. Die ersten lasse ich mir gefallen allenfalls; aber das letztere war mir ganz unangenehm zu lesen. (...) Ich muss mich sehr vor allen melancholischen Eindrücken der Art in Acht nehmen.«

Knappe neun Monate später, im September 1850 das übernahm Schumann dann doch das Amt des Städtischen Musikdirektors in Düsseldorf, bereits schwer erkrankt: Es gilt heute als erwiesen, dass eine Lues-Infektion, besser bekannt als Syphilis, bei Schumann zu einer progressiven körperlichen Paralyse geführt hatte. Noch konnte er die Anfälle von Angst, Wahn und Wut kaschieren und sie für seine Kompositionen nutzen, doch Clara und auch die Kinder merkten die Veränderung in Robert Schumanns Wesen. In den letzten eineinhalb Jahren war seine Sprache unverständlich geworden und sein Klavierspiel klang stümperhaft. Er zog sich immer mehr zurück. »Die Einsamkeit ist der vertraute Umgang mit sich selbst«, soll er gesagt haben. Im April 1852 erlitt Clara eine Fehlgeburt und war deshalb »sehr leidend«, wie Schumann in seinem Tagebuch notierte. Er selbst klagte über die anhaltenden Schlafstörungen, Depressionen und Sprechhemmungen. Am Ende des Jahres wird er resümierend schreiben: »Ich lag fast die Hälfte dieses Jahres sehr krank darnieder an einer tiefen Nervenverstimmung.«

1853 erlitt Schumann einen Schlaganfall und es schien beinahe wie ein Vermächtnis, dass er wenige Wochen danach den jungen Johannes Brahms kennenlernte, der ein großer, ein glühender Bewunderer des Schumann-Ehepaars war, und ihn protegierte. In seiner *Neuen Zeitschrift für Musik* lobte Schumann ihn in höchsten Tönen – Brahms' Näheverhältnis zur vierzehn Jahre älteren Clara Schumann nährt bis heute wilde, zumeist unseriöse Spekulationen. Schon damals wurde gemunkelt, inwieweit Schumann etwas davon mitbekam, ist unklar.

Im Oktober 1853 stand der Komponist dem Maler Jean-Joseph-Bonaventure Laurens Modell für ein Portrait. Insgesamt saß er dreimal in der Wohnung des Künstlers. Laurens fiel dabei die »abnorme Erweiterung« der Pupillen Robert Schumanns auf.

Als er diese Beobachtung Clara erzählte, soll die, den Tränen nahe gesagt haben, dass ihr Mann krank sei. Der psychische, wie physische Zustand Schumanns ging ab diesem Zeitpunkt steil nach unten. Er konnte so gut wie nicht schlafen, weil er von Hirngespinsten geplagt war. Schlimmer noch, er gab an, dass er in seinem Kopf pausenlos Töne, Akkorde, Melodien, ja, sogar ganze Konzerte hörte. All das hielt ihn wach.

Seit Anfang Februar 1854 litt er zudem verstärkt an Sprachstörungen. Für den 17. Februar notierte Clara Schumann in ihr Tagebuch, dass ihr Mann Engelsstimmen höre, die jedoch gleich darauf zu »Dämonenstimmen mit grässlicher Musik« wurden. Darauf schrie er, »er sei ein Sünder, und sie wollten ihn in die Hölle werfen.« Clara, die gerade wieder schwanger war, konnte hier nur tatenlos zusehen.

Am Rosenmontag 1854, einem 27. Februar, stürzte sich am helllichten Tag, inmitten bunten Treibens feiernder Narren auf den Straßen ein Mann in den Rhein. Sofort sprangen Männer hinterher, einige davon in Kostümen, und retteten den Lebensmüden aus dem Wasser. Es verstrichen Minuten, ehe Robert Schumann erkannt wurde. Er wirkte apathisch, wurde nach Hause begleitet und bestand dort darauf, in die Irrenanstalt Endenich bei Bonn gebracht zu werden.

Er gab erneut an, von unerträglichen Stimmen und dunklen Dämonen verfolgt zu werden. In der Anstalt befand sich Schumann fortan an manchen Tagen, nun immer wieder manische Episoden durchmachend, festgebunden ans Bett, da er öfters zu toben begonnen hatte, man ernährte ihn gegen seinen Willen. Aus den ersten Tagen in der Anstalt heißt es da in einer Aufzeichnung: »Versprach gestern Mittag, sich ohne Fesselung ruhig zu Bett zu halten, was er doch nicht hielt, blieb später in der Jacke ruhig. Aß mittags Suppe, halbes Fleisch und Wein, Kompott, abends nach Nötigung fast alles Vorgesetzte.« Während seines Anstaltsaufenthaltes wurde sein letzter Sohn Felix geboren. Er sollte diesen niemals zu Gesicht bekommen.

Regelmäßig besuchte ihn neben Johannes Brahms auch der Violinist und Komponist Joseph Joachim. Unter den ersten Besuchern war außerdem die Autorin Bettina von Arnim, eine mütterliche Freundin Schumanns, der Robert Schumann auch eines seiner letzten Musikstücke gewidmet hatte. Sie erlitt nur wenige Wochen nach dem Besuch bei Schumann einen schweren Schlaganfall, von dem sie sich nicht mehr erholen sollte.

Bis zum Frühsommer 1855 verschlechterte sich Schumanns Zustand zwar nicht, aber er verbesserte sich auch nicht. Seine Liebe und Leidenschaft für Landkarten und Atlanten – seine Reisen fanden nun in der Fantasie statt – setzte er auch in der Anstalt fort. Der Assistenzarzt Dr. Peters notierte ins Krankenprotokoll: »Bei der Visite im Atlas beschäftigt, antwortet auf die Frage, was er mache, er schiffe im Eismeer.« Auch sein behandelnder Arzt Dr. Richarz vermerkte im August 1855: »Zur Visitezeit über der Landkarte vor sich hinbrummend; sagt bei der Visite, er mache immer Reisen auf derselben, unter Lachen.« Ab Juli 1856 häuften sich die Tobsuchtsanfälle bei Schumann. Er schrie, kreischte, versuchte, sich loszureißen und die Ärzte und Schwestern zu attackieren, sodass er in die Tobzelle der Anstalt verlegt wurde.

Clara besuchte ihn, auf ärztliches Anraten nur ein einziges Mal: zwei Tage vor seinem Tod – er hatte zu diesem Zeitpunkt schon über Wochen das Essen gänzlich verweigert, nahm nur noch Gelee und Wein zu sich und wurde von Tag zu Tag schwächer.

In der letzten Arztnotiz von Richarz heißt es: »54 Atmungen heute. Beim heutigen Besuch seiner Frau freundlich, diese anlächelnd. Bei der Visite starkes Schleimrasseln.« Aus diesem Vermerk ist erkennbar, dass Schumann schon mehr tot als lebendig gewesen sein muss. 54 gemessene und dokumentierte Atemzüge, das fände man auch als Nicht-Mediziner mehr als alarmierend, denn normal sind zehn bis zwanzig pro Minute (!). Mit dem Ableben des Komponisten wurde also jederzeit gerechnet.

Am 29. Juli 1856 verstarb er schließlich. Clara schrieb dazu, tags darauf, in ihr Tagebuch: »Dienstag, den 29., sollte er befreit werden von seinen Leiden – nachmittags 4 Uhr entschlief er sanft. Seine letzten Stunden waren ruhig, und so schlief er auch ganz unbemerkt ein, niemand war in dem Augenblick bei ihm.« Schon recht bald nach seinem Ableben rankten sich erste Legenden um die letzten Minuten. So hieß es, dass er die Note A gehört haben will, und daraufhin seine Augen freudig geschlossen habe. Was ja irgendwie zu ihm passte. Seine Frau überlebte ihn um vierzig Jahre. Tragisches Detail am Rande: Sein Sohn Ludwig Schumann (1848–1899) lebte ab 1870 wegen schwerer geistiger Umnachtung ebenfalls in einer Irrenanstalt in Colditz, Sachsen.

Welche Art der Erkrankung nun bei Schumann tatsächlich vorlag, bleibt bis heute nicht restlos geklärt – es gibt unzählige Theorien und Diagnosen – von Neurosen, über Schizophrenie bis hin zu Borderline und Hirnarteriosklerose. Schumann, der bis zu vier Flaschen Wein am Tag trank und dessen Alkoholismus auch die Ehe stark beeinflusste, könnte auch an den Folgen seiner Alkoholsucht gestorben sein. Bei der Obduktion, die Dr. Richarz vornahm, fand man bei der Hirnatrophie eine »gelblich-sulzige Masse« in der Umgebung der Hypophyse, die auf syphilitisches Gumma, das sind kleine, elastische, gummiartige Hautknoten, hinwies. »1831 war ich syphilitisch und ward mit Arsenik curirt«, schrieb er – und auch wenn 1840, als er Clara heiratete, die Krankheit so weit ausgestanden war, dass er nicht mehr ansteckend war – der Komponist könnte an den Spätfolgen gelitten haben. Richarz vermutete eine »progressive Paralyse«, ohne diese genau auszuführen. Der Obduktionsbericht, der lange Zeit als verschollen galt und erst 1872 durch Wilhelm Josef von Wasielewski veröffentlicht wurde, spricht auch von Knochenwucherungen an der Schädelbasis und einer »Verdickung und Entartung der beiden inneren Häute des Gehirns und Verwachsungen der innersten Haut mit der Rindensubstanz an mehreren Stellen«, sowie einem sichtbaren Hirnschwund.

Der Psychiater Paul J. Möbius schrieb in einer Abhandlung aus dem Jahre 1906 von einer Schizophrenie, die bei Schumann auf der Hand liege, dem widersprach der Psychiater Hans Walter Gruhle, der vielmehr an eine manische Depression glaubte. Der Internist Dieter Kerner sprach in den 1970er Jahren von einer »klassisch arteriosklerotischen Psychose aus dem schizophrenen Formenkreis« und nannte als Ausgangspunkt den Bluthochdruck, an dem Schumann schon seit frühester Jugend litt. Und das sind nur einige der vielen weiteren Theorien, die sich um Robert Schumanns Erkrankung ranken.

Herman Melville
Pressefoto, 1860

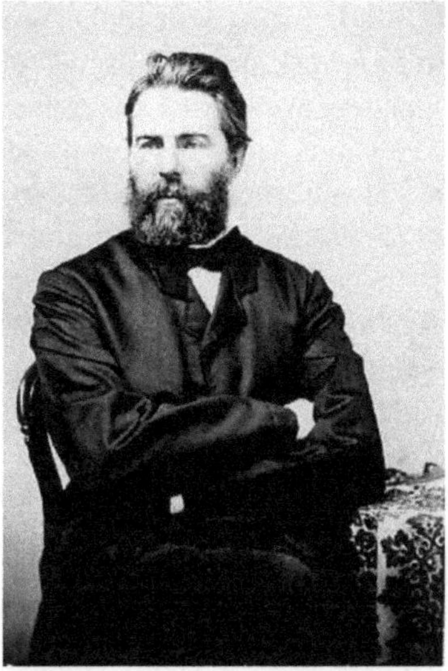

»Glauben Sie mir doch, ich bin nicht verrückt.«
Herman Melville, amerikanischer Schriftsteller
(1819 bis 1891)

Niemand Geringerer als Thomas Mann meinte einmal, dass er sich wünschen würde, *Moby Dick* geschrieben zu haben, diesen Klassiker der amerikanischen Literatur. Dabei war das Buch, das heute wirklich jeder kennt, damals bei seiner Erscheinung ein Ladenhüter und sein Autor, Herman Melville, ein menschenscheuer Eigenbrötler, der schließlich von der Literatur nicht leben konnte. Und es gab schon zeit seines Lebens nicht wenige, die Melville mieden, ja ihm regelrecht aus dem Weg gingen, weil er ihnen nicht ganz geheuer erschien – man munkelte auch, dass er dem Irrsinn verfallen sei. Der Melville-Biograf Lewis Mumford schrieb 1929: »Das Wort ›Irrsinn‹ ist viel zu schwach, um Melvilles Geisteskrankheit zu beschreiben.«

Aber beginnen wir der Reihe nach.

Am 1. August 1819, einem Sonntag, erblickte Herman Melville in New York, das damals nur rund 120 000 Einwohner hatte, das Licht der Welt. Er ist das dritte von insgesamt acht Kindern von Allan und Marie Gansevoort-Melville. Zwei Wochen später wird der kleine Sohn auf den Namen Herman Gansevoort getauft und in die calvinistische Reformed Dutch Church aufgenommen.

Seine Mutter kam aus einer wohlhabenden und alteingesessenen Patrizierfamilie, die vier Generationen zuvor aus den Niederlanden in die Neue Welt gekommen war – ihr Vater war General Peter Gansevoort, ein gefeierter Held des amerikanischen Unabhängigkeitskrieges. Vater Allan Melville war indes bemüht, den großbürgerlichen Ansprüchen seiner Frau gerecht zu werden. Er hatte zwei Jahre in Frankreich gelebt und versuchte nun, französische Stoffe in der Hafenstadt New York in Umlauf zu bringen. Auch sein Vater entstammte keiner unbekannten Familie. Major Thomas Melvill (noch ohne e) war einer der Anführer der Bostoner Tea Party 1773 gewesen, bei der sich Kolonisten als Indianer verkleidet hatten und gegen die britische Teesteuer in Amerika demonstrierten, indem sie die gesamte Teelieferung von drei Handelsschiffen über Bord warfen. Dieses Ereignis war einer der Vorboten der Unabhängigkeitsbestrebungen der amerikanischen Kolonien von England gewesen. Aber die Geschäfte von Allan liefen nicht gut, hinzu kamen Wirtschaftskrisen zwischen 1819 und 1823. Er musste sich ständig Geld ausborgen, zudem musste die Familie Dutzende Male umziehen, weil sie stetig wuchs, immerhin kamen nach Herman noch fünf weitere Kinder. Als die Geschäfte 1828 kurzfristig besser liefen, zog die Familie in ein elegantes Haus direkt am Broadway.

Herman Melville, der recht spät, erst mit fünf Jahren, zu sprechen begonnen hatte und recht verschlossen war, besuchte ab 1829 die Grammar School am Columbia College. Die Lehrer bemängelten immer wieder seine unleserliche Handschrift, die auch im Erwachsenenalter nur eine Handvoll Menschen wirklich entziffern konnte. Durch die kurze Schulbildung, die er haben sollte, blieb er unsicher in der Orthografie und die Briefe, die von ihm erhalten sind, sind voll von Rechtschreibfehlern.

Allan Melville, erkannte dennoch ein gewisses Talent bei seinem Sohn: »Herman macht größere Fortschritte als vormals und obwohl er kein glänzender Schüler ist, hält er sich achtbar und würde besser vorankommen, wenn man ihn dazu bringen könnte, mehr zu lernen. (...) ich kann's nicht über mich bringen, ihn zu zwingen, vor allem, da er sich offenbar das Kaufmännische als bevorzugtes Berufsziel erwählt hat, und die praktische Tätigkeit kann wohl ohne viel Buchgelehrsamkeit auskommen.«

Im Oktober 1831 musste Herman dann recht rasch die Schule verlassen. Die Gebühren dafür waren der Familie zu hoch geworden. Der psychische Zustand des Vaters hatte sich außerdem in den letzten zwei Jahren rapide verschlechtert. Er verfiel im Dezember des Jahres dem Wahnsinn, tobte, schrie, raste. Höchstwahrscheinlich lag bei ihm eine bipolare Störung vor, die schließlich, wieder einmal mit einer finanziellen Notlage konfrontiert, vollends ausbrach. Sein Bruder wurde gerufen und meinte, dass es »das traurige Schauspiel eines Geistesgestörten« war, das er da mitansehen musste. Am 28. Januar 1832 starb Allan Melville, einen Schuldenberg hinterlassend; im Folgejahr starb auch der Großvater väterlicherseits und hinterließ der Witwe zwanzig Dollar Erbschaft. Nach einer neuerlichen Wirtschaftskrise 1837 musste das Familienerbe der Granevoorts verpfändet werden. Dreißig Jahre später erinnerte sich Herman Melvilles Alter Ego im stark autobiografisch gefärbten Roman *Redburn* an diese Zeit: »Ich darf nicht an jene herrlichen Tage denken, ehe mein Vater Bankrott machte und starb und wir aus der Stadt fortzogen; wenn ich an diese Tage zurückdenke, steigt mir etwas in der Kehle hoch und würgt mich fast zu Tode.« Die kommenden Jahre waren also für die gesamte Familie eine belastende und entbehrungsreiche Zeit, die sich auch psychisch niederschlug. Die Mutter litt an schweren Depressionen, Hermans Bruder Allan und seine Schwester Kate entwickelten ausgeprägte Zwangsstörungen.

Um an etwas Geld zu kommen, nahm der Schulabbrecher Herman ab 1837 einen Dorfschullehrerposten an der Silves District School bei Pittsfield in Massachusetts an. Er unterrichtete dort eine Mischklasse von Kindern zwischen sechs und neunzehn

Jahren, also sogar einige älter als er selbst. Er blieb kein großer Redner, dennoch dürfte er als Lehrer einigermaßen beliebt gewesen sein, da er wenig von der strengen schulischen Atmosphäre hielt und gerne etwas heiterer vortrug. Dennoch – es blieb eine Notlösung für ihn. Im Frühjahr 1839 dann die »Flucht«: Er heuerte auf einem Handelsschiff an, das Baumwolle von New York nach Liverpool brachte. Auf der Mannschaftsliste führt man ihn aufgrund seiner unleserlichen Handschrift als »Norman Melville«.

Am 3. September des Jahres legte er wieder am New Yorker Hafen an und war sofort zurück im alten Trott. Seine Mutter Marie Gansevoort-Melville hatte zwischenzeitlich sämtliche Möbel verkaufen müssen. Herman nahm erneut eine Stelle als Lehrer an und versprach seiner Mutter mindestens 150 bis 200 Dollar (rund 5000 bis 6000 Dollar nach heutigen Maßstäben) Unterstützung pro Jahr. Die Gesamtschulden der Familie beliefen sich am Höhepunkt auf über 20 000 Dollar, was nach heutigen Maßstäben an die 500 000 Euro wären.

Den Lehrerposten hatte er etwas über ein Jahr inne, dann zog es Melville wieder in die Ferne, sicherlich auch eine Flucht vor dem tristen und entbehrungsreichen Alltag. Er heuerte am 3. Januar 1841 in New Bedford auf dem Walfänger Acushnet an, der über Rio de Janeiro um Kap Hoorn in den Pazifik segelte. Nach eineinhalb Jahren auf See und einem gehörigen Lagerkoller reichte es Herman Melville allerdings abermals. Im Juli 1842 desertierte er gemeinsam mit seinem Kollegen Tobias Greene und landete auf der tropischen Marquesas-Insel Nukuhiva. Anfangs kurierte er noch einige Wochen eine Beinverletzung aus, die er bei der Herumkletterei auf der unwegsamen Insel erlitten hatte, indes verschwand Tobias Greene spurlos auf der Insel, nachdem er ein neues Schiff zum Anheuern gesucht hatte. Melville hörte von Kannibalen, die auf der Insel ihr Unwesen treiben sollten, und ging, panisch, sofort auf dem nächstbesten Walfänger, der Lucy Ann, an Bord und landete in Tahiti.

In Papeete, der Hauptstadt Französisch-Polynesiens, auf Tahiti, musste Melville für drei Monate ins Gefängnis, weil er gegen die britische Krone gemeutert hatte, flüchtete jedoch auf die Nachbarinsel Imeo und führte dort einige Wochen ein Vagabundenleben, ehe er im November 1842 auf dem Walfänger Charles and Henry anheuerte. Sechs Monate war er auf hoher See, ohne Land zu sehen, schließlich erreichte das Schiff Honolulu. Dort schlug er sich einige Monate mit Gelegenheitsjobs durch, ehe er im August 1843 auf das amerikanische Kriegsschiff United States kam und über Peru schließlich im Oktober 1844 nach Boston zurückkehrte.

All diese Ereignisse, die ja der Inbegriff von Abenteuerlichkeit sind, über die es jedoch keine Dokumentation außer jene Melvilles gibt, schrieb dieser sofort nach seiner Rückkehr nieder. Er bot das Manuskript der Erzählung *Typee* dem renommierten New Yorker Verlag Harpers Brothers an. Der Verlag lehnte ab mit der Begründung, dass die Geschichte unmöglich wahr sein könne. Dem englischen Verleger John Murray gefiel das Manuskript hingegen, vor allem die schlüpfrigen Schilderungen von den nackten polynesischen Mädchen und die Beschreibungen von Orgien und Ölmassagen, und er verlegte es.

Das Buch wurde ein großer Erfolg, auch wenn an der Authentizität stark gezweifelt wurde, da tauchte plötzlich ein Zeitungsartikel auf, in dem ein gewisser Tobias Greene, quasi von den Toten auferstanden, die geschilderten Ereignisse in *Typee* (dt. *Taipi,* erschien erstmals 1927) bestätigt. Ihm war es seinerzeit tatsächlich gelungen, die US-amerikanische Küste zu erreichen, nachdem er von »ein paar Weißen mit Booten und Gewehren« mitgenommen worden war. Damit war Melville quasi rehabilitiert, auch wenn, wie schon erwähnt, die Leserschaft viel mehr an den exotischen Schilderungen als am Ruf des Autors interessiert war.

Robert Louis Stevenson, der Autor des Klassikers *Die Schatzinsel,* der seine letzten Lebensjahre in Samoa verbrachte, machte sich kurz nach Melvilles Tod einmal lustig darüber, dass dieser gar kein Gehör für polynesische Namen zu haben schien, weil er sie in *Typee* alle falsch geschrieben hatte. Stevenson war, so hieß es, immer skeptisch gewesen, ob Melvilles Geschichten wirklich stimmten. Wie auch immer: Durch seinen Lektor und Mentor Evert Duyckinck kam Herman Melville in die New

Yorker Literaturszene. Er lernte im Frühjahr 1847 Elizabeth »Lizzie« Shaw, die Tochter des Höchstrichters von Massachusetts und einflussreichen Demokraten Lemuel Shaw (1781–1861) kennen und hielt nur drei Monate später bei ihrem Vater um ihre Hand an. Zwischenzeitlich brachte er seine zweite Erzählung *Omoo* (deutsch: *Omu*) heraus, die an *Typee* und die darin geschilderten Ereignisse anknüpfte. Im August 1847 heirateten Melville und Lizzie Shaw. In den kommenden elf Jahren schrieb er acht Romane und weitere sechzehn Erzählungen. Der autobiografische Roman *Redburn* (1849) handelte von der Reise nach Liverpool 1841. Im gleichen Jahr wurde Herman Melvilles erster Sohn Malcolm geboren, der von seinen Eltern »Mackie« genannt wurde.

Während eines Ausflugs in Massachusetts lernte Melville den erfolgreichen Schriftsteller Nathaniel Hawthorne, den Schöpfer des Klassikers *Der scharlachrote Buchstabe,* kennen. Melville himmelte den dreizehn Jahre älteren Hawthorne regelrecht an. Eine recht einseitige Freundschaft begann. Der junge Autor schrieb dem etablierten nun regelmäßig Briefe, von denen heute noch zehn erhalten sind. Es sind Briefe, die für viele Melville-Forscher ein Beleg der versteckten Homosexualität des Schriftstellers sind. So schrieb er Hawthorne etwa, recht kryptisch und voll von religiösen Verweisen: »Dein Herz schlägt in meinen Rippen und meines in dir, und beides in Gott. (...) Mit welchem Recht trinkst du von meinem Flagon (sic!) des Lebens? Und wenn ich ihn mir auf die Lippen lege – siehe, sie gehören dir und nicht mehr mir. Ich habe das Gefühl, dass die Gottheit zerbrochen ist wie das Brot beim Abendmahl und dass wir die Stücke sind.«

Mit finanzieller Unterstützung des Schwiegervaters erwarb das junge Ehepaar Ende 1850 südlich von Pittsfield eine Farm, die Melville Arrowhead nannte und selbst bestellte. In den ersten Wochen im neuen Zuhause schien er von der Muse geküsst zu sein. Er begann, an einem neuen Buch zu schreiben, das, so ist der ursprüngliche Plan, den Titel *The Whale* tragen sollte.

Als er Hawthorne im Januar 1851 nach Pittsfield in das Melville'sche Haus einlud, schrieb er: »Ihr Bett ist schon gemacht und das Holz für Ihren Ofen markiert. Eben erst habe ich zwei Hühnern in die Augen gesehen, denen als ausersehene Opfer für die Tafel die Schwanzfedern eingekerbt wurden. Ich trage beständig das Wort ›Willkommen‹ auf den Lippen, um es gleich bereit zu haben, wenn Sie über meine Schwelle treten. (…) Hören Sie – es erwarten Sie hier ein vorzüglicher Montado Sherry & ein höchst potenter Port. Wir werden Glühwein mit Weisheit trinken und gebutterten Toast mit Anekdoten essen & Witze reißen & Flaschen leeren von morgens bis nachts.« Hawthorne nahm an und besuchte Melville mit seiner Familie in dessen Farmhaus.

Ein Jahr später wurde der zweite Sohn Stanwix geboren. Die Töchter Elizabeth (1853–1908) und Frances (1855–1938) folgten später. Herman musste nun also für eine Großfamilie sorgen, für seine psychisch instabile Schwester Kate und für seine Mutter. Und er jagte einem Bestseller nach.

1851 erschien dann jener Roman, für den Herman Melville heute weltberühmt ist: *Moby Dick.* Und die umfangreiche Geschichte über den egozentrischen, gebrochenen Kapitän Ahab und einen weißen Wal wird ein Ladenhüter. Bloß 3715 Stück verkauft Melville zeit seines Lebens und die Kritiker waren ebensowenig begeistert. Melville ließ sich aber nicht entmutigen. Er schrieb weiter wie ein Besessener. Oft schrieb er stundenlang, ohne zu essen oder zu trinken oder auch nur den Schreibtisch zu verlassen. Er selbst merkte einmal an, dass er sich dabei in einem Zustand »morbider Nervosität« befände.

Sein nächster Roman sollte ihn tatsächlich bekannt machen, aber nicht so, wie er es gerne gehabt hätte. 1852 legte er seinem Verleger *Pierre* vor. Er hatte jede freie Minute daran geschrieben und seine Familie sah ihn nur abends, wenn gemeinsam, aber wortlos das Abendessen eingenommen wurde. Eine Nachbarin erklärte Melville, dem Sonderling in der Gegend, einmal: »So, wie Sie leben – Ihre Freunde in der Stadt werden denken, dass Sie ein wenig wahnsinnig sind.«

Pierre ist ein Landroman und eine Schauerromanze mit pessimistisch-düsterer Atmosphäre und einer Inzestliebesbeziehung als Rahmenhandlung. Der Protagonist Pierre liebt die geheimnisvolle Isabel, die sich als seine Schwester entpuppt. Das Buch wurde von der Kritik in Grund und Boden verrissen. Die Zeitschrift *The New York Day Book* titelte: »Herman Melville verrückt« und die *American Whig Revue* ergänzte: »Melville hat eine kranke Phantasie«. Der berühmte amerikanische Autor John Updike (1932–2009) meinte einmal: »Es darf bezweifelt werden, dass je sonst in der Literaturgeschichte ein so gutes Buch und ein so schlechtes Buch wie *Moby Dick* und *Pierre* nacheinander geschrieben wurden. Die Handlung ist hysterisch, der Stil tobt und ist unbeständig, die Figuren werden von einer unerklärten Raserei des Autors hin und her gezerrt.« An Nathaniel Hawthorne schrieb Melville nach den schlechten Kritiken, von denen einige sogar an seiner Zurechnungsfähigkeit und seinem Verstand zweifelten, aufgewühlt in einem Brief: »Glauben Sie mir doch, ich bin nicht verrückt.«

Durchgefallen bei der Kritik, da hofft ein Autor insgeheim, dass sein Buch wenigstens beim Publikum Erfolg feiert, doch auch hier erlitt Herman Melville Schiffbruch. Er nahm mit *Pierre* nicht einmal 158 Dollar ein: exakt 157,75. Nach dem Debakel dieses Buches erlitt Herman Melville einen schweren Nervenzusammenbruch. Selbstmordgedanken traten auf, Existenz- und Versagensängste und es wurde von »hässlichen Anfällen« berichtet, ohne dass sich heute eruieren lässt, welcher Natur diese waren, ob physischer oder psychischer. Hermann Melville wollte nun den USA den Rücken kehren und so bewarb er sich für die Stelle des Konsuls im Ausland, er träumte von Frankreich. Er hoffte dabei auf die Mithilfe seines Schwiegervaters, aber daraus wurde nichts, da dieser sukzessive an politischem Einfluss einbüßte.

Melville war etwa dreißig Jahre alt, da stellten sich bei ihm starke Kopf- und Gliederschmerzen und massive Rückenprobleme ein, die bis ins Gesäß ausstrahlten. Passeinträge bezeugen, dass er zwischen 1849 und 1856 ganze vier Zentimeter geschrumpft war, nachdem der ehemals militärisch gerade aufgerichtete Melville nur noch unter Schmerzen halbwegs aufrecht gehen konnte. Heute wird vermutet, dass er unter Morbus Bechterew, einer schmerzhaften chronischen rheumatischen

Entzündung gelitten haben muss. Etwa zeitgleich traten Augenschmerzen auf, die zu krankhaften Phobien, etwa auch gegenüber grellem Sonnenschein, führten. Er sagte einem Bekannten, dass seine Augen »empfindlich wie Taubeneier« seien.

Außerdem lehnte er auch das Fotografiertwerden, im damaligen Verfahren der Daguerreotypie, kategorisch ab. Als sein Verleger einmal ein Portraitfoto für eine Buchwerbung wünschte, schrieb Melville: »Was die Daguerreotypie angeht (ich buchstabiere dieses Wort nach Ihrem Blatt), die kann ich Ihnen nicht schicken, weil ich keine habe. Und hätte ich eine, würde ich sie für so einen Zweck auch nicht schicken, nicht einmal an Sie. (...) Da ich (...) eitler bin als jeder andere Sterbliche & glaube, dass mein illustrer Name in der gesamten Welt berühmt ist – lehne ich es höflich ab, durch so eine Daguerreotypie (was für ein teuflisch unbuchstabierbares Wort!) dem Vergessen überantwortet zu werden.« Ob die Selbstüberhöhung in diesem Zitat nun ironischer Natur ist oder nicht, sei dahingestellt. Festgehalten kann aber durchaus werden, dass Melville von seinem Talent zutiefst überzeugt war. Das Ende seiner schriftstellerischen Karriere bedeutete für ihn daher ein Scheitern auf ganzer Linie.

Damals lebte er vollkommen einsiedlerisch, mal auf der Farm, mal in New York, flüchtete vor der Öffentlichkeit; diese Zeit wird in der Melville-Forschung die »schwarzen Jahre« genannt. Er schrieb währenddessen weiter, brachte 1855 den Roman *Israel Potter* heraus und obwohl die Startauflage recht hoch war und nicht einmal wenige Exemplare (2.500 genau) verkauft werden konnten, erhielt Melville gerade einmal 48 Dollar Tantieme. Er hatte nach den vorherigen Flops einen denkbar schlechten Verlagsvertrag ausverhandelt. Im März des Jahres 1855 brachte Lizzie das vierte Kind zur Welt, Frances, die zweite Tochter. Geldnot, Misserfolg und Rückenschmerzen bestimmten nun den Alltag Melvilles. Lizzie schrieb: »Der Schmerz war so schlimm, dass er ganz hilflos war.« Melville suchte seinen Nachbarn Dr. Holmes auf. Anwesend war auch dessen Sohn Oliver, der später ein renommierter Anwalt werden sollte. Er erinnerte sich Jahrzehnte später an Herman Melville als »ziemlich schroffen, schweigsamen Mann«. Sein finsterer Blick machte dem jungen Oliver Angst. Melvilles Mutter sorgte sich um den Sohn und empfahl ihm, »einmal wöchentlich ein halbes Dutzend Pfund Heilbutt« zu essen, weil das ihrer Meinung nach gesund wäre und die Beschwerden beheben könne.

Um seinen damaligen gesundheitlichen und psychischen Problemen entgegenzuwirken, legte ihm sein Schwiegervater eine ausgedehnte Reise nahe, um auf »andere Gedanken« zu kommen. Im Oktober 1856 reiste er daher von New York über Großbritannien nach Gibraltar, weiter nach Malta, Syros, Saloniki, bis nach Konstantinopel. Dann schiffte er sich nach Alexandria in Ägypten ein, besichtigte das Nildelta und buchte eine Überfahrt nach Jaffa. Schließlich kam er nach Jerusalem, von dort ging es zurück nach Smyrna, Piräus und Athen, weiter nach Sizilien, Neapel und in der Postkutsche nach Rom. Am 1. April 1857 erreichte er Mailand, dann Turin und Genua. Am 5. Mai trat er von Liverpool aus die Heimreise an. Kurz vor seiner Ankunft erschien bei Longman in London und bei Dix & Edwards in New York sein letzter Roman *The Confidence Man: His Masquerade.* Das Buch fand so gut wie keine Leserschaft. Melville beendete das Kapitel Belletristik.

Zwischen 1857 und 1860 unternahm er drei Vortragsreisen, die ihn bis nach Tennessee, Ohio, Illinois und Wisconsin brachten. Er referierte über die Statuen von Rom, über die Südsee oder über das Reisen. Seine Vorträge, so schrieben Zeitgenossen, sollen extrem langweilig gestaltet gewesen sein – Melville war kein großer Redner, er machte es einzig des Geldes wegen, aber, und das war erneut ernüchternd: Die Vortragsreisen zahlten sich finanziell gar nicht aus.

Herman Melville war schon zu Lebzeiten als menschenscheu bekannt, meinte auch öffentlich, dass er lieber für sich alleine sei, auch als Matrose scherte er sich recht wenig um seine Kollegen, sondern suchte sich stille Plätzchen auf dem Schiff, wo er ungestört war. Er vertraute nur einem ganz kleinen Kreis von Personen. Diese Menschenscheu wuchs in seinen letzten Lebensjahren zu einer Misanthropie. Er galt zuletzt als verschroben, übellaunig, aufbrausend, ja, aggressiv und gewalttätig. Der New Yorker Journalist Mansell Field besuchte das Städtchen Pittsfield im Frühjahr 1855, traf dabei auch auf Melville und beschrieb diesen als »den wortkargsten Menschen in meinem Bekanntenkreis«. Und Melville soll zumeist stumm herumgegangen sein, vermied jedes Gespräch und soll Bäumen »auf den Rücken« geklopft haben. Sie seien seine »besten Gefährten«, meinte er.

Es ist heute bekannt, dass Herman Melville Jahrzehntelang an schwerem Alkoholismus litt, und er hatte sich, wenn er trank, um dem Alltag zu entfliehen, um seine manischen Phasen auszuhalten und um seine tiefe Abneigung gegenüber Menschen zu überwinden, nicht immer unter Kontrolle. Er schlug Lizzie und die Kinder mit übertriebener Regelmäßigkeit. Innerhalb der vier familiären Wände herrschte eine Atmosphäre der Angst und der Unterdrückung. Ironischerweise kritisierte Melville in seinem Roman *White Jacket* (dt. *Weißjacke – oder Die Welt auf einem Kriegsschiff*) die Prügelstrafe bei der Marine und trat für ihre Abschaffung ein. Im Jahr nach der Buchveröffentlichung, 1850, wurde diese tatsächlich abgeschafft. Es war der 28. September 1850, um genau zu sein, und 41 Jahre später sollte dieser Tag Melvilles Todestag sein.

Der Misserfolg seiner Bücher führte nun immer häufiger zu manischen Schüben. Im Sommer 1856 schrieb Lizzies Halbbruder Sam an seine Eltern, »Herman« leide unter »bösen Anfällen«. Lizzie sei »in großer Sorge« um die »geistige Gesundheit« ihres Mannes. Die chronische Erfolglosigkeit und das exzessive Trinken führten natürlich zu massiven Eheproblemen. Und er hatte wenige Menschen, denen er sich wirklich anvertrauen konnte. Nathaniel Hawthorne war früher einer der wenigen gewesen, bei denen Herman Melville frank und frei reden konnte. Die Beziehung zu Hawthorne blieb immer eine besondere für Melville: Nachdem Melville und Nathaniel Hawthorne Anfang der 1850er gut zwei Jahre intensiven Kontakt gepflegt hatten, der, wie schon erwähnt, vor allem auf Initiative des jüngeren Melvilles zustandegekommen war, ging Hawthorne jedoch etwas auf Distanz. Die Beziehung war ihm längst zu intensiv geworden.

1856 sahen sie einander, sich mittlerweile fast wieder fremd geworden, zum letzten Mal. Melville blieb drei Tage bei dem

Freund, hatte dabei aber nur eine Zahnbürste und ein Nachthemd mitgenommen, was seinem Gastgeber doch recht wenig Wäsche für eine Reise erschien. Hawthorne lebte als amerikanischer Konsul im englischen Liverpool. Melville war im Zuge seiner »Auszeit« zu ihm gereist. Es war ein nettes Zusammenkommen, auch wenn sich die beiden nicht mehr so nahe standen wie einst. Hawthorne notierte nach dem Treffen in Liverpool in sein Tagebuch: »Melville ist es in letzter Zeit nicht gut ergangen; er hat an Nervenschmerzen in Kopf und Gliedern gelitten, zweifellos eine Folge allzu ausdauernden literarischen Schaffens, welches ihm in jüngster Zeit keinen sonderlichen Erfolg eingebracht hat; und seine Schriften lassen schon seit geraumer Zeit auf eine ungesunde Geistesverfassung schließen. (...) Er ist ein Mann von in jeder Hinsicht edlem Wesen, nur in Bezug auf saubere Wäsche ist er ein wenig heterodox.« Als Hawthorne 1864 verstarb, widmete ihm ein sichtlich gebeutelter Melville ein rührseliges Gedicht, in welchem er den Tod seines ehemals guten Freundes beweinte.

Melville nahm am 5. Dezember 1866 schließlich eine Stelle als Zollinspektor in New Yorks Hafen an, die er die nächsten Jahrzehnte ausüben sollte. Es war eine Arbeit, die er verrichtete, um Geld zu verdienen, keine, die ihm Spaß machte. Nathaniel Hawthornes Schwiegersohn, der mit ihm durch den Schwiegervater ebenfalls bekannt war, sagte über Melville und seine Arbeit beim Zoll, dass der sich »wie eine müde, aber hartnäckige Klette an dem New Yorker Zollgebäude festkrallt«. Und Melville war gebrochen und desillusioniert. Er war Ende vierzig und konnte auf keine großen Errungenschaften zurückblicken. Während seines ganzen Lebens hatte er mit seinen Büchern gerade einmal rund 10 000 Dollar verdient, was nach heutigen Maßstäben etwa 240 000 Dollar entspräche. Augenscheinlich zu wenig, um davon leben zu können. Hinzu kamen die vernichtenden Kritiken, die ihm zugesetzt hatten.

Die Ehe der Melvilles lag schon lange im Argen. Mehrere Male erwog Lizzie die Scheidung, blieb dann aber dennoch bei ihrem Mann. Doch auch der Rest der Familie war nicht mustergültig. Sohn Malcolm hatte sich, achtzehnjährig, bei einem Regiment von Freiwilligen gemeldet, denen dank ihrer Jugend oder ihrer gesellschaftlichen Stellung der aktive Kriegsdienst und der Kampf an der Front der Amerikanischen Sezessionskrieges (1861–1865) erspart geblieben waren. Sie kamen dennoch zur körperlichen Ertüchtigung und zu Exerzierübungen zusammen. Zu Hause stolzierte er in seiner Uniform herum und mit seinen Kameraden zog er nun immer öfter und immer länger um die Häuser. Am 10. September 1867 kam er erst um drei Uhr morgens nach Hause. Die Mutter hatte nicht schlafen können und wartete auf den Sohn. Der verschwand gleich in seinem Zimmer. Am nächsten Tag erschien er nicht an seinem Arbeitsplatz, in der Kanzlei Richard Lathers und auch seine Eltern sahen ihn nicht. Die Schwestern klopften an die verschlossene Türe seines Zimmers. Malcolm antwortete kurz. Hermann Melville, wütend über den Sohn, riet seiner Frau, ihn im Zimmer zu lassen. Maßregelungen würde es von ihm und vom Vorgesetzten Lathers schon geben, dann ging er zur Arbeit. Lizzie klopfte immer wieder an, erhielt aber nie eine Antwort. Als Melville abends nach Hause kam, brach er die Tür gemeinsam mit seinem jüngeren Sohn Stanwix auf. Sie fanden Malcolm, mit einer Schusswunde im Kopf, tot im Bett liegend.

Stanwix soll bedingt durch den Schock das Gehör verloren haben und seither angefangen haben, Stimmen zu hören. Er zog bald von zu Hause aus und irrte rastlos durch die USA, von Bundesstaat zu Bundesstaat, schiffte auch in die Karibik über. 1886 starb er, 35-jährig, an Tuberkulose. Er hatte gewusst, dass sein älterer Bruder schon seit geraumer Zeit mit der Pistole unter dem Kopfpolster schlief. Heute kursiert die These, dass sich der sensible Malcolm mit der stets griffbereiten Waffe vor einem nächtlichen Wutangriff seines Vaters schützen wollte. Warum er sich am Ende selbst tötete, bleibt allerdings unklar. Gegenüber Freunden und Verwandten soll Malcolm auch gemeint haben, dass er sich manchmal zwingen müsse, an etwas Freudiges zu denken, etwa einen Kuss seiner Mutter beim Zubettgehen als Kind, und nicht immer an die Wut des Vaters.

Melville erhielt von seinem Arbeitgeber nach dem Tod seines Sohnes zehn Tage frei. Seine Frau war gebrochen. Die beiden fuhren wieder in ihr altes Haus in Arrowhead und begannen, weiter aneinander vorbei zu leben. Melville war tief bekümmert. Er schrieb seinem Schwager John Hoadley: »Ich wünschte, Du hättest ihn gesehen, wie er zuletzt so dalag, in der ruhigen Haltung eines anmutigen Geschöpfes. Nie hat Mackie in seinem Leben ein verächtliches Wort an mich gerichtet, noch hat er als Kind jemals in irgendeiner Weise gefehlt.« Während Lizzie in Kummer und Schmerz über den Verlust des Sohnes unterging, widmete sich Herman der Planung für ein umfangreiches Versepos, in dem es um die Liebesbeziehung zwischen den Figuren Clarel und Ruth gehen sollte. Es ist eine unvollendete Liebesgeschichte: Sie stirbt, bevor die beiden heiraten können. Melville sollte an dem Werk jahrelang arbeiten und es sollte ihm und vor allem den Menschen in seinem Umfeld alles abverlangen. Er schrieb daran in den Abendstunden, nach seinem Tagwerk im Hafen. Die Müdigkeit ist auf seltsame Art und Weise in dem Text spürbar. Seine Tochter Frances, die später Musikerin wurde, erinnerte sich, wie sie als Teenagerin darunter gelitten hatte, dass ihr Vater in monotonem Rhythmus auf und ab gehend seine Verse vortrug, die er geschrieben hatte, und dafür immer volle Anerkennung und Zustimmung seiner Familie erwartete.

In den Jahren, es waren insgesamt zehn, die er an diesem Epos schrieb, starben einige Menschen in seinem unmittelbaren Umfeld: Brüder, Schwestern und auch seine Mutter. Sie verstarb am 1. April 1872, 81-jährig. Es versammelten sich fast alle noch lebenden Kinder an ihrem Grab: Helen, Herman, Augusta, Kate, Frances und Tom. Der halbseitig gelähmte Bruder Allan musste durch seine Ehefrau Susan vertreten werden. Es wäre das letzte Mal gewesen, dass sich alle Kinder der Familie Gansevoort-Melville zusammen gesehen hätten. Allan Melville (jr.) verstarb noch im selben Jahr.

Die Todesfälle und Krankheiten in Hermans Umfeld, seine Schwester Augusta verstarb 1876, seine Schwester Frances erkrankte schwer, und Hermans eigene psychische Verfassung ließen das Buch sehr düster und pessimistisch werden.

Einer Freundin schrieb Lizzie 1875 heimlich: »Ich habe tatsächlich Angst, jemanden hier zu haben, da ich glaube, dass er dann vollkommen durchdrehen könnte. Wenn er jemals diesen schrecklichen Inkubus eines Buches (Anm.: *Clarel*) beendet, hoffe ich, dass er sich dann in einer besseren psychischen Verfassung befindet, aber zurzeit bin ich größter Sorge.« Und nach der Beendigung des Buches, 1876, schrieb sie an ihre Cousine Kate Lansing, nach wie vor ängstlich: »Herman (...) befindet sich in einer so furchtbaren geistigen Verfassung und ist gerade zusätzlich belastet, dass es mir wahrhaftig Angst macht.«

Für die Handlung des Versepos *Clarel* teilte sich Melville selbst in verschiedene Figuren auf: in einen Zyniker, einen Pilger, einen Desillusionierten, einen Wutbürger. Und er durchlebte deren Wesenszüge angeblich auch authentisch. Dies spricht durchaus dafür, dass der Autor in seinen letzten Jahren eine mildere Form der Persönlichkeitsstörung entwickelte, zudem zog er sich bei Schreiben noch weiter zurück, als er es ohnehin schon früher getan hatte. Er saß stundenlang am Schreibtisch, bewegte sich so gut wie nicht, schrieb und sprach vor sich hin.

Da er offiziell ja das Schreiben für die breite Öffentlichkeit aufgegeben hatte, beauftragte er nur einen kleinen Verlag, Putnam & Sons, mit dem Druck von 350 Exemplaren des Buches auf eigene Kosten. Der Verlag musste Herman Melville regelrecht zwingen, seinen Namen auf das Buch zu setzen. Der meinte, dass sein Name womöglich Leser abschrecken und Kritiker auf den Plan rufen könnte. Außerdem hatte er sich ja fest vorgenommen, aus der Literaturszene zu verschwinden. Nicht einmal 150 Exemplare konnte letzten Endes verkaufen, auf dem Rest blieb er sitzen. Ein Angestellter des Verlages vermerkte, dass alle nicht verkauften Exemplare zum Schreddern in die Papierfabrik transportiert wurden. Den ausdrücklichen Befehl hierfür hatte Melville persönlich gegeben: »Übergeben Sie bitte Kisten 2 & 3 mit zweihundertvierundzwanzig Exemplaren auf meine Rechnung der Papiermühle. H. Melville«

Melville mied in diesen letzten Jahrzehnten die Öffentlichkeit, so gut es ging, und Lizzie wandte sich immer öfter an ihre Vertrauensperson, Pastor Henry W. Bellows, wenn ihr die Situation wieder einmal aussichtslos erschien. »Ich denke, die sicherste Maßnahme wäre es, ihre wirkliche Ausgangslage bekannt werden zu lassen: nämlich die Lage einer Ehefrau, die aufgrund ihrer Überzeugung, dass ihr Mann geistesgestört ist, genauso handelt, als sei sie davon überzeugt, und sich um Hilfe und Unterstützung an ihre Freunde wendet und mit ihnen zur Tat schreitet«, notierte Bellows und die Zeilen sind durchaus bemerkenswert, meinte er doch, dass sie ihre Situation öffentlich machen solle. Lizzie verließ ihren Mann aber nicht, sondern hatte vor, für ihn um Vergebung zu beten. Die Manien Melvilles nahmen mit seinem körperlichen Verfall in den letzten Lebensjahren nochmals zu. Er verbrannte so gut wie sämtliche Briefe und Bilder von sich. Er wollte, dass es keinerlei Erinnerung mehr an ihn geben sollte.

Julian Hawthorne, der Sohn des ehemaligen Freundes, besuchte Melville 1883 und fand eine bedrückende Stimmung im Haus vor. Von den Kindern lebte nur noch Elizabeth »Bessie« bei den Eltern. Sie war dreißig, unverheiratet und litt an schwerer Arthritis. Herman Melville beschrieb er als »blass, schwermütig, unruhig«, immer wieder habe er sich »von einem Stuhl erhoben, um das Fenster im Salon auf- oder zuzumachen«. Melville hatte Zwangsneurosen entwickelt und wurde immer wortkarger.

Mehrere Male drohte er, die Arbeit beim Zolldienst zu verlieren, konnte den Stellenverlust aber immer wieder durch Zugeständnisse wie längere Arbeitszeiten abwenden. Am 31. Dezember 1885 aber quittierte er nach neunzehn Jahren den Dienst im Zollamt. Er war 66 Jahre alt und ein gebrochener Mann.

Als er am 28. September 1891 an einem Herzinfarkt starb, fand ein nüchterner Sterbegottesdienst statt. Der *New York Mail Express* schrieb in seinem knappen Nachruf, dass Melvilles Tod mehr Aufsehen erregt hätte, »wenn er 40 Jahre eher« gewesen wäre. Tatsächlich verschwand Melville, nachdem er seine Schriftstellerkarriere offiziell 1866 beendet hatte, aus der öffentlichen Wahrnehmung. In *Meyers Konversationslexikon* aus dem Jahre 1888 stand denn auch tatsächlich: »Herman Melville, amerikanischer Reisender und Romanschriftsteller, gestorben 1874.« Begraben wurde Melville in den New Yorker Woodlands neben seinem Sohn Malcolm.

Seine Tochter Frances verbot nach dem Tod ihres Vaters jedem, diesen namentlich zu erwähnen, und wenn sie selbst von ihm sprach, dann nannte sie ihn nur »die Bestie«. Sie verbrannte die Briefe, die ihr Vater an ihre Mutter geschrieben hatte – jedenfalls all diejenigen, die Melville nicht schon selbst verbrannt hatte. Heute existiert nur noch ein einziger Brief, geschrieben im Frühjahr 1861. Melvilles Urenkel schilderte das Schicksal der Söhne und Töchter Hermans einmal so: »Und dann die Kinder: Mackie (Malcolm), Stanny (Stanwix), Bessie (Elizabeth) und Fanny (Frances). Gefährlich am Rande des Sturms, des Strudels und getötet, gelähmt und verwelkt, gemäß der Reihenfolge ihrer Geburt und der Zeit (dem Raum ihres Vaters), da sie in sein Auge gerieten.«

Zwanzig Jahre nach Melvilles Tod wird seine letzte, unvollendete Erzählung *Billy Budd* veröffentlicht. Melvilles Frau hatte das Manuskript in einer Brotlade versteckt gehabt, aus Angst, ihr Mann könnte den Text vernichten, genauso, wie er viele andere Texte in dieser Zeit verbrannte. Über dreißig Jahre nach dem Tod des Autors transkribierte Raymond Weaver, nachdem Melvilles Enkelin ihm das Manuskript zur Verfügung gestellt hatte, auf Bitten eines Verlegers eine einheitlich gestaltete Ausgabe. Und so wurde das letzte Werk 1924 veröffentlicht. Die Erzählung wird von der Kritik bejubelt und läutet die Wiederentdeckung Herman Melvilles ein. Durch die Wiederveröffentlichung von *Moby Dick* wird er zum Klassiker der amerikanischen Literatur.

Wahrscheinlich war Herman Melville nicht wahnsinnig, wie von vielen seiner Zeitgenossen vermutet, die den ruppigen, wortkargen und manchmal auch aggressiv auftretenden Autor kannten und zumeist mieden, aber er litt wohl unter einer Reihe von Manien, einer depressiven Grundstimmung und affektiven Psychosen, die sein übermäßiger Alkoholkonsum noch verstärkt hatte.

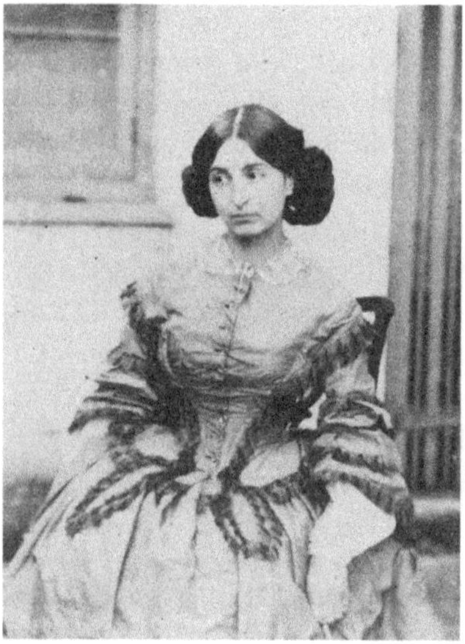

Adèle Hugo
Fotografie, 1854

»Wie kann ich das, was seit einiger Zeit in mir vorgeht, beschreiben?«
Adèle Hugo, Tochter von Victor Hugo
(1830 bis 1915)

Am Tag ihrer Geburt, dem 28. Juli 1830, als in Frankreich noch die Julirevolution tobte, notiert ihr Vater: »Der liebe Gott hat mir ein großes Glück gesandt. (...) Meine Frau ist heute Nacht glücklich mit einem kräftigen, pausbäckigen und gesunden Mädchen niedergekommen. Ich bin sehr zufrieden mit meiner kleinen Tochter. Wenigstens eines meiner Werke, das verspricht, Bestand zu haben.« Das schrieb niemand Geringerer als Victor Hugo (1802–1885) und er schrieb es über seine zweite Tochter Adèle. Niemand konnte damals ahnen, dass das Leben Adèle Hugos an Tragik die literarischen Werke ihres Vaters tatsächlich in den Schatten stellen könnte – und das fast unter Ausschluss der Öffentlichkeit: 42 Jahre war sie alt, als man sie für die restlichen 43 Jahre ihres Lebens in die Sanatorien bei Saint-Mandé und später Suresnes sperrte.

Schon bald nach der Geburt der kleinen Adèle steckten die Hugos in einer schweren Krise. Victor Hugo, der selbst notorischer Fremdgeher war, erfuhr von der Liebesbeziehung seiner Frau Adèle (Dédé genannt) zum Schriftsteller und engen Freund Victors, Charles Augustin Sainte-Beuve. Victor Hugo hatte kurz nach der Geburt, als die Welt für ihn noch in Ordnung gewesen war, Sainte-Beuve sogar zum Patenonkel der kleinen Adèle gemacht – ein Schritt, den er bald bereute. Und mehr noch: Die Gerüchteküche brodelte, dass Adèle Hugo gar nicht die leibliche Tochter Victor Hugos sei, sondern ein Kuckuckskind. Für den selbstverliebten Erfolgsschriftsteller war es nun wichtig, diese Gerüchte zu zerstreuen und seine Frau vor die Wahl zu stellen: er oder Sainte-Beuve. Dédé entschied sich pragmatisch: für ihren Mann, auch, weil sie ihren Kindern ein unbeschwertes Leben ermöglichen wollte.

Nun, Adèle Hugo war durch diese Episode weitgehend unbehelligt geblieben und es ist anzunehmen, dass sie sogar niemals davon erfuhr. Aber sie war schon früh, quasi mit der Geburt, in den höchsten Künstlerkreisen Frankreichs unterwegs. So ist das eben, wenn der (Zieh-)Vater einer der herausragendsten Schriftsteller des Landes ist. Als Säugling wurde sie vom Dienstmädchen in den Luxemburg-Gärten herumgeführt, als Kind genoss sie viel Aufmerksamkeit, Zuneigung und Nachsicht.

Die französische Elite ging bei den Hugos ein und aus und Adèle fiel hier durchaus auf. So schrieb etwa Honoré de Balzac an seine Bekannte Madame Hanska: »Hugos zweite Tochter ist die größte Schönheit, die ich in meinem Leben gesehen habe.« Victor Hugo war ein Freund der Frauen, vor allem, wenn sie angepasst und anmutig waren, und so förderte er bei Adèle auch weniger die Kreativität – ein nettes Auftreten war ihm bei seinen Töchtern viel lieber.

Adèle war dreizehn Jahre alt, da ereilte die Familie Hugo ein tragischer Schicksalsschlag, von dem sich weder die Mutter Adèle (1803–1868) noch Vater Victor jemals wirklich erholten. Die älteste Tochter, Léopoldine (1824–1843), die erst Monate zuvor Charles Vacquerie geheiratet hatte, ertrank am 4. September 1843 bei einem Schiffsunglück in der Seine bei Villequier. Sie war zu diesem Zeitpunkt schwanger, und auch der Ehemann starb bei dem Versuch, seine Frau zu retten. Die gesamte Familie Hugo geriet mit einem Mal in eine Schockstarre, die lange anhielt. Victor Hugo war, als sich die Tragödie ereignete, gar nicht bei seiner Familie, sondern weilte mit seiner Geliebten Juliette Drouet in Spanien im Urlaub. Er erfuhr von dem Unglück am 9. September, als er in einem spanischen Café die französischen Zeitungen durchsah. Er soll »Es ist schrecklich!« gerufen haben und fast zu Boden gesunken sein. Sofort brach er den Urlaub ab und reiste zur Familie heim. Die sensible Adèle zog sich daraufhin zurück, blieb meist tagelang auf ihrem Zimmer, ohne sich blicken zu lassen, sprach kein Wort. Dieser Zustand hielt ein gutes Jahr an und bereitete den Eltern große Sorge, vor allem der Mutter – Victor Hugo badete sich von Anfang an zu sehr in Selbstmitleid, um Adèles Leid wahrzunehmen.

Mit sechzehn Jahren begann Adèle dann, für Auguste Vacquerie, den Bruder des verstorbenen Schwagers, zu schwärmen. Auguste war in erster Linie ein glühender Verehrer Victor Hugos, der für ihn der größte französische Schriftsteller war. Er verkehrte auch nach dem Unglück seines Bruders viel bei den Hugos, und Adèle versuchte stets, in seiner Nähe zu sein, was ihrem Vater natürlich auffiel. Der zeigte sich begeistert, ließ aber den Dingen ihren Lauf. Denn wenn Victor Hugo etwas wichtig war, dann war es das Standesbewusstsein und entsprechendes Verhalten, das er bei seiner Familie voraussetzte – nicht jedoch bei sich selbst. Ganz Frankreich wusste schließlich, dass er zahlreiche Liebschaften hatte wie die mit der bereits erwähnten Schauspielerin Juliette Drouet, die mit Fug und Recht als »Zweitehefrau« bezeichnet werden konnte, denn die Beziehung zu ihr hielt von 1833 bis zu ihrem Tod 1883, also fünfzig Jahre. Die Beziehung wurde von Hugos Frau geduldet. Seine Tochter wusste ebenfalls davon, hätte sich aber niemals irgendeine Art der Kritik an ihrem Vater erlaubt.

Als Adèle achtzehn Jahre alt war, brach die Bürgerliche Revolution in beinahe ganz Europa und erneut auch in Frankreich aus. Victor Hugo wandelte sich vom Monarchisten zum Republikaner. Hugos Söhne Charles und Victor-François und Auguste Vacquerie gaben die Zeitschrift *L'Evènement*, die sich gegen die Monarchie richtete, heraus. Als Louis-Napoléon Bonaparte (bekannt als Napoleon III.) am 2. Dezember 1851 mit einem Staatsstreich die Nationalversammlung auflöste und sämtliche Oppositionspolitiker verhaften ließ, wurden auch die Hugo-Söhne festgesetzt. Victor Hugo selbst fürchtete nun ebenfalls Konsequenzen und trat deshalb mit falschem Pass die Flucht auf die Kanalinsel Jersey an.

Von dort schrieb er an seine Frau einen Brief, sie und Adèle mögen nachkommen. Beide Frauen waren mäßig von der Kanalinsel angetan, hätten eher London als Zufluchtsort vorgezogen. Aber Victor Hugo versuchte, ihnen Jersey schmackhaft zu machen: »Jersey ist ein reizender Ort. Dort werden wir das Meer haben, Grün, eine herrliche Natur und, was noch wichtiger ist, das Heim, den vertrauten Freundeskreis, die Familie, alle Freuden sich liebender Herzen.« Im Juli 1852 erreichten Ehefrau und Tochter die Insel in Begleitung von Auguste Vacquerie. Adèle notierte: »Mein Vater ist zufrieden, endlich seinen Traum verwirklicht zu haben, auf einer Insel zu sein und das Meer zu Füßen zu haben.«

Adèles Schwärmerei für Auguste, der dem Gedanken, in die Familie des großen Victor Hugos einzuheiraten, keineswegs mehr abgeneigt war, ging mittlerweile in eine andere Richtung. Sie schlief schlecht und nahm ab. Am 23. April 1852 vermerkte sie: »Ich habe nicht geschlafen. Was geht in mir vor? Ich werde Auguste aufgeben.« – Einen Tag zuvor schrieb sie: »Himmel! Ich bin jung, schön, willensstark, von beweglichem Geist. Ich bin im Innersten die Königstochter Victor Hugos, und dies vor allem will ich sein.« Sie nimmt zwar regen Anteil an den Erfolgen ihres Vaters, aber Adèle möchte auch selbst aus seinem Schatten treten, in dem sie geblieben wäre, wenn sie Auguste Vacquerie geheiratet hätte, und so wandte sie sich schließlich von ihm ab, stellte Vernunft über Gefühl. Adèle Hugo hatte nämlich andere Pläne: Sie wollte einen reichen Mann heiraten, aber unabhängig bleiben, Künstlerin werden, vorzugsweise Pianistin, Abenteuer erleben, die Welt sehen. Aber diese ganzen Dinge wollten und wollten sich nicht einstellen.

Sie gab Auguste Vacquerie also den Laufpass und stürzte sich gleich in die nächste Schwärmerei. Monsieur Rose war der Vermieter der Hugos in Jersey. Sein Sohn war es, auf den Adèle nun ein Auge geworfen hatte. Die Familie Rose führte auch einen Bootsverleih und so ging Adèle Hugo gleich zweimal unter dem Vorwand, an einem Boot interessiert zu sein, zum jungen »J. Rose«. Sie schrieb in ihr Tagebuch Dutzende Notizen, die durchaus etwas irritierend wirken, da sich Adèle hier ausufernd selbst lobt und hochstilisiert: »Ich ging wieder hin (Anm.: zum Bootsverleih); ich redete aber bedeutungslose Dinge. Ich war hinreißend, aufregend; ich trug einen Tüllschleier, der mich unvergleichlich machte. Ich loderte.« Es blieb bei der Schwärmerei. Als Monsieur Rose im Sommer 1853 starb, notierte Adèle knapp: »Ich liebte diesen armen J. nicht genug, um meinen Namen, meinen Stand zu ändern. Ich war nicht heftig verliebt, nur eben ein bisschen.« Auch in späteren Jahren lobte sie sich auf sehr bizarre Art und Weise selbst. So behauptete sie etwa, dass sämtliche erfolgreichen Opern der letzten Jahrzehnte von ihr komponiert wurden. In diesem Zusammenhang sei schon einmal angedeutet, dass Geisteskrankheiten im Hause Hugo nicht neu waren. Victors Bruder Eugène, unglücklich in Adèle Foucher, Victors Frau, verliebt gewesen, bevor sie Victor geheiratet hatte, vegetierte in geistiger Umnachtung fünfzehn Jahre lang in einer Anstalt dahin. Und auch Adèle sollte Opfer psychischer Leiden werden.

Ob ihr übertriebenes Selbstlob nun angebracht war oder nicht: Adèle war tatsächlich eine ausgezeichnete Klavierspielerin, die während ihrer Jugendjahre auch zahlreiche kleinere Musikstücke komponierte, zu einem hatte ihr Vater ein Gedicht geschrieben, doch für den Pater familiae war das Musizieren nur ein netter Zeitvertreib. Als seine Tochter aber lange ernstlich eine professionelle Pianistenlaufbahn erwog, war das nichts, wovon Victor Hugo etwas wissen wollte. Schweren Herzens und wahrscheinlich nicht ganz ohne Folgen wurde der Wille des Patriarchen befolgt. Der Plan wurde aufgegeben und Adèle suchte sich wieder eine neue Liebe. Dieses Mal war es Jean-Baptiste Auguste Clésinger, der zwar ein talentierter Bildhauer war, aber auch ein Frauenheld und Säufer. Als Clésinger jedoch bald die junge Tochter der Dichterin George Sand, Solange Dudevant-Sand, heiratete und Adèle davon hörte, schrieb sie in ihr Tagebuch, dass er »einer der Männer war, die in meinem Herzen das Feuer der Liebe entfacht hatten, die es wieder entfachen könnten. (...) Ich habe dich geliebt. Wenn du bei mir warst, war ich glücklich.« Es war niemals mehr als Schwärmerei, aber es war bezeichnend, wie Adèle verbissen und krampfhaft nach der, Pathos hin oder her, wahren Liebe suchte. Eine Obsession, die ihr weiteres Leben bestimmen sollte.

Anfang Juni 1854 war inmitten einer Abendgesellschaft auch ein junger Engländer, Freund des jungen Monsieur Rose, der fließend Französisch sprach, bei den Hugos in Jersey eingeladen. Er wurde Adèle als Albert Andrew Pinson vorgestellt. Und weil Adèle nach diesem Abend, an dem Pinson mehr oder weniger zufällig eingeladen war, unsterblich verliebt war, kam der nun regelmäßig zum Abendessen oder zu den zu dieser Zeit beliebten Séancen. Das ganze Haus der Hugos war gespickt mit Andenken an die verstorbene Léopoldine und so war es naheliegend, dass bei den Geisterbeschwörungen die tote Tochter und Schwester »gerufen« wurde. Daneben finden sich, weil Adèle auf Jersey gar so einsam war, sich nicht der Mutter anvertrauen wollte und den Brüdern oder dem Vater schon gar nicht, in ihren Tagebüchern seitenweise Dialoge, die sie mit der toten Léopoldine führte.

Pinson war allerdings nicht auf Jersey, weil er eine Frau wollte, sondern, weil er ein vorübergehendes Steuerexil gesucht hatte. Der junge Offizier war spielsüchtig und hatte auf dem Festland einen hohen Schuldenberg und einige sehr übellaunige Gläubiger zurückgelassen. Er erzählte auch, dass sein Vater ein wohlhabender anglikanischer Geistlicher sei, was schlicht gelogen war – aber das alles war Adèle egal. Sie war Hals über Kopf verliebt und besessen von dem Gedanken, den jungen smarten Offizier zu heiraten. Und sie war dabei sehr offensiv und bombardierte ihn ungehemmt mit Liebesbriefen, stellte eine Hochzeit in Aussicht und wollte, dass Pinson für sie seine Offizierslaufbahn aufgab. Der jedoch dachte gar nicht daran und reagierte entweder gar nicht auf ihre Briefe oder vollends ablehnend. Sie versuchte es weiterhin mit allen Mitteln: »Nachdem ich mich aller erdenklichen Argumente bedient hatte, und die ohne Erfolg, musste ich doch weniger feine Methoden anwenden. Ich benutzte zwei: meinen Tod und die Eifersucht. Ich habe die erste probiert, sie hat nicht funktioniert ... Ich machte mich sofort an die zweite Methode, da sie am sichersten und am leichtesten durchführbar war ... Wenn du mich also lieber mit einem anderen Mann siehst, als auf Deine Offiziersstelle zu verzichten, ist es offensichtlich, dass Du mich nicht liebst.« Und das tat er auch nicht. Auf diesen Brief, der per se schon etwas irritierend wirkt, antwortete Pinson denn auch erwartungsgemäß ablehnend.

Adèle Hugo ließ aber nicht locker und fuhr neue fragwürdige Geschütze auf: »Nachdem ich Dein Kind geboren, aber wegen Deiner laxen Haltung nicht gewagt habe, es zu sagen, werde ich einen sehr gutaussehenden und sehr geistreichen Mann heiraten, und der einzige Weg, diese Heirat nicht stattfinden zu lassen, wäre für Dich, Deine Stelle aufzugeben.« Natürlich glaubte Pinson keine Silbe, sondern erkannte, dass ihm hier ein Kind untergejubelt wurde. Er fand es nun nicht mehr der Mühe wert, überhaupt zu schreiben.

Adèle wollte die Sache jedoch immer noch nicht auf sich beruhen lassen, wusste nur nicht, wie fortfahren, und verfiel in eine Depression, die die Monotonie des Inseldaseins nicht besser machte. Ihre Mutter machte sich Sorgen, fand sie »etwas zu dünn«, suchte nach Möglichkeiten, ihre Tochter zu beschäftigen, wollte nun eine Badekur mit ihr machen und redete sich offenbar die ganze Sache nur schöner, als sie war: »Wenigstens wird ihr (Anm.: Adèles) Haar immer wundervoller, es fällt bis zur Erde, sie trägt einen Mantel aus Haar«, wie sie an ihre Schwester Julie schrieb. Adèle magerte also ab, sprach wenig, machte nichts, mal abgesehen von ein oder zwei Stunden Klavierspielen, las so gut wie nichts, schrieb nur selten – hatte dafür aber schönes Haar.

Und es sollte noch schlimmer kommen: Im Herbst 1855 unterschrieben Victor Hugo und seine Söhne einen Brief, den der Franzose Félix Pyat verfasst hatte und der die englische Königin Victoria harsch kritisierte, weil sie Napoleon III. einen Besuch abgestattet hatte. Der Brief wurde in diversen englischsprachigen Zeitungen abgedruckt und sorgte für großen Unmut bei der englischsprechenden Bevölkerung Jerseys. Man forderte die Familie Hugo auf, die Insel zu verlassen. Am 31. Oktober 1855 brach Victor Hugo also mit einem Blechkoffer zur Kanalinsel Guernsey auf, am 9. November folgten seine Frau und Adèle.

Als die Hugo-Tochter schließlich 26 Jahre alt war, begannen die Symptome einer schweren Nervenkrise zuzunehmen, hervorgerufen durch die Depression, an der sie schon länger gelitten hatte. Am 6. Dezember 1856 wurde Adèle von hohem Fieber mit Delirium und einem Anfall von Gastroenteritis heimgesucht. Zustände von tiefer Melancholie, auch Lebensmüdigkeit und schlussendlich Realitätsverlust ließen die junge Frau jetzt, zu deren Verehrern auch Literaten wie Balzac gezählt hatten, binnen kürzester Zeit verfallen. Im ärztlichen Merkblatt hieß es: »Schlechte Verdauung, Trägheit aller Absonderungs- und Ausscheidungsfunktionen (verbunden mit Schwäche, erhöhter Empfindsamkeit, Blässe) (...).«

Sie wurde zwar wieder gesund und Victor Hugo schrieb freudig: »Meine Tochter ist außer Gefahr.« Dr. Allix, der Familienarzt, verordnete aber strenge Ruhe und keinerlei Aufregung, weshalb er auch das Klavierspielen untersagte, eine der wenigen Freuden, die Adèle überhaupt hatte. Und man verbot ihr auch die Séancen und jeglichen Versuch, mit der toten Schwester in Kontakt zu treten. Stattdessen sollte Adèle jeden Tag spazieren gehen und es wurde ihr empfohlen, Billard im Herrenzimmer ihres Vaters zu spielen. Dort allerdings wurde viel geraucht, was sie nicht mochte. Der Arzt vermerkte: »Ich ermuntere sie, ihre Abneigung zu überwinden, Tabakrauch ist bei Weitem nicht ungesund.« Andere Zeiten, andere Annahmen.

Madame Hugo, blieb die unrettbare Optimistin und war sich sicher, dass die Zeit auf den Inseln Jersey und nun Guernsey bald vorbei sein und dass ihr Mann in kurzer Zeit mit seinem neuen Projekt, dem Drama *Les Misérables* fertig sein würde, aber so sollte es nicht kommen. Dem Dichter gefiel das Inselleben gut und er dachte nicht daran, wieder nach Paris zurückzukehren. Er kaufte stattdessen ein Haus. Das erste Mal besaß die Familie nun ein eigenes Anwesen und keines zur Miete, aber es hätte einsamer nicht liegen können. Hier, in Jersey gab es wirklich nichts außer schroffer Natur. Die Familie war alles andere als glücklich, was Victor Hugo freilich herzlich egal war, der plante nun vielmehr, seine Tochter so rasch wie möglich zu verheiraten, weshalb er ihr Dutzende Junggesellen vorstellte, allerdings ohne Erfolg. Denn sie hatte sich, ohne dass sie es ihrem Vater damals schon gesagt hätte, immer noch Pinson in den Kopf gesetzt. Hugo bezichtigte Adèle daraufhin, viel zu selbstverliebt für einen Mann zu sein.

Dédé Hugo wollte dieses Verhalten ihres Mannes gegenüber seiner Tochter nun nicht mehr tolerieren und schob ihm einen Brief zu. Ja, so wurden damals Konflikte »besprochen«: »Sie haben heute morgen beim Essen gesagt, dass Ihre Tochter nur sich selbst liebe. Ich wollte vor den Kindern nicht mit Ihnen streiten, denn das tut nicht gut. Adèle hat Ihnen klaglos ihre Jugend geschenkt, ohne eine Anerkennung zu beanspruchen und Sie finden sie eingebildet.« Die vermeintliche Eingebildetheit der Tochter war allerdings vielmehr ihre mittlerweile ausgeprägte Absicht, sich vollkommen von der Außenwelt abzukapseln. Sie wusste, dass sie sich niemandem anvertrauen konnte und so resignierte sie ganz einfach.

Zu Beginn 1859, mit 29, erkrankte Adèle erneut schwer, diesmal an einer chronischen Gehirnentzündung, magerte stark ab, sodass ihre Mutter schon ernsthaft um das Leben ihrer Tochter bangte. Ihre Mutter erbat nun, mit ihrer Tochter einen Tapetenwechsel zu machen und für einige Zeit nach London zu reisen, was Victor Hugo anfangs vehement ablehnte. Erst im Mai 1859 erlaubte er den beiden Frauen, Guernsey zu verlassen. Dédé Hugo dehnte den Aufenthalt über den ganzen Sommer bis in den Herbst aus, traf sich mit ihrer alten Liebschaft Sainte-Beuve, den Adèle Onkel nannte, und die Tochter erholte sich in der Metropole London gut.

Im November 1859 gab es eine Generalamnestie Napoleons III. für alle Exilanten, also auch für die Hugos, was die Möglichkeit war, nach Paris heimzukehren. Victor Hugo schrieb einige Tage nach Bekanntwerdung dieser Amnestie im Namen der Familie, ohne dabei Adèle je gefragt zu haben, an seine gute Bekannte, die Komponistin Louise Bertin: »Ich hatte gewünscht, meine Familie solle zurückgehen. Sie wollte nicht. Meine Kinder wollten bei mir bleiben, so wie ich in der Freiheit bleiben wollte.« Victor sowie seine Söhne Charles und Victor-François bestimmten und die Frauen hatten dies mitzutragen. Und so kehrte Adèle nach der Rückkehr aus London in ihre kleine Welt auf Guernsey zurück, wo sie, nun an die dreißig, noch immer dieselben Kinderzimmermöbel hatte, die sie auch schon mit fünfzehn besaß. Und die Jahre zogen für sie nun ereignislos ins Land.

Eine arge Verschärfung des psychischen Zustandes Adèles geschah 1863. Die Tochter des Literaten war 33, lebte nach wie vor zu Hause und war noch immer unverheiratet und nun galt ihre ganze Aufmerksamkeit erneut dem gutaussehenden englischen Offizier Albert Pinson, in den sie sich vor fast neun Jahren unsterblich verliebt hatte, der aber immer noch nicht im Geringsten Interesse an Adèle zeigte. Dreimal bereits hatte er einen Heiratsantrag von ihr ausgeschlagen. Doch sie hatte es sich nun einmal – und inzwischen war es die reinste Psychose – in den Kopf gesetzt, Pinson zu heiraten, koste es, was es wolle. Victor Hugo konnte es bis zuletzt nicht verstehen, wie seine Tochter dem erfolglosen und schmierig wirkenden Pinson dermaßen verfallen konnte. Die Tragödie nahm also ihren Lauf. Auf eigene Faust reiste Adèle Pinson nach Kanada nach, genauer nach Halifax, wo dieser seit Kurzem stationiert war. Die Mission war klar: Albert Pinson umstimmen, ihn heiraten und endlich glücklich werden. Es war eine hochbrisante Zeit in Übersee, tobte doch seit 1861 der US-amerikanische Bürgerkrieg. Für Victor Hugo war die Flucht seiner Tochter ein wahrer Affront, denn er bangte in erster Linie um den Ruf der Familie. Die Mutter hingegen war außer sich vor Sorge um ihre Tochter. Nach einigen Wochen kamen die ersten Briefe, in denen Adèle ihren Vater an Unterhaltszahlungen erinnerte und auch um die schriftliche Einwilligung der Heirat bat. Am 17. September 1863 teilte sie ihrer Mutter die Eheschließung mit und bat darum, ab nun nur noch als Madame Pinson angeschrieben zu werden. Im Oktober machte, höchstwahrscheinlich hatte Adèle selbst die Information gegeben, eine Zeitung die Hochzeit publik, und schon wurde Victor Hugo zu seinem Schwiegersohn befragt. »Ein englischer Offizier, der sich im Krimkrieg ausgezeichnet hat!« Der Schriftsteller machte gute Miene zum bösen Spiel. Er fand die Geheimniskrämerei seiner Tochter furchtbar, ja unerträglich und fühlte sich weniger als Brautvater, denn als Zahlmeister. Adèle schrieb nur noch ihrer Mutter und ihrem Bruder Victor-François. Ihrem Vater schrieb sie nie wieder. An den Bruder richtete Adèle am 11. November einen verzweifelten Brief. Darin offenbarte sie schließlich alles: Sie war keineswegs verheiratet. Pinson wollte nichts von ihr wissen und nun war sie schon seit langer Zeit vollkommen alleine in Halifax in einer Umgebung, die ihr fremd war und die sie zunehmend als bedrohlich empfand. Einige Wochen nach diesem Brief ging auch der vermeintliche Schwiegersohn Albert Pinson an die Öffentlichkeit und sagte, dass er weder verheiratet sei, noch dies zu sein vorhatte.

Nachdem Victor Hugo seinen ersten Schock überwunden hatte, ließ er seiner Tochter ausrichten, dass dieser Pinson ohnedies ein »nichtswürdiger Bursche« sei und sie nun unverzüglich wieder ins elterliche Haus heimkehren sollte. »Dieser Mann ist ein Elender (...). Welch eine abscheuliche, beschränkte Seele. Nun gut, gratulieren wir Adèle. Es ist ein großes Glück, dass sie diesen Kerl nicht geheiratet hat«, schrieb Hugo am 1. Dezember 1863. Und er schrieb weiter: »Wenn es einem Kretin gegeben ist, zu entbehren, so ist es mir gegeben zu rühmen. Glücklich genesen, verheiraten wir sie später mit einem anständigen Mann!«

Doch Adèle blieb in Kanada und hatte dort nach einiger Zeit Ärger mit ihrer Vermieterin. Sie lebte dort anfangs bei der Familie Saunders, fiel dort als recht exzentrisch und unordentlich auf und zog nach einem Jahr zur nächsten Familie, den Mottons. Hin und wieder besuchte Pinson sie in ihren Unterkünften, dann gab sie ihm ihr ganzes Geld und dieser konnte seiner Spielsucht frönen. Augenzeugen berichteten auch, dass Adèle manchmal bei Offiziersbällen auftauchte, nur, um ein paar Blicke auf ihren Angebeteten werfen zu können. Untertags schrieb sie wie eine Besessene an einem Roman und versuchte, diesen einigen Verlagen zu vermitteln. Pinson war inzwischen mit einer anderen Frau verlobt, der Tochter des Premierministers Neuschottlands, Agnes Johnstone. Und als Mutter und Bruder Hugo in Frankreich ein Brief ereilte, in dem Adèle allen Ernstes schrieb, nun mithilfe eines Hypnotiseurs Pinson zur Hochzeit mit ihr zu »zwingen«, war es offensichtlich, dass sie nicht mehr bei Sinnen war.

Tatsächlich konnte Adèle die Hochzeit ihres Angebeteten vereiteln. Sie passte seine Verlobte Johnstone wutentbrannt ab und meinte, Pinson sei bereits mit ihr verlobt, weswegen die geplante Hochzeit nicht rechtens wäre. Tief enttäuscht kehrte Johnstone daraufhin nach Europa zurück und heiratete nie wieder. Adèle derweil hatte die Kontrolle über ihr Leben gänzlich verloren: Sie führte ein Dasein, das auf einer Wahnvorstellung beruhte und dessen einziger Inhalt es nun war, dem »Objekt des Interesses«, also Pinson, auf Schritt und Tritt zu folgen.

Die Familie war ratlos. Man überlegte, wie man die verlorene Tochter zur Rückkehr überreden könnte, doch alle Versuche scheiterten. Dann, zu Pfingsten 1864 kündigte sie endlich ihre Heimkehr an. Sie ließ sich das Reisegeld überweisen und ... kam nicht. Dieses Szenario wiederholte sich etliche Male. Immer wieder verprasste Adèle das Geld für Kleidung und Essen. Die Eltern überwiesen Geld an die British Bank of North America, Adèle hob es ab und dachte nicht daran, zurückzukehren.

1866, also fast drei Jahre nach ihrer »Flucht« berichtete ein gewisser Monsieur Pencherat aus Halifax, dass die Hugo-Tochter auf einem vollkommen verwahrlosten Bauernhof lebte, laute Selbstgespräche führe, heruntergekommen und abgemagert aussehe. In eine englische Buchhandlung in der Stadt kam sie, kaufte allerdings immer nur Rollen von Schreibpapier, die sie, wie sie sagte, für ihren »Bericht« benötigte.

Im Juli 1866 wurde bekannt, dass sie Pinson nach Barbados nachgereist sei, wo dieser nun stationiert war. Dort soll es mit ihr wieder leicht bergauf gegangen sein, wobei in

Augenzeugenberichten der Zeit zu lesen ist, dass Adèle immer noch heruntergekommen wirkte und im heißen Klima der Karibikinsel ihre Winterkleidung anbehielt, die zunehmend zerschlissener aussah. Viele Bewohner, vor allem Kinder und Jugendliche sollen sie gehänselt und sogar mit Steinen beworfen haben, wenn sie, immer etwas abwesend, durch die Ortschaften schlurfte. Sie hatte so gut wie gar keine sozialen Kontakte, wurde mitunter auf der Straße angetroffen, wenn sie wilde Selbstgespräche führte. Unterdessen passierte viel in Frankreich, von dem Adèle nichts mitbekam. 1868 verstarb Dédé Hugo, ohne ihre Tochter noch einmal gesehen haben zu dürfen, und dann, im März 1870, wurde bekannt, dass Albert Pinson endlich geheiratet hatte – eine irische Offizierstochter. Es wurde still um Adèle – sie schrieb so gut wie nicht mehr Tagebuch und wenn, dann nur über Belangloses. Dann, beinahe neun Jahre, nachdem sie Frankreich verlassen hatte, kehrte sie diesmal ohne große Vorankündigung aus Kanada zurück. Sie war in Begleitung einer Zofe, der afrikanischstämmigen Madame Baa, die sich seit Barbados um sie kümmerte und Adèle versorgte. Adèle war in einer Art Agonie, starrte vor sich hin, sprach nicht, nickte nur ab und an und Victor Hugo überstellte sie auf Anraten der Ärzte in das Sanatorium Saint-Mandé.

Victor Hugo vermerkte am 12. Februar 1872 in seinem Tagebuch: »Adèle traf heute nachts um 4 Uhr bei Dr. Allix (Anm.: der Leibarzt der Hugos) ein. Er hat mir gerade über ihren Zustand berichtet. Mein armes Kind! Victor (Anm.: gemeint ist der Bruder Victor-François) wird sie heute besuchen. Sie hat Emile Allix nicht wiedererkannt. Madame Baa, die Negerin, die sie begleitet, ist ihr sehr ergeben.«

Am 16. März desselben Jahres schrieb er, nach einem Besuch bei ihr, in sein Tagebuch: »Ihre Wahnvorstellung, dass unsichtbare Personen mit ihr sprechen, verlässt sie nicht. (...) Zumindest ich bin da. Ich habe ihr ebenfalls die Hände geküsst und ihr gesagt: ›Du brauchst nichts und niemanden mehr zu fürchten. Gott und Dein Vater sind bei Dir.‹«

Adèle war apathisch, sprach wirr und redete unzusammenhängend und so überstellte sie Vater Victor Hugo, auf Anraten der Ärzte in das Sanatorium Saint-Mandé. Die nächsten 43 Jahre sollte sie in sanatorischen Einrichtungen verbringen. Anfangs besuchte die Hugo'sche Sippe sie dort, aber 1871 starb der eine Bruder, Charles, 1873 der andere Bruder. Victor Hugo besuchte seine Tochter einige Male im Sanatorium, umarmte sie immer wieder, sprach ihr gut zu, meinte wieder, sie habe ihn und Gott an ihrer Seite. Vielleicht glaubte er ja tatsächlich an eine Besserung.

Am 28. Juni 1878, dem Tag, an dem Victor Hugo einen Schlaganfall erlitt, der ihn deutlich einschränken sollte, kam der einzige Brief, den Adèle während ihrer Jahrzehnte im Sanatorium abschickte, darin hieß es:

»Mein Lieber Vater,

ich habe Dir schon einmal geschrieben und Dich um verschiedene Dinge gebeten, unter anderem, Du mögest mir Geld schicken. Ich hätte mich gefreut, wenn dies geschehen wäre. Ich habe aber nichts erhalten. Monsieur Baudoin, Redakteur beim *National* hat nach einem Wechsel in der Direktion seine Stellung verloren, als der Verleger wechselte. Er möchte sie wiederhaben. Du könntest Dich seiner annehmen, Dich für ihn verwenden und erwirken, dass er sie wiederbekommt. Vergiss nicht, mich zu holen, wie auch Madame Léontine und eine weitere Person, und heute so früh wie möglich zu kommen, oder morgen. Besteh darauf, uns mitzunehmen. Komm heute oder morgen. Bestehe darauf. Schicke uns Geld. Deine respektvolle und Dich liebende Tochter Adèle. Ich erwarte Dich so früh wie möglich. Bestehe darauf, mich mitzunehmen, und hole uns.«

Der Brief verdeutlicht, auch wenn er streckenweise vielleicht etwas konfus wirkt, aber doch, dass Adèle recht klar bei Verstand war und das Sanatorium unter allen Umständen verlassen wollte, und sie wusste noch um den Einfluss, den ihr Vater hatte, bezüglich der Hilfe für »Monsieur Baudoin« und dürfte damit auch im Sanatorium geprahlt haben, andere Erinnerungen an ihr »früheres« Leben schien sie allerdings verdrängt oder vergessen zu haben. Victor Hugo konnte auf diesen Brief jedoch wegen seines Schlaganfalls länger nicht antworten. Er erholte sich zwar wieder einigermaßen, dennoch, in den letzten zehn

Jahren seines Lebens häuften sich die gesundheitlichen Probleme bei ihm. Er besuchte Adèle dennoch noch einige Male, zuletzt im Frühjahr 1882. Er verband den Besuch bei ihr auch mit einem Gang auf den Friedhof, zum Grab Léopoldines. Er verstarb schließlich 1885, hochbetagt, der Starautor, der mit einem pompösen Staatsbegräbnis, an dem über zwei Millionen Franzosen teilnahmen, verabschiedet wurde. Adèle war nicht dabei, aber sie erbte das ganze Familienvermögen. Sie war das letzte Hugo-Kind, das noch lebte, unverheiratet und kinderlos und in einer Nervenheilanstalt. Sie hatte daher eine Vormundschaft, die das Geld verwaltete, ansonsten tat sie nicht viel. Ihr Tagesablauf war immer gleich: Essen, Klavier spielen, Tagebuch schreiben, das Anstaltsleben rund um sie beobachten, schlafen, essen, schlafen. Sie bewohnte allerdings eine eigene Villa auf dem Sanatoriumsgelände, trug maßangefertigte Mode im Stil der Zeit, hatte eine eigene Gesellschafterin, welche sie auch zu Theater- oder Opernvorstellungen, gut von der Öffentlichkeit abgeschirmt, begleitete. Tatsächlich hatte sie auch versucht, eine Oper zu komponieren, was aber in Anbetracht ihres Zustandes nicht mehr bis zum Ende gelingen wollte. An manchen Tagen setzte sie sich ans Klavier und wiederholte dann stundenlang Stücke, die sie in ihrer Kindheit und Jugend erlernt hatte. Besucher wollte Adèle ungern empfangen und auch gegenüber der Ärzteschaft war sie mürrisch und wortkarg. Sie führte ein nobles Eremitendasein ohne Hoffnung auf Besserung.

In den letzten Jahren bekam sie nur selten Besuch und wenn, dann von Bewunderern ihres Vaters. Am 28. April 1908 besuchte sie der Schriftsteller Jules Claretie und beschrieb ihr Erscheinungsbild als ordentlich und elegant. Sie trug eine Witwenhaube, mit langen Bändchen, und wenn sie sprach, dann, wie Claretie angab, mit einer unnatürlich tiefen Stimme mit metallischen Klang und das, was sie sagte, sei alles recht feindselig gewesen.

Heute meinen Experten, dass Adèle gewissermaßen krankgemacht wurde. Ihre Kreativität, vor allem beim Musizieren, wurde nicht genügend gewürdigt. Vielleicht hatte ihr Vater all die Zeit nur zu wenig, als zu viel von ihr verlangt: Der Patriarch hatte ein stereotypes Frauenbild und er verlangte von seiner Tochter, wie auch von seinen zahlreichen viel jüngeren Geliebten in erster Linie gute Laune und gutes Aussehen und das war Adèle einfach zu wenig, sodass sie geistig verkümmerte und manisch depressiv wurde. Im Endeffekt verdichten sich die Hinweise, dass sie genau an diesem Klischeebild zerbrach. Die Beschreibungen von ihrem Verhalten, besonders nach ihrer Flucht, die Berichte von Menschen, die ihr begegneten, oder ihre Briefe und die tausenden Notizzettel schließen allerdings auch eine Schizophrenie nicht ganz aus.

Und natürlich ist es heute schwer zu sagen, ob Adèle Hugo wirklich ein verkanntes Genie gewesen war, da es keine Manuskripte oder Kompositionen gibt, wie etwa ihren Roman, über die *Befreiung der Frau*, der nur in ihren Tagebüchern angekündigt wird, von dem es aber keine Spur mehr gibt, weil sie ihn womöglich nie wirklich produzierte oder aber vernichtet hat. Sie selbst war wohl ihre wichtigste Chronistin, hinterließ sie doch fast 6000 teils unsortierte und streckenweise auch schwer zu entziffernde Tagebuchseiten. Dass ihr Vater sie aber ein Leben lang falsch eingeschätzt hatte, ist heute offenkundig.

Adèle Hugo starb am 22. April 1915, inmitten der Wirren des Ersten Weltkrieges, von dem sie nichts mehr mitbekam, im hohen Alter von fast 85 Jahren. Ihr Vater hatte in einem seiner Frühwerke passenderweise einmal geschrieben, dass der »Wahnsinn« das Leben »verlängere«.

Wenige Zeitungen berichteten über ihr Ableben und die meisten Menschen zeigten sich verwundert, da man angenommen hatte, Victor Hugos Tochter wäre schon vor Jahrzehnten verstorben. Dennoch, jenen Zeitungen war es ein Grund, einmal mehr den Genius des Vaters in den Vordergrund zu hieven. Die *Genève* titelte damals, dass Hugo eine Tochter: »bei Villequier mit dem Boot hatte untergehen sehen (Anm.: das war Tochter Léopoldine gewesen), und bei der anderen einen vielleicht noch traurigeren Untergang sah, den Verlust des Verstandes.«

In der *New York Times* gab es tatsächlich einen Nachruf auf sie: »Es gelang ihr nicht, ihren Verstand ganz wiederzufinden, und nach dem Tod des Vaters führte sie eine einsame Existenz in ihrer Villa, mürrisch und wortkarg. Wenn sie eine Unterhaltung zuließ, dann nie über die Vergangenheit. Mlle. Hugo (also Adèle, Anm. d. A.) wurde nur in der Öffentlichkeit gesehen, wenn sie nach Paris fuhr, um von einer verdunkelten Loge aus die Wiederaufführung eines Stückes ihres Vaters zu sehen. Offenbar hatte sie keine Freunde und empfing nie Besuch.« In der *Paris-Midi* stand, in einer knappen Spalte: »In der Heilanstalt von Suresnes, wo ihr fromme Schwestern ein Heim boten, überlebte sie sich gewissermaßen selbst in einem fast vegetativ gewordenen Dasein.«

Die Trauerfeier für Adèle, zu der eine Handvoll Menschen erschienen war, fand in der Saint Sulpice statt, jener Kirche, in der 1822 ihre Eltern geheiratet hatten. Ihre Nichte Jeanne und ihr Neffe Georges, die beiden Kinder von Bruder Charles Hugo, erbten ihr durchaus beachtliches Vermögen.

Lange blieb das Schicksal der Tochter eines der größten französischen Autoren wenig beachtet, auch Victor Hugos Verhalten nach der Einweisung Adèles blieb wenig behandelt oder kritisch durchleuchtet. Die Aufbereitung erfolgte erst Anfang der 1970er Jahre. 1975 realisierte der französische Regisseur Truffault den Streifen *The Story of Adèle H.* mit Isabelle Adjani in der Hauptrolle, der sich an die Tagebücher Adèles hielt.

Friedrich Nietzsche
Fotografie von
Gustav-Adolf Schultze,
1882

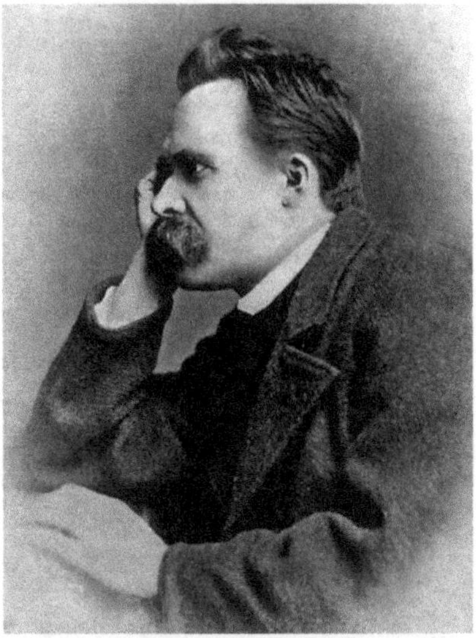

»Der Irrsinn ist bei Einzelnen etwas Seltenes – aber bei Gruppen, Parteien, Völkern, Zeiten die Regel.«

Friedrich Nietzsche, deutscher Philosoph
(1844 bis 1900)

Das einleitende Zitat steht in Nietzsches großem Werk *Jenseits von Gut und Böse* und man könnte es durchaus als bezeichnend auch für das Schicksal des streitbaren und unkonventionellen Philosophen selbst ansehen.

Nach dem frühen Tod des Vaters, Karl Ludwig Nietzsche, einem Dorfpfarrer in Röcken im heutigen Sachsen-Anhalt, im Jahr 1849 und dem des jüngeren Bruders 1848 wuchs der kleine Friedrich in einem reinen Frauenhaushalt auf – zusammen mit seiner Mutter Franziska, der Schwester Elisabeth, der Großmutter, zwei unverheirateten Tanten sowie den Dienstmädchen. Erst mit der Erbschaft der Großmutter war Mutter Franziska in der Lage, für sich und die Kinder eine eigene Wohnung zu mieten, sodass Nietzsche dort mit den beiden zentralen Personen seines Lebens heranwuchs: Mutter und Schwester.

Die Schulzeit erlebte er als rau und mäßig erfreulich. Erst im Domgymnasium Naumburg, das er mit zehn Jahren besuchte, ging es ihm besser, aber das Lernen und das Befolgen von Regeln, deren Sinn er hinterfragte, waren ihm zuwider. Seine Energie legte er in die Freizeit, in der er kleinere Musikstücke komponierte und Gedichte schrieb. Mit vierzehn schrieb er Tagebuch in Form einer Autobiografie. Er berichtet über sein zehnjähriges dichtendes Ich: »Ich hatte keine Vorbilder, konnte kaum mir denken, wie man einen Dichter nachahme, und formte sie, wie die Seele sie ergab. Freilich entstanden da auch sehr misslungene Verse und fast jedes Gedicht hatte sprachliche Härten, aber diese erste Periode war mir dennoch bei weitem lieber als die zweite, die ich erwähnen will.« In weiteren Tagebucheinträgen ging er denn auch sehr hart mit seinen eigenen ersten literarischen Gehversuchen ins Gericht, empfand sich aber nun, als Teenager, reif für etwas Großes. Im Oktober 1858 verließ er denn auch Naumburg und ging als Zögling nach Pforta. Die ehemalige Zisterzienserabtei Schulpforta war eine traditionsreiche Schule auf höchstem Niveau, die den rund 200 Schülern klassische Bildung vermittelte, und dabei auf Fleiß, Disziplin und ein spartanisches Leben setzte. Nietzsches Zimmer war karg. Ein Bett, ein Tisch und ein Stuhl mussten reichen.

Rückblickend auf seine Kindheit und Jugend schrieb er später: »Sicherlich hatte ich vortreffliche Eltern; und ich bin überzeugt, dass gerade der Tod eines so ausgezeichneten Vaters, wie er mir einerseits väterliche Hilfe und Leistung für ein späteres Leben entzog, andererseits die Keime des Ernstes und Betrachtenden in meine Seele legte.«

1864 begann er das Studium der Theologie und Philologie und wurde anschließend, mit gerade einmal 24 Jahren und ohne Promotion, Professor in Basel. Seine Antrittsrede dort hielt er über Homer und die klassische Philologie.

Er nahm, humanistisch geprägt und obwohl staatenlos nach seiner selbstgewählten Entlassung aus der preußischen Staatsbürgerschaft, als freiwilliger Krankenpfleger am Deutsch-Französischen Krieg 1870/71 teil und erkrankte dabei schwer an der Ruhr und an Diphterie. Die angeschlagene Gesundheit, physischer wie später auch psychischer Natur, blieb daraufhin sein Leben lang allgegenwärtig. Immer wieder musste er deswegen ins wärmere Italien oder in die Abgeschiedenheit der Schweiz flüchten – später tat er das auch, wenn ihn Melancholie und Schlaflosigkeit plagten.

Seine Bewunderung für Schopenhauer und ein anfänglicher Religionsfaible, aber auch seine Begeisterung für das Werk Richard Wagners und die Faszination für dessen Person schlugen bald schon in Hass und Ablehnung diesen Themen gegenüber um, festgehalten in den Hauptwerken *Menschliches, Allzumenschliches* (1878–1880) und *Fröhliche Wissenschaft* (1880). Zu Beginn mag es vielleicht die Eifersucht des verhinderten Musikers Nietzsche gewesen sein, die ihn sich von Wagner distanzieren ließ, später warf er dem Komponisten Unaufrichtigkeit und maßlose Selbstüberschätzung vor. Schon während seines Besuchs bei den ersten Bayreuther Festspielen 1876 klagte er seiner Schwester brieflich: »Ich sehne mich weg ... Mir graut vor jedem dieser langen Kunstabende ... Ich habe es ganz satt.« Um es klar zu sagen: Nietzsche hielt Wagner für einen besserwisserischen, selbstverliebten Karrieristen und Wagner hielt Nietzsche für einen nörgelnden, streitlustigen Querkopf.

Und Jahre später, schon nach Wagners Tod, schrieb Nietzsche noch einmal: »Schon im Sommer 1876, mitten in der Zeit der ersten Festspiele, nahm ich bei Wagner Abschied. Ich vertrage nichts Zweideutiges; seitdem Wagner in Deutschland war, kondeszendierte (Anm.: Das heute nicht mehr gebräuchliche Wort bedeutet hier so viel wie »herablassend betrachten«) er Schritt für Schritt zu allem, was ich verachte – selbst zum Antisemitismus.« Und inmitten des Ärgers über Wagner, den seinerseits auch Nietzsches Eigenheiten genervt hatten, ließ beim Philosophen die Gesundheit immer mehr zu wünschen übrig.

1876 begann, rasch und unaufhaltsam, mit der Rückkehr von seinen seit der Kindheit auftretenden Migräneanfällen und Magenschmerzen sowie einer starken Kurzsichtigkeit der körperliche wie geistige Verfall. Nietzsche musste einen Gesundheitsurlaub von der Universität Basel, an der er eine ordentliche Professur innehatte, nehmen, drei Jahre später sah er sich außerstande, die Professur weiterzuführen, und musste sie, erst 35-jährig, aufgeben. Über den Autor war, auf strenges ärztliches Anraten, bereits drei Jahre zuvor einmal ein Schreibe- und Leseverbot verhängt worden – und wenn er dies nicht befolgen würde, so die Szenarien, über die man ihn informierte, würde es entweder zur Erblindung oder zur Verblödung aufgrund eines Gehirnschlags kommen. Nietzsche hielt sich damals nicht daran und schrieb seine ersten beiden *Unzeitgemäßen Betrachtungen.*

Dennoch, das Schreiben wurde immer schwieriger für ihn. Zu Beginn des Jahres 1879 verschlechterte sich sein Zustand noch mehr. Heftige Kopf- und Augenschmerzen und ständiges Erbrechen quälten ihn und so sah sich Nietzsche gezwungen, am 2. Mai des Jahres sein Entlassungsgesuch an den Regierungspräsidenten von Basel zu richten. Wie die meisten bürokratischen Dinge, verging ein wenig Zeit, ehe diesem Gesuch sechs Wochen später mit großem Bedauern stattgegeben wurde. Man gewährte ihm eine recht großzügige Pension von 3000 Franken im Jahr.

An seine Schwester schrieb er im Juli 1879, als er das erste Mal zur Erholung in Oberengadin in der Schweiz war: »An Besserung denke ich gar nicht mehr, geschweige denn an Genesung. Aber Aushalten-Können ist sehr viel.«

Fast vierzig war Schwester Elisabeth, als sie 1885 Bernhard Förster, Wagnerianer und glühender Antisemit, der damals sogar berühmter war als Nietzsche, heiratete. Förster gehörte zu den »Deutschen Sieben«: Antisemiten, die 1879 ausgezogen waren, um Deutschland zu »erneuern«. 1881 hatte Förster Bismarck eine Petition vorgelegt, von fast 280 000 Menschen unterzeichnet, die forderte, die Rechte der Jüdinnen und Juden im Land stark einzuschränken. Nietzsche war nicht sonderlich erfreut, über die Gattenwahl seiner Schwester, er hielt Förster für einen gefährlichen Querkopf. Er selbst war, was Frauen anging, sehr zurückhaltend, andererseits jedoch auch wieder fordernd: Etliche Male hielt er nach wenigen Treffen mit Frauen schon um deren Hand an. 1882 lernte er die junge Schriftstellerin und Weltenbummlerin Lou von Salomé kennen. Die bewunderte Nietzsche sehr und war glücklich, als sich eine Freundschaft anbahnte, der Philosoph allerdings wollte auch hier mehr. Vorausgegangen war dem eine etwas eigenwillige Dreieckskonstellation mit dem schweizerischen Philosophen Paul Reé, Salomé und Nietzsche. Und obwohl es offiziell hieß, man hätte keine Liebesbeziehung: beide Männer hätten gerne eine mit Lou Salomé gehabt. Und mittendrin war da die damals noch unverheiratete Elisabeth. Nietzsches Schwester, die ein persönliches Problem mit der jungen, intelligenten, selbstbewussten und integren Salomé hatte, unternahm alles, um diese ihrem Bruder madig zu machen.

Der versuchte, sich zwar des Einflusses seiner Schwester etwas zu entziehen, dennoch war auch das verletzte Ehrgefühl, weil Salomé ihn immer noch nicht erhört hatte, groß, und die Schwester forcierte es. Übler Klatsch und Tratsch gegen Lou Salomé waren an der Tagesordnung. Als Ende September 1882 Paul Reé und Lou das letzte Mal mit Nietzsche zusammentrafen, kam es zum Bruch, weil Nietzsche Reé diskreditierte, und nach der Abreise der beiden begann ein tatsächlich recht würdeloser Briefwechsel. Nietzsche bombardierte Lou mit Dutzenden Briefen wie jenem: »Meine liebe Lou, nehmen Sie sich in Acht! Wenn ich Sie jetzt von mir weise, so ist das eine fürchterliche Zensur über Ihr ganzes Wesen! Sie haben mit einem der langmütigsten und wohlmeinendsten Menschen zu tun gehabt; aber bemerken Sie wohl, dass ich gegen all die kleinen Selbstsüchtlinge und Genüsslinge kein anderes Argument nötig habe als den Ekel.« Er gab letzten Endes auf und schrieb im Rausch der Inspiration eines verschmähten Liebenden einen Großteil eines seiner Hauptwerke nieder: *Also sprach Zarathustra.*

Die Rolle seiner Schwester hatte er mittlerweile allerdings hinterfragt, einen Konflikt mit ihr begonnen und er versuchte, sich vom Einfluss durch sie und seine Mutter zu distanzieren. An seinen Freund Franz Overbeck schrieb er im März 1883, nachdem er bereits einige Monate keinen Kontakt zu seiner Familie hatte: »Die Loslösung von meinen Angehörigen fängt an, sich mir als wahre Wohltat darzustellen ... Ich mag meine

Mutter nicht, und die Stimme meiner Schwester zu hören macht mir Missvergnügen, ich bin immer krank gewesen, wenn ich mit ihnen zusammen war.« Doch schon Ende April 1883 kam es zur großen Versöhnung von Elisabeth mit ihrem Bruder. Später behauptete Elisabeth, dass sie die unmittelbarste Vertrauensperson ihres Bruders sei, was, wie so vieles, was sie behauptete, aber angezweifelt werden kann.

1886, nun verheiratet, reiste Elisabeth mit ihrem Ehemann nach Paraguay, wo Förster ein neues, judenfreies Germanien, »Nueva Germania«, gründen wollte. Ein Vorhaben, das auf Nietzsches Spott traf und worüber er und seine Schwester sich immer wieder brieflich stritten und versöhnten – ein geschwisterlicher Beziehungszustand, der viele Jahre anhielt.

Nietzsche war gerade einmal knapp über vierzig, da war seine Sehkapazität schon zu siebzig Prozent geschwunden und ein Rückenleiden hatte sich eingestellt. Er lebte nun in den Sommermonaten im kleinen, beschaulichen Sils Maria in der Schweiz, in den Wintermonaten in Nizza, Italien, beide Orte hasste er insgeheim. Die Abgeschiedenheit in Sils Maria war ihm ein Graus, die Stube, die er bewohnte, hatte keinen Komfort, andererseits war ihm das überlaufene Nizza, vor allem der französische Teil der Stadt, ebenso zuwider. Wie dem auch sei, er fand Zeit, Muße und Gesundheit zum Denken und Schreiben. 1885 beendete er die Arbeit an seinem *Also sprach Zarathustra*. In diesem Werk entwirft Nietzsche die Idee des Übermenschen und den Gedanken der ewigen Wiederkunft. Er spricht darin vom »Menschen«, der »überwunden werden soll«. Sinngemäß schreibt er, dass Gott nicht existiert und der Mensch daher selbst zu einer göttlichen Form werden müsste.

Im April 1888 hielt Georg Brandes, deutscher Philosoph in Kopenhagen, einen Vorlesungszyklus über Nietzsche und sein Werk, der Philosoph erfuhr davon, als er gerade in Turin weilte, freute sich sehr und sah sich bestätigt. Er und sein Werk waren nun also Stoff von Vorlesungen geworden. Jedoch war der Philosoph schon lange von seiner Genialität überzeugt gewesen. Friedrich Nietzsche schloss in Turin seine Autobiografie *Ecce Homo* ab. Die Schrift ist ein Zeugnis absoluter

Selbstverherrlichung und zeugt davon, dass Nietzsches Bezug zur Realität schon stark geschwunden war. Aber die Phasen von erleuchteter Besessenheit und tief depressiver Grundstimmung wechselten sich ständig ab. Es gab keine Kontinuität mehr im Leben des Philosophen. Zeitgleich hatte er auch einen Brief an den bekannten Schriftsteller August Strindberg geschrieben – der Inhalt ähnlich verstörend: »Ich habe einen Fürstentag nach Rom zusammenbefohlen, ich will den jungen Kaiser füsilieren (also standrechtlich erschießen, Anm. d. A.) lassen.« Bis zum Ende des Jahres ließ er sich über alles aus, was sein bisheriges Werk ausgemacht hatte, es war beinahe so, als wolle der stetig kränker werdende Nietzsche das Werk seines alten Ichs radikal zerstören. Ein guter Beleg dafür war sein letztes philosophisches Werk *Götzen-Dämmerung oder: Wie man mit dem Hammer philosophirt*.

Auch sein letztes veröffentlichtes Manuskript, *Nietzsche contra Wagner* war eine Niederschrift alter Argumente gegen seinen ehemaligen Freund, dann Erzfeind Richard Wagner. Dass der schon fünf Jahre tot war, spielte keine Rolle. Der Hass und die Verbitterung Nietzsches brachen hier offen durch.

1889, dem Jahr, in dem sich Bernhard Förster, der Schwager, im entfernten Südamerika das Leben nahm, war auch der Anfang vom geistigen Ende des Philosophen Friedrich Nietzsche. Förster hatte den Freitod gewählt, weil er einerseits überfordert davon war, seine Idee vom »neuen Deutschland« weiterzuverfolgen, und ihm andererseits die Klimabedingungen in Südamerika zu schaffen machten und er mitansehen musste, wie die »strammen« deutschen Siedler sich mit der indigenen Bevölkerung in der Region vermischten – ein deutliches Zeichen seines Scheiterns.

Nietzsche weilte derweil in Turin und irgendwann in den ersten Januartagen des Jahres 1889 kam es zu folgendem Vorfall: Nietzsche wurde Zeuge von der Misshandlung eines Pferdes durch den Kutscher, er selbst saß in der Mietkutsche, zögerte nicht, stieg aus und fiel dem Pferd um den Hals. Der Philosoph schluchzte laut. Er hatte gesehen, wie der Kutscher den Vierbeiner geschlagen hatte, und dabei einen so ungeheuren Schmerz empfunden, dass er sich veranlasst sah, dem Tier seine Zuneigung zuzusichern. Die Anekdote ist nicht bewiesen, wobei zahlreiche Beobachter den Vorfall später bezeugten. In jedem Fall war die Szene in Turin die Zäsur im weiteren Leben des Philosophen, einem Leben, das in vollkommener Agonie enden sollte. Und schon wenige Tage nach dem Vorfall ging es bereits merklich bergab mit dem Philosophen: Nietzsches Zimmerwirt hatte den örtlichen Irrenarzt Carlo Turina hinzugezogen. Nietzsche drohte die Einweisung in die Villa Turina, ein privates Sanatorium außerhalb der Stadt. In der Nacht vom 9. auf den 10. Januar 1889 wurde er von seinem Freund Overbeck und einem durch das deutsche Konsulat in Turin Entsandten, dem Dentisten Leopold Bettmann, nach Basel gebracht. Als Overbeck, nach den Vorfällen der ersten Tage gerufen, das Wiedersehen, mit Nietzsche schilderte, überwog der Schock: »Entsetzlich verfallen aussehend«, Nietzsche »stürzt sich auf mich zu, umarmt mich heftig, mich erkennend, und bricht in einen Tränenstrom aus, sinkt dann in Zuckungen aufs Sofa zurück …« Später, im kleinen Kreis, hat Overbeck gestanden, dass es noch schlimmer gewesen war. Nietzsche habe nackt und mit erigiertem Glied in seinem Zimmer getanzt, zu viel für den gottesfürchtigen Theologen Overbeck.

Einige Tage zuvor beantwortete Nietzsche eine Postkarte seines Freundes, des Komponisten und Dichters Peter Gast mit den Worten: »Meinem maestro Pietro. Singe mir ein neues Lied: die Welt ist verklärt und alle Himmel freuen sich. Der Gekreuzigte.« Und die Anzeichen eines klassischen Größenwahns häuften sich nun regelmäßig: An Overbeck schrieb er von seiner Absicht, den Weltenmechanismus selbst in die Hand zu nehmen, Ende 1888: »Ich selber arbeite eben an einem Promemoria für die europäischen Höfe zum Zwecke einer antideutschen Liga. Ich will das ›Reich‹ in ein eisernes Hemd einschnüren und zu einem Verzweiflungskrieg provozieren. Ich habe nicht eher die Hände frei, bevor ich nicht den jungen Kaiser, samt Zubehör in den Händen habe.«

Und an Jacob Burckhardt, der durchaus eine Mentorenrolle für Nietzsche spielte, ging am 5. Januar 1889 ein Brief mit ähnlich verstörendem Inhalt: »Lieber Herr Professor, zuletzt wäre ich viel lieber Basler Professor als Gott; aber ich habe es nicht gewagt, meinen Privat-Egoismus so weit zu treiben, um seinetwegen die Schaffung der Welt zu unterlassen. Sie sehen, man muss Opfer bringen, wie und wo man lebt.« Wie ernst oder unernst, wie größenwahnsinnig oder satirisch diese Zeilen zu lesen sind, das bleibt unklar. Sie können aber durchaus bezeichnend für das sein, was danach folgte: Das letzte Kapitel in Friedrich Nietzsches geistiger Zurechnungsfähigkeit nämlich.

Zur Rettung dieser wurde der Philosoph am 19. Januar 1889 in die Nervenheilanstalt in Jena gebracht. Über seine Ankunft heißt es da: »Zur Abteilung folgt der Kranke unter vielen höflichen Verbeugungen. In majestätischem Schritt zur Decke blickend betritt er das Zimmer und dankt für den ›großartigen Empfang‹. Er weiß nicht, wo er ist. Bald glaubt er, in Naumburg, bald in Turin zu sein. (...) Er gestikuliert und spricht fortwährend in affektiertem Ton und hochtrabenden Worten und zwar bald Italienisch, bald Französisch. Unzählige Male versucht er, den Ärzten die Hände zu schütteln.«

Aus dem Krankenjournal des gesamten Jahres 1889 wird klar, dass der Zustand Nietzsches keine bloße Manie oder Exzentrik war, sondern irreversibel zu sein schien, denn tatsächlich trat keine Verbesserung mehr ein, wie folgende Auszüge belegen: »Er behauptet: ›Meine Frau Cosima Wagner hat mich hierher gebracht.‹ Muß nachts stets isoliert werden. Schmiert oft mit Kot. (...) ISt Kot. (...) Uriniert in seinen Stiefel oder sein Trinkglas und trinkt den Urin aus oder salbt sich damit ein. (...) Salbt einmal sein Bein mit Kot ein. Wickelt Kot in Papier und legt ihn in eine Tischschublade. (...) Schlug plötzlich einige Scheiben ein. Behauptet, hinter dem Fenster einen Flintenlauf gesehen zu haben.« Immer wieder berichtete Nietzsche dem Pflegepersonal zudem, dass Dämonen hinter ihm her seien und er in der Anstalt nicht mehr sicher sei.

Was genau hinter Nietzsches Zustand steckte, bleibt bis heute ein nicht restlos geklärtes Rätsel. Natürlich haben sich Hundertschaften von Biografinnen und Biografen und Wissenschaftlerinnen und Wissenschaftler verschiedener Disziplinen dieses psychischen Verfalls eines der innovativsten Köpfe seiner Zeit, angenommen, und dennoch: man bleibt im Bereich der Spekulation. Die Vermutungen über die Ursache reichen dabei von progressiver Paralyse, die allerdings nur die körperliche Beeinträchtigung Nietzsches erklären würde, bis hin zu einer verschleppten Trippererkrankung oder einer syphilitischen Infektion. Der Wagner-Biograf Martin Gregar-Dellin entdeckte in einem vertraulichen Brief zwischen Dr. Eiser, der Nietzsche behandelte, und Richard Wagner einen Hinweis, der die Tripper-Theorie beweisen könnte. Eiser erwähnte darin, dass Nietzsche selbst sagte, er habe sich während seiner Studentenzeit mit Tripper infiziert. Freilich muss das nicht gestimmt haben. Nietzsche war im Umgang mit Frauen zumeist zurückhaltend. Auch ist es eher unwahrscheinlich, dass die Infektion Jahre später der Grund für den geistigen Kollaps des Philosophen war.

Der Psychiater Wilhelm Lange-Eichbaum verfasste 1947 das Buch *Nietzsche, Krankheit und Wirkung*. Er unterscheidet darin drei Stadien von Friedrich Nietzsches Verfall: eine frühluische Meningitis (1865), hervorgerufen durch eine Syphiliserkrankung, die sich durch Augenschmerzen, Augenflimmern, Kopfschmerzen, Ohnmachtsanfälle äußerte, eine tertiäre Hirnsyphilis (1873), in der Augen, Gehör und Haut in Mitleidenschaft gezogen werden, und schließlich eine Hirnsyphilis und Paralyse (ab 1880). Eine, heute recht umstrittene, Theorie nimmt an, dass für Nietzsches Zustand ein psychoneurotischer Schub, ausgelöst durch den Konflikt mit Richard Wagner, verantwortlich war.

Ab 1892 war der Philosoph körperlich nicht mehr imstande, selbstständig zu essen und sich auszuziehen. Spaziergänge gingen auch nicht mehr, die Wutanfälle mehrten sich. Nietzsche schrie und schlug beinahe täglich um sich, keine zwei Jahre später erkannte er seine Vertrauten und Freunde, Peter Gast, Paul Deussen und Franz Overbreck, nicht mehr. Seine Mutter besuchte ihn regelmäßig, erwähnte bei Freunden, dass sie nun wieder ein »Kind« habe, und kümmerte sich wirklich aufopfernd um ihren Sohn. Zwar hatte sich Nietzsche früher von seiner Mutter distanzieren wollen, weil sie gar zu gluckenartig war, aber kurz vor seinem Zusammenbruch wusste er sehr wohl, dass sie die wichtigste Person in seinem Leben war.

Im Frühjahr 1897 verschlimmerten sich die Lähmungszustände Nietzsches. Die Mutter, die ihm so gut wie nicht von der Seite wich, verstarb schließlich im Sommer dieses Jahres. Die aus Paraguay zurückgekehrte Elisabeth übernahm die alleinige Obsorge für den Bruder, und kümmerte sich nun auch um sein philosophisches Werk. Im Mai 1899 erlitt Friedrich Nietzsche einen schweren Schlaganfall, von dem er sich nicht mehr erholte – vollständig gelähmt vegetierte er noch bis zum 25. August 1900 dahin, an dem er, einer Erlösung gleichkommend, verstarb. Begraben wurde er neben seinem Vater an der Röckener Dorfkirche.

Die Verwaltung der Rechte und auch die Tantiemen seiner Werke waren bereits zu seinen Lebzeiten an seine Schwester übergegangen, die, nach wie vor eine glühende Antisemitin und später Verehrerin Adolf Hitlers, sich nun daranmachte, sie in ihr ideologisches Gedankengut einzubetten und dem Philosophen Nietzsche ein »neues« Image zu verschaffen. Adolf Hitler las Nietzsche nicht allzu gründlich, ihm war vielmehr der Kult um den Philosophen wichtig, den er zur Propagierung der NS-Ideologie nutze. 1934 feierten die Nazis Nietzsche anlässlich seines 90. Geburtstags und Hitler besuchte Elisabeth Förster-Nietzsche im Nietzsche-Haus und wirkte ganz ehrfürchtig. Der Nietzsche-Biograf Erich F. Podach schreibt dazu: »Nietzsche ist die nach Leben und Werk am stärksten verfälschte Erscheinung der neueren Literatur- und Geistesgeschichte«. Allerdings gibt er nicht nur der Schwester die Schuld daran, sondern auch Bekannten, wie Peter Gast, der die schwer leserliche Handschrift Nietzsches als einer der ganz wenigen entziffern konnte, aber auch manchmal recht lax mit der Übertragung war. Elisabeth Förster-Nietzsche lag derweil vor allem daran, eine Mythen- und Legendenbildung rund um ihren Bruder zu betreiben. Sie verfasste ihre Biografie *Das Leben Friedrich Nietzsches* bereits 1894, die um den fünfzigsten Geburtstag des Bruders erschienen war, und ging konsequent gegen etwas kritischere Abhandlungen, wie jene von Carl Albrecht Bernoulli gerichtlich vor. Eine neue Sicht auf Friedrich Nietzsches Werk erfolgte erst ab den 1950ern, als die beiden italienischen Nietzsche-Forscher Giorgio Colli und Mazzino Montinari die Erlaubnis erhielten, die von den DDR-Behörden unter Verschluss gehaltenen Bestände des Weimarer Nietzsche-Archivs zu sichten und eine kritische Gesamtausgabe, aus Werken und Korrespondenzen bestehend, herauszugeben. Dieses neue und differenzierte Gesamtbild zeigte zwar eine sehr ambivalente Persönlichkeit, aber auch einen Philosophen, der sich immer die Frage nach dem Moralischen und dem moralisch Vertretbaren stellte und wohl schon deswegen nichts mit dem NS-Regime hätte zu tun haben wollen.

Ludwig II. von Bayern
Frühe Fotografie von
Joseph Albert, 1866

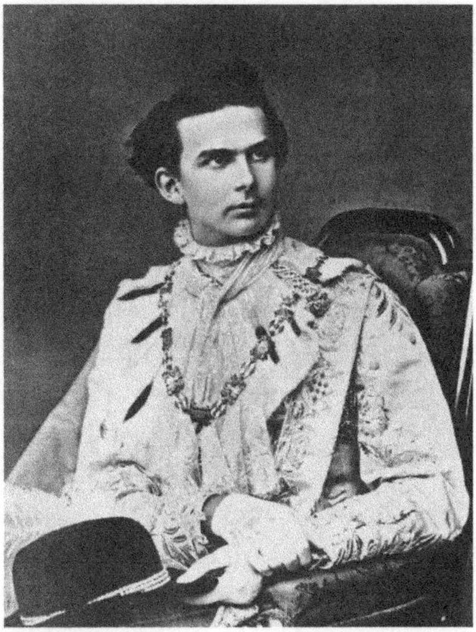

»Es ist notwendig, sich Paradiese zu schaffen, poetische Zufluchtsorte, wo man auf einige Zeit die schauderhafte Zeit, in der wir leben, vergessen kann.«

Ludwig II., König von Bayern

(1845 bis 1886)

Hunderte Bücher, seriöse und weniger seriöse, Spielfilme und Dokumentationen wurden über den legendären König, den die Bayerinnen und Bayern selbst gerne ihren »Kini« nennen, geschrieben. Zumeist wird er außerdem als Märchenkönig bezeichnet, was angesichts der vielen sehr wundersamen Episoden, die sich in seinem kurzen Leben abgespielt haben, durchaus gerechtfertigt erscheint. Ludwig gilt heute fast als Inbegriff eines Vertreters der Epoche der Romantik, der der Nachwelt seine Bauwerke, die legendären Märchenschlösser Neuschwanstein, Lindenhof, Herrenchiemsee und das Königshaus am Schachen, hinterließ. Und was seinen Geisteszustand betrifft, scheiden sich die Meinungen. Ob nun Ludwig II. von Bayern tatsächlich geisteskrank war – wie auch sein drei Jahre jüngerer Bruder Otto (1848–1916) – und wie er zu Tode kam, sind Fragen, die dem Mysterium um den bauwütigen Monarchen mehr als guttun, denn sie locken jährlich Millionen von Touristen nach Neuschwanstein, dem architektonischen Höhepunkt seiner Märchenschloss-Manie.

Ludwig wurde am 25. August 1845 als erstes Kind von Kronprinz Maximilian II. von Bayern und der bei seiner Geburt noch jungen neunzehnjährigen Prinzessin Marie von Preußen, die streng gläubig war und für die Gott an der Spitze der Familie stand, geboren. Das Verhältnis zu seinen Eltern war immer ein angespanntes, mit dem Vater verstand er sich nicht gut und mit der Mutter wusste er nichts zu reden. Sein Großvater Ludwig I., der darauf bestanden hatte, dass der Enkel nach ihm benannt werden würde, Maximilian und Marie wollten ursprünglich den Namen Otto wählen, dankte 1848 ab, nachdem seine Affäre zur jungen irischen Tänzerin Lola Montez, die er mit Geschenken überhäufte und sie zur Lady of Landsfield gemacht hatte, für einen öffentlichen Skandal gesorgt hatte. Und so kam Maximilian an die Spitze Bayerns, Ludwig II. war da gerade drei Jahre alt. In den Folgejahren wuchs er stattlich heran und maß mit achtzehn Jahren das Gardemaß von einem Meter 91. Aber er fühlte sich noch keineswegs bereit, König von Bayern zu werden, obwohl er es musste, denn am 10. März 1864 verstarb sein Vater, und der achtzehnjährige Ludwig war somit Regent wider Willen. Er hatte wenig bis gar keine Ahnung vom politischen Geschehen und alles Militärische war ihm verhasst. Seine Liebe gehörte den schönen Künsten. Er flüchtete sich häufig in fantastische Welten, liebte das Theater und vor allem – im Gegenteil zu, sagen wir mal neunzig Prozent vieler anderer Regenten in der Geschichte – die Musik und die Welt der Oper. Bereits ein halbes Jahr vor seiner Krönung schrieb Otto von Bismarck, der ihn bei einer königlichen Hoftafel, im Zuge seines Besuches am 17. August 1863 beobachtete: »Ich hatte den Eindruck, dass er mit seinen Gedanken nicht bei der Tafel war und sich nur ab und zu seiner Absicht erinnerte, mit mir Unterhaltung zu führen, die aus dem Gebiete der üblichen Hofgespräche nicht herausging. (...) Ich hatte das Gefühl, dass die Umgebung ihn langweilte.« Bismarck schrieb auch, dass Ludwig sich aus dieser Langeweile heraus mit Champagner betrank. Der Monarch verfolgte die ganze Szenerie also mit einem gehörigen Alkoholpegel.

Ludwig sagte später bezüglich seiner geistigen Abwesenheit einmal: »Oh, es ist notwendig, sich solche Paradiese zu schaffen, solch poetische Zufluchtsorte, wo man auf einige Zeit die schauderhafte Zeit, in der wir leben, vergessen kann.« Gemeint war damit konkret seine Zufluchtsstätte Neuschwanstein. Aber der Eskapismus war bei Ludwig recht ausgeprägt. Wurden ihm der Rummel oder die rigiden politischen Geschäfte zu viel, dann tauchte er ab und ließ sich für längere Zeit nicht blicken, was am Hof naturgemäß für Irritationen sorgte.

Nun kam also das Königsein damals viel zu früh für den jungen Ludwig. Und das Regieren machte ihm keine Freude. Ein Wendepunkt im Leben des Königs war nicht etwa ein gewonnenes militärisches Scharmützel, nein, es war die Musik eines Komponisten: Richard Wagner, der uns schon in Zusammenhang mit Friedrich Nietzsche als »very important Person« begegnete. Er sollte der wichtigste Mensch im Leben des jungen Königs werden. Der Komponist schrieb seit Jahren (seit 1848 genau) an seinem Opus Magnum, dem *Ring der Nibelungen*. Ludwig schickte Wagner einen Brief, es sollte der erste von fast tausend sein, die die beiden im Laufe der Jahre austauschten, und Wagner antwortete prompt mit den Zeilen: »Theurer huldvoller König! Diese Thränen himmlischer Rührung sende ich Ihnen, um Ihnen zu zeigen, dass nun die Wunder der Poesie wie eine göttliche Wirklichkeit in mein armes, liebesbedürftiges Leben getreten sind. Und dieses Leben gehört nun Ihnen, mein gnadenreicher junger König. Verfügen Sie darüber als Ihr Eigenthum! Im höchsten Entzücken, treu und wahr Ihr Unterthan Richard Wagner.«

Am 4. Mai 1864 trafen sich die beiden Männer, der fünfzigjährige Tonschöpfer Wagner und der knapp neunzehnjährige König, erstmals und wenig später erhielt der Komponist auf Staatskosten eine Villa am Starnberger See sowie ein

Jahresgehalt von 4000 Gulden, im Juni schenkte Ludwig ihm weitere 16 000 Gulden zur Tilgung seiner Schulden. 1865 kamen nochmals 1200 Gulden dazu, und Ludwig, besser gesagt die Staatskasse, übernahm auf Verfügung des Königs die gesamten Kosten für die Premiere von Wagners Oper *Tristan und Isolde*, am 10. Juni 1865 im Königlichen Hof- und Nationaltheater. Gleiches geschah bei der Premiere der *Meistersinger von Nürnberg* und indem Ludwig dem verehrten Komponisten das Jahresgehalt auf 8000 Gulden erhöhte, damit dieser seine Arbeit am *Ring der Nibelungen* weiterführen konnte. Dieses Prassen mit den Finanzen wurde zähneknirschend beobachtet und hingenommen. Die Abtretung der Rechte seiner Opern an Ludwig, brachte Wagner dann nochmals 30 000 Gulden ein. Bis zum Tod des Komponisten 1883, überwies ihm der König insgesamt fast 350 000 Gulden, in heutigem Wert ungefähr drei Millionen Euro. Wagner lebte, zu Beginn ohne Wissen Ludwigs, mit seiner Geliebten, der verheirateten Cosima von Bülow, Tochter des Komponisten Franz Liszt, in der Villa am See zusammen, später auch im ebenfalls vom König bezahlten Haus in der Münchner Brienner Straße. Im April 1865 wurde die gemeinsame Tochter Isolde geboren, die man Cosimas Ehemann Hans Freiherr von Bülow unterzujubeln konnte. Obwohl der sicherlich ahnte, dass da was faul war, als die Ehe 1870 geschieden wurde – mittlerweile waren zwei weitere Kinder geboren (Eva und Siegfried) – erkannte er Isolde als Tochter an, sodass diese nach seinem Tod auch am Erbe beteiligt wurde. Taufpate der kleinen Isolde war im Übrigen, erraten, der leibliche Vater Richard Wagner.

Die Minister, das Kabinett und das bayerische Volk zweifelten zu dieser Zeit sehr oft an der Zurechnungsfähigkeit ihres Königs. Man legte Ludwig nahe, zum eigenen Schutz München zu verlassen, denn Richard Wagner, so sahen es die Minister, nahm sukzessiven Einfluss auf die politischen Handlungen des jungen Königs. Und nachdem es Zeugen gab, die gesehen haben wollen, dass sich Wagner mit der verheirateten Cosima auf Staatskosten ein schönes Leben machte, wuchs der Druck auf den König. Die gesamte Ministerriege stellte Ludwig das

Ultimatum: Entweder er werfe diesen Ehebrecher Wagner sofort aus Bayern heraus oder alle Minister würden unverzüglich zurücktreten, und so musste Wagner mit Freundin und Kind am 17. Juli 1865 Bayern in Richtung Schweiz verlassen. Vorerst blieb er in Genf, Geld floss ja weiter aus der königlichen Staatskasse und auch der Briefkontakt endete nicht. Wie sehr Wagner der Einfluss bewusst war, den er hatte, bezeugen Briefe an Cosima. Er handelte kalkuliert und opportunistisch, so schrieb er auch: »Mit Königen muss man umgehen wie mit Wahnsinnigen.« Wagner wusste: Dem König zu huldigen, weil der das gern hörte, brachte Geld und die Gewissheit, dass er seine Opern auf der großen Bühne sehen konnte. Er wusste auch, dass Ludwigs Liebe zu seinen Kompositionen weniger mit tatsächlicher Musikliebe zu tun hatte, nein, Ludwig war von den Stoffen, wie der Gralsgeschichte oder dem Heldentum Siegfrieds, fasziniert und träumte von ähnlichen Abenteuern. Und so bot Wagner dem König den perfekten Stoff für dessen verzweifelten Eskapismus.

Als am 14. Juni 1866 der Preußisch-Österreichische Krieg um die Führung im deutschen Reich ausbrach, befand sich Ludwig auf seiner Roseninsel im Starnberger See in Begleitung eines engen Vertrauten und wollte nicht gestört werden. Deshalb und da er schon immer wenig militärisch gesinnt gewesen war, überließ er die Kriegspolitik seinen Ministern. Das Kabinett schäumte wegen dieser Ignoranz vor Wut.

Nun hatte daher etwas Erfreulicheres zu folgen, etwas, das die Bayerinnen und Bayern wieder stolz auf ihren König machen sollte. Ludwig liebte die Spaziergänge mit seiner acht Jahre älteren Cousine Elisabeth »Sisi« von Bayern, die seit 1854 mit Kaiser Franz Joseph von Österreich verheiratet war. Beide liebten die Gedichte Heinrich Heines und die Musik der Romantik. Und da gab es auch die kleine Schwester von Sisi, Sophie Charlotte. Ludovika, Ludwigs Tante und Sophies Mutter, machte diesbezüglich gehörig Druck auf den Bayernkönig und schließlich überreichte er Sophie Ende Januar 1867 weit nach Mitternacht, er hatte Sophie in seine Residenz eingeladen, ein Briefchen. Der Inhalt: »Willst du meine Gattin werden? Genossin meines

Thrones? Königin von Bayern?« Und die Antwort kam, ebenso brieflich, tags darauf: »Ja!«

Es steht heute außer Frage, dass Ludwig homosexuell war. Ende des neunzehnten Jahrhunderts und in der Position, in der er sich befand, wusste er aber nur zu gut, dass er dies nicht öffentlich machen konnte. Es sind schon homoerotische Liebesbekundungen in den Briefen an Wagner zu finden, wenn Ludwig etwa schrieb: »Mein innigst Geliebter!« oder »Einziger! Heiliger!« oder »Inbegriff meiner Seligkeit«, aber Ludwig hatte auch diverse Liebschaften zu Männern an seinem Hof. So schwärmte er für den Schauspieler Josef Kainz, dem er viele Briefe schrieb, und hatte vermutlich auch ein Verhältnis mit seinem Adjutanten und engen Vertrauten (einige Stimmen behaupteten sogar, seinen heimlichen Geliebten) Paul von Thurn und Taxis, den er jedoch im November 1866 entlassen und aus seinem Umfeld verbannt hatte. Als Grund wird heute vermutet, dass Thurn und Taxis von der außerehelichen Affäre von Richard Wagner und Cosima von Bülow wusste und dem Komponisten zu »gefährlich« geworden war. Und um auf etwas andere Gedanken zu kommen, hatte sich Ludwig nun zur Eheschließung entschlossen, naja, entschließen müssen.

Seine vermeintliche Traumhochzeit mit Sophie Charlotte wurde indes immer wieder verschoben, Ludwig fand diverseste Gründe dafür. Plötzlich erschien die Politik doch sein Interesse geweckt zu haben – hatte sie aber natürlich nicht, denn er wollte nur Zeit gewinnen. Und schließlich, nach 259 Tagen, löste er die Verlobung auf. Sophie tat sich öffentlich wirksam selbst leid und klagte: »Er liebt mich nicht!« Die bayerische Bevölkerung litt mit der jungen Sophie und die Presse schoss sich erneut gegen den Skandal-König, der so gar nicht der Etikette folgen wollte, ein, der zog sich nach Hohenschwangau zurück. Sisi war wohl recht erleichtert, denn sie schrieb an ihre Mutter: »mit einem solchen Mann, weiß Gott, hätte Sophie nicht glücklich werden können.«

Sophies Leben sollte allerdings auch ohne Ludwig nicht allzu glücklich verlaufen. Es ist anzunehmen, dass sie seinerzeit, kurz nach der Verlobung mit Ludwig, eine Liebesaffäre mit dem jungen Handelskaufmann und Fotografen Edgar Hanfstaengl hatte.

Seine Tochter Erna fand nach dem Tod einen Stapel Briefe und den Vermerk: »Briefe von Prinzessin Sophie Charlotte – ungelesen verbrennen, Edgar« – das tat sie jedoch nicht, sondern machte die damalige Affäre öffentlich. Sophie Charlotte heiratete schließlich Herzog Ferdinand von Alençon, ging jedoch erneut eine Liebschaft zu einem Bürgerlichen ein, dem verheirateten Arzt Dr. Franz Joseph Sebastian Glaser. Als sie auch auf Druck ihren Plan, den Arzt zu heiraten und ihre gesellschaftliche Stellung zu verlieren, nicht aufgeben wollte, erklärte sie ein Ärztekollegium, beauftragt von ihrem Mann, einstimmig für »moralisch verrückt und unzurechnungsfähig« und man schickte sie zum Nervenarzt Richard von Krafft-Ebing nach Graz. Er war ein Spezialist bei der Behandlung von »sexuellen Abartigkeiten«. Nach sieben Monaten und unzähligen Schocktherapien, durfte sie das Sanatorium geheilt verlassen. Am 4. Mai 1897 starb sie, fünfzigjährig bei einem Brand auf einem Wohltätigkeitsbasar.

Das Verhalten von Ludwig wurde nach der Auflösung der Verlobung mit Sophie Charlotte immer bedenklicher. Er plante unzählige neue Schlösserbauten, sein Meisterwerk Neuschwanstein sollte sein Vermächtnis werden. Er war besessen von dem Vorhaben, den Heiligen Gral zu finden, und scharte Schleimer und Kriecher um sich, die toll fanden, was er sagte und plante, auch wenn es fernab jeglicher Realität war. Außerdem zog er sich immer mehr in eine Scheinwelt zurück, in der er auf eine Weise »König spielen konnte«, wie es ihm recht war: Als heiliger König von Gottes Gnaden mit absoluter Macht und ohne Parlament. In diesem Zuge verehrte er auch den Sonnenkönig Ludwig IV. und eiferte ihm nach. Seine Bauwut nahm in den letzten fünf, sechs Jahren vor seinem Tod absurde Auswüchse an und sein exzessives Geldverprassen war rational nicht mehr zu erklären.

Mit den Jahren wuchs Ludwig kolossal in die Breite, wog mittlerweile deutlich über 130 Kilogramm und hatte sich einen Oberlippen- und Kinnbart wachsen lassen, um zu kaschieren, dass er so gut wie keine Zähne mehr hatte. Er aß und trank in Übermaß, ein Kammerdiener schrieb einmal, dass das Speisen bei ihm eine »unordentliche, unappetitliche, ekelerregende Art« besitze.

Vor Audienzen versteckte er sich gerne hinter Paravents oder großen Zimmerpflanzen und huschte dann plötzlich hervor und erschreckte die Wartenden. Die Dienerschaft versah er mit dem »Siegel der Dummheit«, das er wahllos Bediensteten auf die Stirne klebte und dabei aus dem Lachen nicht herauskam. Darüber hinaus mussten Leute in seinem Gefolge schwarze Masken tragen, damit er nicht ihre Gesichter sehen musste: Immerhin war er der König und ein König musste nicht das proletarische Antlitz anderer ertragen müssen. Das waren allesamt recht menschenverachtende Aktionen. Doch Ludwig rechtfertigte sie, als er im Februar 1882 dem amerikanischen Schriftsteller Lee Vanderpoole für einige Gespräche Rede und Antwort gab. Er meinte etwa: »Meine Natur ist, ganz wie die Poes (Edgar Allan Poe war gemeint, Anm. d. A.), von einer übermäßigen und unbegreiflichen Empfindlichkeit. Beleidigungen verletzen mich so tief, dass sie mich eines Tages vernichten. Selbst die Demütigungen, die ich als Kind erdulden musste, brennen fort wie offene Wunden. (...) Ein Gutteil dessen, was man für Verrücktheit erklärt, ist in Wirklichkeit Überempfindlichkeit. Es wird oft hämisch angedeutet oder gar offen erklärt, ich sei ein Narr. Vielleicht bin ich es.«

Als er 1883 von Richard Wagners Tod hörte, verfiel er in eine regelrechte Schockstarre und sprach davon, nun den einzigen Menschen, der ihn wirklich verstanden hatte, verloren zu haben. Der König ließ einen üppigen Kranz an Wagners Grab tragen mit der Aufschrift: »Für den großen Wort- und Tonkünstler«. »Den Künstler, um welchen jetzt die ganze Welt trauert, habe ich zuerst erkannt und der Welt gerettet«, schrieb er über Wagner.

1884 erhielt Ludwig, mittlerweile in ernster Geldnot steckend, nach langen und zähen Verhandlungen ein Bankdarlehen in Höhe von 7,5 Millionen Mark. Als Bedingung wurde vereinbart, dass Ludwig damit seine Schulden bei den hunderten Bauarbeitern, die noch kein Geld erhalten hatten, begleiche und seine Bauprogramme sofort stoppen werde. Sein Wort hatte er darauf gegeben, aber als er das Darlehen ausbezahlt bekam, ließ er die Bauarbeiten weiterführen. Bald häuften sich weitere

Schulden an, insgesamt 14 Millionen Mark, was nach heutigen Maßstäben in etwa 200 Millionen Euro wären. Finanzminister Emil von Riedel erklärte dem König schriftlich, in durchaus harschem Ton, dass die Staatskasse leer und man zahlungsunfähig sei. Ludwig hatte keine Ahnung von Finanzpolitik und verstand die prekäre Situation nicht, er war jedoch außer sich vor Wut wegen der Zurechtweisung Riedels. In seiner Verzweiflung überlegte er sogar, aus dem Ausland Geld für sich und seine Verschwendungssucht zu beschaffen. Die Hundertschaften an Gläubigern hatten indes bereits Zahlungsaufforderungen gegen die Kabinettskasse vorgebracht, eine Zwangsvollstreckung drohte. Ludwig empfand diese ganzen Querelen als Majestätsbeleidigung und drehte den Spieß nun um. Er beschimpfte die Minister als Pack und Gesindel und verlangte die sofortige Zahlung von 20 Millionen Mark, damit seine Schlösser nicht zwangsversteigert würden, andernfalls werde er sich entweder das Leben nehmen oder das Land sofort verlassen. Er empfand das bayerische Volk zunehmend als undankbar. Und falls man Schloss Herrenchiemsee beschlagnahmen sollte, würde er es vorher eigenhändig in die Luft sprengen.

Der König glaubte anscheinend, mit dieser breiten Palette an Drohungen das Kabinett in die Knie zwingen zu können, er überschätzte seine Position hier allerdings dramatisch und ahnte nicht, was bald kommen würde. Die heimische Presse schoss sich gegen den König ein, sein verschwenderischer Lebensstil, seine politische Unfähigkeit und nicht zuletzt seine Homosexualität waren nun Inhalt von scharfzüngigen Berichten geworden. Man beschloss, mit dem Einverständnis des Prinzregenten Luitpold, Ludwigs Onkel, ein Gutachten zum Geisteszustand des Königs zu erstellen. Schon zwanzig Jahre zuvor hatte es ein solches Gutachten geben sollen, das dann aber aufgrund des Ausbruchs des Preußisch-Österreichischen Krieges nicht durchgeführt worden war. Dies sollte sich nun ändern. Außerhalb Bayerns sah man dieses Gutachten recht kritisch. Otto von Bismarck sprach davon, dass die Bayern wohl ihren eigenen König »schlachten«. Dr. Bernhard von Gudden, der zu einer der Koryphäen der Psychiatrie der Zeit gehörte und der für die humane Behandlung von Patientinnen und Patienten sowie das Prinzip des Nichtfesselns eintrat, den Ludwig II. selbst 1875 in den Adelsstand erhoben hatte und der seit Jahren Direktor der Oberbayerischen Kreisirrenanstalt war, sollte das Gutachten erstellen. Er hatte bereits 1870 Ludwigs jüngeren Bruder Otto für geisteskrank und regierungsunfähig erklären lassen. Seit 1873 war dieser bei von Gudden in Behandlung. Der Kommission, die das Gutachten unter der Leitung von Guddens erstellte, gehörte neben Dr. Friedrich Wilhelm Hagen und Dr. Max Hubrich auch von Guddens Schwiegersohn Dr. Hubert von Grashey an.

Was Ludwigs psychologisches Gutachten nun betraf, so wurden die familiären Vorbelastungen, eben durch Ottos, aber auch Prinzessin Alexandra Amalies, einer Tante Ludwigs, Geisteskrankheiten sowie alle Auffälligkeiten und Absonderlichkeiten in seinem Wesen, wie etwa Bedienstete auf lange Reisen zu schicken, damit die den Heiligen Gral oder einen paradiesischen Ort fänden, minutiös dokumentiert. Und so wirkte das Gutachten am Ende erdrückend. Ludwig II. von Bayern wurde für geisteskrank und somit regierungsunfähig befunden. Der Inhalt des Gutachtens wurde am 9. Juni den versammelten Ministern vorgetragen. Da hieß es: »Seine Majestät sind in sehr fortgeschrittenem Grade seelengestört und zwar leiden Allerhöchstdieselben an jener Form von Geisteskrankheit, die den Irrenärzten wohl bekannt mit dem Namen Paranoia (Verrücktheit) bezeichnet wird.«

Von Gudden und sein Assistent Dr. Franz Müller, sowie vier Irrenpfleger bildeten die sogenannte Fangkommission, die am 9. Juni 1886, kurz nach 23 Uhr in Hohenschwangau eintraf und bei reichlich Alkohol besprach, wie man dem König am nächsten Tag gegenübertreten würde. Als die sechs Männer tags drauf bei Ludwig eintrafen, wurden sie von der aufgebrachten königstreuen Baronin Spera von Truchseß mit einem Regenschirm attackiert, dann eilte sie in das Zimmer Ludwigs und warnte ihn vor. Also erteilte er den Befehl, die Männer sofort gefangen zu nehmen und ihnen die Augen ausstechen zu lassen, Letzteres passierte jedoch nicht und auch die Inhaftierung dauerte nicht lange, denn Luitpold, der mittlerweile zum Regenten ernannt worden war, bestätigte die nun proklamierte Unzurechnungsfähigkeit Ludwigs. Dieser verstand die Welt nicht mehr. Er fragte von Gudden: »Wie können Sie mich für geisteskrank erklären? Sie haben mich ja vorher nicht angesehen und untersucht.«

Ludwig wurde nun informiert, dass man ihn in der Nacht des 11. Juni nach Schloss Berg zur psychiatrischen Internierung bringen würde. Er betrank sich und ließ gegen Mitternacht noch Alfons Weber kommen, der bei Ludwig den Vorzimmerdienst verrichtete. Ludwig überreichte ihm 1200 Goldmark mit den Worten: »Hier hast du mein Letztes, du hast es verdient, du warst mein Getreuester. Nimm es nur, ich brauche kein Geld mehr.« Eine halbe Stunde später brach man nach Schloss Berg auf.

Dort angekommen, verhielt sich der König ruhig, aber man entfernte dennoch sämtliche Gegenstände, mit denen sich Ludwig hätte verletzen oder töten können, aus seiner Nähe. Von Gudden erklärte dem royalen Patienten, dass er, falls er wünsche, spazieren zu gehen, dies in der Früh im Beisein von Pflegern machen dürfe, falls ihm der Abend lieber wäre, würde er, von Gudden persönlich, ihn dabei begleiten. Die anderen Ärzte die das hörten, sollen sich zwar darüber irritiert gezeigt haben, gesagt habe aber niemand was. Ludwig entschied sich darauf für den abendlichen Spaziergang.

Um 18:45 brachen er und von Gudden auf. Es war kein allzu schöner Sommertag, sondern ein recht wolkenverhangener. Als die beiden gegen 20 Uhr noch immer nicht zurück waren, wurde ein Suchtrupp ausgeschickt, und schließlich, es war schon stockdunkle Nacht und Regen hatte eingesetzt, wurde die Leiche Ludwigs im Starnberger See treibend entdeckt und im seichten Teil, nahe beim Ufer, trieb der tote von Gudden. Seither überschlagen sich die Theorien, wie sich dieser nächtliche Spaziergang abgespielt haben könnte. Am wahrscheinlichsten ist wohl, dass Ludwig sich das Leben nehmen wollte, wie er es schon oft angekündigt hatte, von Gudden, der gut vierzig Zentimeter kleinere Arzt, ihn daran hindern wollte und vom entmachteten Monarchen erschlagen wurde. Anschließend ertränkte sich Ludwig.

Die Uhr des Königs war um 18:54 aufgrund von Wassereinbruch stehengeblieben, jene des Arztes erst um 20:10. Wahrscheinlich blieb Ludwigs Uhr, infolge der Schläge, die er gegen von Gudden austeilte und ihn immer wieder ins Wasser brachten, früher stehen. Die Todesursache des Königs könnte auch ein Herzinfarkt, infolge der körperlichen Anstrengung und mangelnden Fitness gewesen sein, denn der Gesichtsausdruck des Toten soll, laut dem Zeitzeugen Pfarrer Martin Beck nicht der eines Ertrunkenen gewesen sein. Und Ludwig hatte vor dem Spaziergang ein sehr opulentes Abendessen mit viel Wein gehabt, zudem war das Wasser gerade einmal 12 Grad warm. Alles eine enorme Belastung für den Herzmuskel.

Hartnäckig hielten und halten sich aber auch die Theorien eines Mordkomplotts, denn angeblich soll Ludwigs Leiche Schusswunden aufgewiesen haben. Anlässlich des hundertsten Todestages des Bayernkönigs 1986 war eine Obduktion seiner Leiche angekündigt worden, die die Begleitumstände womöglich hätte klären können, in letzter Sekunde wurde sie aber durch die Wittelsbacher Nachfahren verhindert, denn man wolle, wie es hieß, Ludwigs Andenken bewahren – und sicherlich auch den gewinnbringenden Mythos pflegen. Von Guddens Leiche wies, und dies ist auch auf seiner Totenmaske zu erkennen, eine deutliche Beule über dem rechten Auge und diverse Kratzspuren im Gesicht und auf der Nase auf, was also die Kampftheorie durchaus bestätigte.

In einem seiner letzten Briefe schrieb König Ludwig, tief gekränkt: »Beleidigungen verletzen mich so tief, dass sie mich entwaffnen. Sie drücken mich zu Boden und sicherlich werden sie mich eines Tages vernichten. (...) Man nennt mich einen Narren. Wird Gott mich ebenso nennen, wenn er mich einmal zu sich ruft?« Es sind Zeilen, die verdeutlichen, dass Ludwig unter dem öffentlichen Urteil litt und dass seine Verfassung schon geraume Zeit sehr labil gewesen war.

Anlässlich des 171. Geburtstags Ludwigs II., 2016, tauchte ein bis dato unbekannter Brief des Königs an seinen Vetter Prinz Ludwig Ferdinand auf, datiert vom 10. Juni 1886 und somit wahrscheinlich der letzte Brief von ihm. Es war der Tag der offiziellen

Entmündigung des Monarchen. Ludwig schrieb: »schändliche Verschwörung. Wer kann nur hinter einem solchen Verbrechen stecken, Prz. Luitpold vermuthlich. (...) Wie kann aber eine solche Infamität nur möglich sein?« An seiner psychischen Erkrankung, schrieb er weiter, sei »nicht eine Sylbe wahr«. Und in einem mit Bleistift geschriebenen Nachsatz schrieb er: »Dieser Abschaum von Bosheit plant, mich nächtlich überfallen u. gefangen nehmen zu wollen!!!«

Der Psychiater Hans Förstl meint zu Ludwigs geistiger Gesundheit, dass wohl eine schizotype Persönlichkeitsstörung vorgelegen habe. Dieses Krankheitsbild hat eine große Variationsbreite, von ausgeprägter Exzentrik bis zu Schizophrenie ist alles möglich. Zurechnungsfähigkeit spricht Förstl Ludwig ab, da dieser sich seinerzeit, konfrontiert mit der prekären finanziellen Situation im Land, so vehement geweigert hatte, einzulenken und kürzer zu treten. Zusätzlich entwickelte sich, wie es im Autopsiebefund hieß, eine beginnende frontaltemporale Demenz (Morbus Pick), die im weiteren Krankheitsverlauf Stirn- wie Schläfenlappen angreift und zersetzt.

Ludwig wurde am 19. Juni 1886 in der Münchner Michaelskirche feierlich zu Grabe getragen, sein Herz kam in die Gnadenkapelle in Altötting, das bayerische Volk nahm in Massen Abschied, und es war reine Ironie, dass nun sein geisteskranker Bruder Otto, jedenfalls formal, den Thron bestieg, tatsächlich regierte jedoch Luitpold, sein Onkel, bis zu seinem Tod 1912, der ihn mit greisen 91 Jahren ereilte, das Land. Die Bestürzung über den frühen Tod Ludwigs II. reichte durch ganz Europa. Kaiser Wilhelm beklagte den »tieferschütternden Verlust«. Mit einem strammen Einsparungsprogramm machte man sich in Bayern nun allerdings daran, die enormen Staatschulden, die Ludwig hinterließ, zu tilgen. Und ironischerweise half dabei genau dieser: Bereits 48 Tage nach seinem Tod wurde Schloss Neuschwanstein für Touristen geöffnet. Und die kamen in Strömen. Bis zum Ende des Jahres 1886 waren es über 18000, die das Traumschloss für drei Mark Eintritt besichtigten.

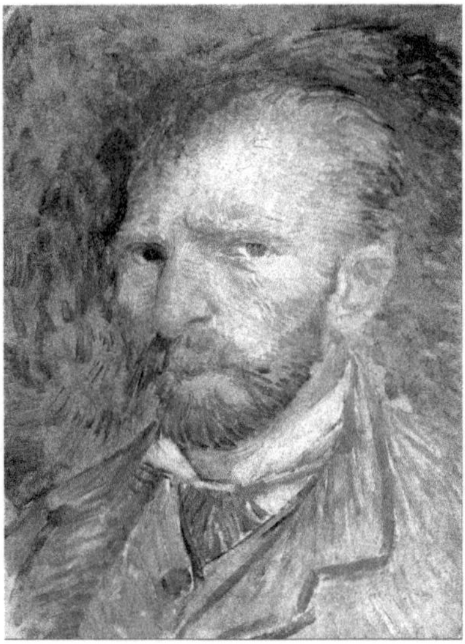

Vincent van Gogh
Selbstporträt,
Gemälde, 1887

»Mancher Mensch hat ein großes Feuer in seiner Seele und niemand kommt, um sich daran zu wärmen.«
Vincent van Gogh, niederländischer Maler
(1853 bis 1890)

Viele Zeitgenossinnen und -genossen, die van Gogh trafen oder Kontakt zu ihm hatten, bezeichneten ihn als mürrisch, nervös, unruhig und immer wieder aufbrausend. Seine Kunst, die zeit seines Lebens nur von wenigen verstanden und wertgeschätzt wurde, hätte hier auch die so dringend gewollte Anerkennung mit sich bringen sollen. In einem Brief an seinen Bruder Theo van Gogh merkte Vincent an: »Was bin ich in den Augen der meisten? Eine Null oder ein Sonderling oder ein unangenehmer Mensch (...) dann möchte ich durch meine Arbeit einmal zeigen, was im Herzen eines solchen Niemands steckt.«

Vincent van Gogh wurde als erstes von insgesamt sechs Kindern am 30. März 1853 im niederländischen Zundert geboren.

Der Vater, Theodorus van Gogh, war reformierter Prediger, die Mutter Anna Cornelia (geb. Carbentus) die Tochter eines Buchhändlers. Ihre Schwester Cornelia hatte zwei Jahre zuvor Vincent van Gogh (Onkel Cent), den Bruder von Vater Theodorus geheiratet. Durchaus nicht unüblich zu dieser Zeit. Bis einschließlich 1867, hier war die Mutter bereits 46 Jahre alt, wurden die Geschwister Anna Cornelia, Theo(dorus), Elisabeth Huberta, Willemina Jacoba und Cornelis Vincent geboren.

Lange war es unklar, welche Richtung der Weg Vincent van Goghs gehen würde. Ab 1871 arbeitete er als Kunsthändler, und bekam so nicht nur einen Einblick in die Kunst- und Künstlerszene, sondern auch ein Gespür dafür, was gute von schlechter Kunst unterscheidet. Mitte der 1870er erhielt er aber eine Stelle als Hilfslehrer bei William Port Stokes auf der britischen Kanalinsel Ramsgate, hier kam er mit der methodistischen Kirche in Kontakt und steigerte seine religiöse Begeisterung. Am 29. Oktober 1876 predigte er erstmals selbst und hatte nun den Berufswunsch, Evangelist zu werden. Den Eltern in den Niederlanden war das freilich nicht recht, sie hätten es viel lieber gesehen, wenn der älteste Sohn etwas Handfestes, Bodenständiges, wie Tischler, Bäcker oder Buchhalter ausgeübt hätte. Knappe drei Jahre predigte er und sah sich schließlich in diesem Bereich als gescheitert, auch, weil er inzwischen die Begeisterung für die Kunst und fürs Malen entdeckt hatte.

Erst mit 27 Jahren also, van Gogh zog anfangs nach Den Haag, entschied er sich dafür, von der Kunst zu leben. Seine künstlerische Laufbahn sollte daraufhin aber nur zehn Jahre währen. In Den Haag bewohnte er eine kleine Wohnung und ging mit der Prostituierten Clasina »Sien« Maria Hoornik, die Mutter einer kleinen Tochter, Maria, war, eine Lebensgemeinschaft ein. Er hatte Hoornik als Nacktmodel angeheuert und schließlich Mitleid mit ihr gehabt, weil sie kurz vor der Obdachlosigkeit gestanden hatte. Eine Liebesbeziehung war es nicht. Sien ging weiter anschaffen und wurde von einem ihrer Freier erneut geschwängert. Am 22. Juli 1882 wurde der Sohn Willem geboren. Bis zum Herbst 1883, fast zwei Jahre, lebten alle vier gemeinsam unter einem Dach und van Gogh entwickelte eine väterliche Beziehung zu den Kindern. Es kam aber letzten Endes zum Bruch, als er sie bat, nicht mehr als Prostituierte zu arbeiten. Nach der Trennung gab sie die Kinder zu ihrer Mutter und zum Bruder, zog weg, heiratete später und ertränkte sich schließlich, schwer depressiv, 1904, in der Schelde.

Van Gogh versuchte indes, seine Malerkarriere voranzutreiben und für den großen Markt zu produzieren, und er suchte krampfhaft, Kontakt zu anderen Künstlern aufzubauen, ein schwieriges Unterfangen und sicherlich eine Überwindung für den menschenscheuen van Gogh. So recht wollte aber nichts in Fahrt kommen und auch der Versuch, im Herbst 1888 eine Künstlerkolonie in Arles zu gründen, misslang, da sich außer Paul Gauguin keine anderen Künstler einfinden wollten. Diese beiden entzweiten sich zudem in einem heftigen Streit – und sie hatten viel in den nur neun Wochen des Zusammenlebens im sogenannten Gelben Haus bei Arles gestritten. In einem später nicht völlig aufgeklärten Vorfall schließlich ging van Gogh, vollkommen in Rage, mit dem Rasiermesser auf Gauguin los, als dieser ihn abwehren konnte, legte van Gogh selbst Hand an sich und verstümmelte sich. Er schnitt sich sein linkes Ohr zu einem großen Teil ab und wurde stark blutend am nächsten Tag ins Krankenhaus eingeliefert, während Gaugin angeblich tags darauf nach Paris abreiste. So weit kennen die meisten von uns die Geschichte. Nun, die meisten dieser Fakten über den Vorfall mit dem Ohr entstammen allerdings den Lebenserinnerungen Paul Gauguins, die er 1903 niedergeschrieben hatte, und nicht wenige zweifeln diese heute, was einige Details betrifft, stark an. Die Kunsthistoriker Hans Kaufmann und Rita Wildegans stellen in ihrem 2008 erschienenen Buch *Van Goghs Ohr: Paul Gauguin und der Pakt des Schweigens* die These auf, dass Gauguin selbst dem niederländischen Maler das Ohr, und zwar mit einem Schwert abgeschnitten habe, nachdem ein Streit eskaliert war. Um dem Ruf Gauguins nicht zu schaden, habe van Gogh angegeben, er habe sich selbst verunstaltet. Nun, was tatsächlich der Wahrheit entspricht, bleibt ein wohlgehütetes und nicht mehr zu lüftendes Geheimnis. Was jedoch in jedem Fall eine Lüge von Gauguin war, war seine angeblich sofortige

Abreise nach dem Vorfall, denn als Theo van Gogh an den Weihnachtstagen ins Gelbe Haus kam, um Sachen seines Bruders mitzunehmen und sie ihm ins Krankenhaus zu bringen, traf er Paul Gauguin noch an.

Dennoch, es war nicht nur dieses zugegeben ohnehin schon recht verstörende Ereignis, das das Umfeld van Goghs an dessen Geisteszustand zweifeln ließ, nein, nach der »Geschichte mit dem Ohr« wurde es noch bizarrer: Die Lokalzeitung *Le Forum Républicain* berichtete am 30. Dezember 1888 über die Ereignisse eine Woche zuvor und gilt heute als die sicherste Quelle: »Vergangenen Sonntag, um halb 12 am Abend, ist ein gewisser Vincent Vangogh (sic!), Maler aus Holland kommend, ins ›Maison de la Tolerance‹ No. 1 gekommen, hat eine gewisse Rachel verlangt und ihr sein Ohr übergeben, indem er sagte: ›Bewahren Sie diesen Gegenstand sorgfältig auf.‹ Darauf ist er verschwunden. Über diese Tat informiert, die nur die eines armen Geistesgestörten sein kann, hat sich die Polizei am nächsten Morgen zu diesem Individuum begeben, das sie in einem Bett liegend vorfand, beinahe kein Lebenszeichen von sich gebend. Dieser Unglückliche ist eilig ins Krankenhaus eingeliefert worden.«

Es hatte sich ein riesiger Tumult gebildet, als van Gogh im »Maison«, einem Bordell, seiner Lieblingsprostituierten dieses Geschenk gemacht hatte. Da Rachel sofort laut zu schreien begonnen hatte, waren Menschen gerannt gekommen, um zu sehen, was hier vor sich ging. Der Postmeister Roulin brachte van Gogh nach Hause, von wo er dann schließlich aufgrund des immensen Blutverlustes in ein Krankenhaus gebracht wurde. Für kurze Zeit überlegte man dort, ihn nach seiner Genesung in eine Nervenheilanstalt nahe Aix-en-Provence zu überstellen, aber man sah davon ab. Im Januar 1889 schreibt van Gogh nach seiner Entlassung aus dem Spital an Theo: »Gesundheitlich geht es mir gut, die Wunde heilt sehr gut, und der große Blutverlust gleich sich aus, denn ich esse und verdaue gut. (...) Die Schlaflosigkeit bekämpfe ich mit einer sehr, sehr starken Kampferdosis, die ich in mein Kopfkissen und in meine Matratze tue. (...) Ich hatte große Angst, nachts allein im Haus zu sein, und war voller Sorge, daß ich nicht schlafen könnte.«

Ab 1889 wurde der Zustand van Goghs immer auffälliger und auch die Episode mit dem Ohr blieb im Gedächtnis der Leute. Am 19. März 1889 schrieb Vincent an Theo: »Ich schreibe Dir im vollen Besitz meiner geistigen Fähigkeiten und nicht als ein Geisteskranker, sondern als der Bruder, den du kennst. Folgendes hat sich zugetragen: Eine gewisse Anzahl von Leuten hier hat an den Bürgermeister (...) eine Eingabe mit über achtzig Unterschriften gemacht, in der sie mich als einen Menschen bezeichnen, den man nicht frei herumlaufen lassen dürfte, oder so was Ähnliches. Daraufhin hat der Polizeikommissar (...) den Befehl gegeben, mich von neuem zu internieren. Also sitze ich schon tagelang hinter Schloss und Riegel unter Aufsicht der Krankenwärter in der Irrenzelle, ohne daß meine Strafbarkeit bewiesen oder auch nur beweisbar wäre.«

Tatsächlich gab es diese Petition, allerdings wurde sie entgegen seiner Annahme »nur« von dreißig besorgten Bürgern und Bürgerinnen unterzeichnet, im genauen Wortlaut stand Folgendes darin: »Herr Bürgermeister, Wir Unterzeichner, Einwohner der Stadt Arles, Place Lamartine, haben die Ehre, Sie darauf hinzuweisen, dass ein gewisser Vood (Anm.: Vincent van Gogh war gemeint), Landschaftsmaler, holländischer Herkunft, Anwohner des gleichen Platzes, schon seit einiger Zeit und wiederholte Male bewiesen hat, dass er nicht im Vollbesitz seiner geistigen Kräfte ist, (...) eine Bedrohung für alle Anwohner des Viertels, und vor allem für die Frauen und Kinder. Als Konsequenz haben die Unterzeichner die Ehre zu verlangen, (...) dass der gewisse Vood so schnell wie möglich in seine Familie reintegriert wird, (...) um ihn in einer Heilanstalt unterbringen zu lassen, um jedem Unglück vorzubeugen, das sicher eintreten wird, wenn man im Hinblick auf ihn nicht energische Maßnahmen ergreift.«

Der Superintendent kommt bereits kurz nach der Verhaftung, nachdem er repräsentativ fünf Unterzeichner befragt hatte, zu dem Urteil, dass van Gogh »geistesgestört« sei und »zu einer Gefahr für die Öffentlichkeit« werden könnte. Der Pastor Frédéric Salles, der sich van Goghs immer wieder gerne annahm, besuchte ihn und sah die Situation freilich anders. Er schrieb: »Ich fand ihn vollkommen klar und seiner Position absolut bewusst vor.« Und van Gogh schrieb seinem Bruder wenige Tage später nochmals und merkte an: »Soweit ich es beurteilen kann, bin ich nicht wirklich geisteskrank.« Er machte das Beste aus seiner Situation, malte viel und blieb ruhig.

Das Gelbe Haus blieb bis zum 23. März 1889 geschlossen, als er entlassen wurde. Und so suchte er rasch neue Motive, die ihn genauso faszinieren mochten wie der Gelbton des Hauses. »Es ist gewaltig, diese gelben Häuser im Sonnenlicht und dann die unvergleichliche Frische des Blaus.«

Nach einem Hochwasser, das auch das Haus in Mitleidenschaft zog, entschloss sich van Gogh, sein »Künstlerdomizil« aufzugeben. Seine Möbel durfte er in einem Café unterstellen, sein Bekannter Félix Rey stellte ihm ein kleines Zimmer für wenig Miete zur Verfügung. Über drei Wochen hörte Theo van Gogh nun nichts von seinem Bruder, wahrscheinlich nahm er an, dass dieser voll in seiner Arbeit aufgegangen war, doch dann erreichte ihn am 19. April ein Brief des Pastors Salles, in dem dieser sagte, dass Vincent mit ihm offen gesprochen und gemeint habe: »Ich bin nicht in der Lage, für mich selbst zu sorgen und mich selbst zu kontrollieren. Ich fühle mich ganz anders, als ich einmal gewesen bin.« Und er bat den Geistlichen, ihn irgendwo unterzubringen. Salles fragte nun bei Theo nach, ob dieser nach Nervenheilanstalten in der Nähe von Arles suchen wollen würde. Zwei Tage später meldete sich nun auch Vincent van Gogh selbst bei seinem Bruder: »Hoffentlich genügt es, wenn ich Dir sage, dass ich mich völlig außerstande fühle, ein neues Atelier zu nehmen und dort alleine zu wohnen. (...) Vorläufig möchte ich interniert bleiben, um meiner eigenen Ruhe willen und auch der anderen wegen.« Und an seine Schwester Willemina schrieb er, auf seine prekäre Verfassung näher eingehend: »Im Ganzen habe ich vier schwere Anfälle gehabt, ich wusste überhaupt nicht mehr, was ich sagte, wollte, tat. Außerdem bin ich vorher dreimal ohne ersichtlichen Grund ohnmächtig geworden.« Die weit über tausend Briefe, die van Gogh hinterlassen hatte, waren und sind natürlich die Basis der Forschung und zeichnen ein Bild, eines sukzessive verzweifelnden und immer wieder scheiternden Mannes, der endlich die nötige künstlerische Anerkennung erhalten möchte, immer Fremder in der Fremde bleibt und tatsächlich mitbekommt, wie er zunehmend und immer öfter die Kontrolle über Körper und Geist verliert.

Am 8. Mai 1889 kam van Gogh dann in Begleitung von Salles in der Heilanstalt Saint-Paul-de-Mausole nahe Saint-Rémy, keine zwanzig Kilometer von Arles entfernt, an. Der Anstaltsleiter Dr. Théophile-Zacharie-Auguste Peyron notierte, dass der Patient »an akuter Manie mit Halluzinationen des Hörens und Sehens« leide, die dazu führten, dass er sich selbst verstümmelte. Der Arzt irrte sich, weswegen auch immer, bei der weiteren Ausführung, indem er davon schrieb, dass van Gogh sich »das rechte Ohr abschnitt«, da es tatsächlich ja das linke gewesen und dies zu dieser Zeit schon einige Wochen her war. Dem Patienten wurde von der Anstaltsleitung erlaubt zu malen, und dies tat van Gogh in dieser Zeit dann auch wie besessen. Ihm schien es hier merklich besser zu gehen, in Begleitung seines Pflegers Georges Poulet durfte er draußen malen und auf Motivsuche gehen. Doktor Peyron zeigte sich zufrieden und schrieb an Theo van Gogh, dass wohl schon bald eine Entlassung möglich sei. Theo hatte zu dieser Zeit auch überlegt, Vincent nach Paris zu sich zu holen, da er der Überzeugung war, dass ein Leben als Künstler, so abgeschieden und isoliert von den großen Künstlerinnen und Künstlern und Schulen der Hauptstadt, auf Dauer nicht gut sein konnte. Doch im Spätsommer 1889 erlitt van Gogh einen neuen schweren Anfall. Er versuchte dabei, Tubenfarben zu essen, verschluckte scharfe Teile, die ihm die Speiseröhre verletzten – und eine Entlassung war in weite Ferne gerückt. Die Klinikleitung untersagte ihm daraufhin das Malen. Theo schrieb einen aufmunternden und ablenkenden Brief: »Ich hoffe, die Unpässlichkeit war nichts weiter als ein Nachklang des letzten Anfalls. (...) Ist der Arzt und das übrige Personal gut zu Dir? Wird ein Unterschied zwischen den verschiedenen Kranken gemacht, und hängt das von dem Preis ab, den sie zahlen?« In diesem Brief schrieb Theo auch, dass er diese »Beklommenheit«, die Vincent manchmal beschrieben hatte, gut nachvollziehen könnte, ja, sie selbst manchmal empfinde.

Der renommierte Arzt und Kunstkenner Paul-Ferdinand Gachet, bekannt mit den Malern Paul Cézanne oder Jacob Pissaro, wurde von Theo van Gogh mit der Behandlung seines Bruders beauftragt. Dr. Peyron willigte ein, trug am 13. Mai 1890 in die Spalte »Beobachtungen« als einziges Wort »geheilt« ein, und van Gogh reiste über Paris ins abgelegene Auvers-sur-Oise, wo er ein Zimmer in der Dachkammer im Gasthof Auberge Ravoux bezog. Gachets Behandlungsmethode war unorthodox: Isolation und als einzige auferlegte Tätigkeiten Sprechen und Malen. Diese Methode erschien van Gogh zu Beginn alles andere als sympathisch. Er schrieb an Theo: »Ich glaube, auf Dr. Gachet darf man in keiner Weise rechnen. Erstens ist er meiner Meinung nach kränker als ich, oder sagen wir, ebenso krank wie ich. Wenn ein Blinder einen anderen Blinden führt, fallen da nicht alle beide?«

Was folgte, war dennoch van Goghs kreativste Schaffensperiode, die manisch-depressiven Verstimmungen, Wahnvorstellungen und Wutausbrüche blieben jedoch, ja, verschlimmerten sich sukzessive. Immer wieder schrie er herum, warf sich auf den Boden, zerstörte eben gemalte Bilder. Zu den ersten Motiven, die er dort in einem neuen Format (fünfzig mal hundert Zentimeter) malte, gehörte ein Porträt von Marguerite Clémentine Gachet, der 21-jährigen Tochter des Doktors. Es gibt nicht wenige Stimmen, die heute annehmen, dass sie der eigentliche Grund für van Goghs späterer Selbstmord gewesen war. Allerdings existieren hier unterschiedliche Zeitzeugenquellen – einige behaupten, die beiden hätten eine Affäre gehabt, die schließlich vom Vater untersagt worden war, andere meinen, dass die junge Marguerite dem Maler eine Abfuhr erteilt habe, als der ihr seine Liebe gestand. Aber diese Theorie dürfte am Ende doch nur Legende sein, denn Marguerite selbst starb erst 1949 und bestätigte niemals eine angebliche Romanze.

Am 8. Juni 1890 schrieb van Gogh in einem Brief an seine Mutter, resignierend: »Für mich könnte das Leben wohl mal einsam bleiben. Die, denen ich am meisten zugetan war, habe ich nicht anders wahrgenommen als durch einen Spiegel in einem dunklen Wort.«

Anfang Juli besuchte er Theo und dessen Frau Johanna in Paris, allerdings reiste Vincent noch am selben Abend wieder ab, denn zwischen den Brüdern kam es zu einer Auseinandersetzung: Das Baby des Ehepaars war schwer erkrankt und die Ratschläge von Vincent nervten Theo. Die beiden sollten sich nur noch ein einziges Mal sehen. Am 23. Juli schrieb Vincent seinen letzten Brief an den Bruder – einen nicht unbedingt versöhnlichen, weil Vincent es Theo übel nahm, dass dieser weiterhin für die Brüsseler Kunsthandlung Goupil arbeitete und der Kunstmarkt für den gescheiterten, mittellosen Maler mittlerweile dem personifizierten Bösen gleichkam: »Und meine Arbeit, nun, ich setze mein Leben dabei aufs Spiel, und mein Verstand ist zur Hälfte dabei draufgegangen – gut –, aber Du gehörst, soviel ich weiß, nicht zu den Menschenhändlern, und Du kannst, finde ich, Stellung nehmen und wirklich menschlich handeln – aber was soll man machen?« Vincent van Gogh schickte diesen Brief niemals ab, sondern behielt ihn in seiner Jackentasche. Er blieb nun weitgehend durchgängig in seinem Domizil in Auvers. Siebzig Tage sollte er noch leben. Siebzig Tage, in denen sein Blick auf die Gesellschaft und auf sich selbst immer unversöhnlicher wurde.

Am 27. Juli 1890 malte er im Freien, dann lehnte er die Staffelei an den Heuschober und nahm die geladene Pistole, die er bei sich trug. Dann schoss er auf sich, einmal in die Brust, doch nicht sofort tödlich. Die Wucht riss ihn zu Boden, er blutete stark, brauchte drei Versuche, um sich aufzurichten, schleppte sich dann unbemerkt in sein Zimmer und legte sich unter Schmerzen ins Bett, wo ihn der Wirt schließlich ächzend und stöhnend vorfand. Er hoffte, dass dieses Mal, im Gegensatz zu den misslungenen ersten Malen, sein Selbstmordversuch von Erfolg gekrönt sein würde. Sofort wurde Gachet alarmiert, der zusammen mit Doktor Joseph Mazery kam. Zwei volle Tage und Nächte vegetierte er im Gasthaus dahin, ehe er an den Verletzungen verstarb. Gachet und ein herbeigeeilter Kollege von ihm konnten die Kugel nicht mehr entfernen. Kurz vor Vincents Tod traf auch Theo van Gogh noch ein und schob Wache am Bett seines Bruders. Nicht einmal ein halbes Jahr später, am 25. Januar 1891 sollte er selbst, erst 33-jährig, an Dementia paralytica infolge einer Syphilis sterben. Beide Brüder liegen am Friedhof Auvers-sur-Oise begraben.

Worunter van Gogh genau gelitten hat, beziehungsweise was mögliche Auslöser seiner manischen Phasen, aber auch der Ohnmachts- und Krampfanfälle gewesen sein könnten, ist nicht restlos geklärt. Die Vermutungen gehen von zu exzessivem Absinthkonsum über eine Kampfervergiftung bis hin zu einer Syphiliserkrankung. Er litt unter Verwirrtheit, Benommenheit, Schlafstörungen, Halluzinationen, Angst- und Panikattacken, in den letzten Monaten seines Lebens wurden die Anfälle heftiger: dann stürzte er zu Boden, er wurde ohnmächtig oder seine Gliedmaßen verkrampften sich und er versuchte, Farbe zu essen und Kerosin zu trinken. Auf diese Art und Weise verätzte er sich nicht nur einmal die Speiseröhre und musste wegen Vergiftungserscheinungen behandelt werden. Die Ärzte in Arles nahmen zu Beginn noch Epilepsie an, zumal van Gogh angegeben hatte, dass es Epilepsieerkrankungen in der Familie gegeben habe, heute gilt es als wahrscheinlicher, dass seine Erkrankung sowohl psychischer als auch somatischer Natur war. Viele Komponenten spielten da zusammen: Psychischer Stress, neurotische Entwicklungsproblematik und exzessiver Alkoholkonsum sowie Vergiftungserscheinungen durch Absinth und hohe Dosen von Kampfer, die er gegen den Schmerz und die Schlafstörungen nach seiner Ohrenverletzung genommen hatte, die alle gemeinsam zu teilweisen epileptischen Aktivitäten im limbischen System geführt hatten. Kampfer in der Konzentration, wie sie Vincent van Gogh nahm, kann zu Halluzinationen und schweren Haut- und Schleimhautreizungen führen.

Eine kurze Anekdote am Ende: Die Französin Jeanne Calment, die jahrelang im *Guinness-Buch der Rekorde* als ältester Mensch der Welt geführt wurde und 1997 122-jährig verstarb, traf übrigens im Jahr 1889, ein knappes Jahr vor dessen Tod van Gogh als vierzehnjähriges Mädchen in Arles. Im Geschäft ihres Onkels kaufte der Maler regelmäßig Leinwände. Er sei »unansehnlich, schlecht rasiert, schlecht gekleidet und sehr unfreundlich« gewesen und habe »sehr nach Schnaps gerochen«, erinnerte sie sich noch mehr als ein Jahrhundert später.

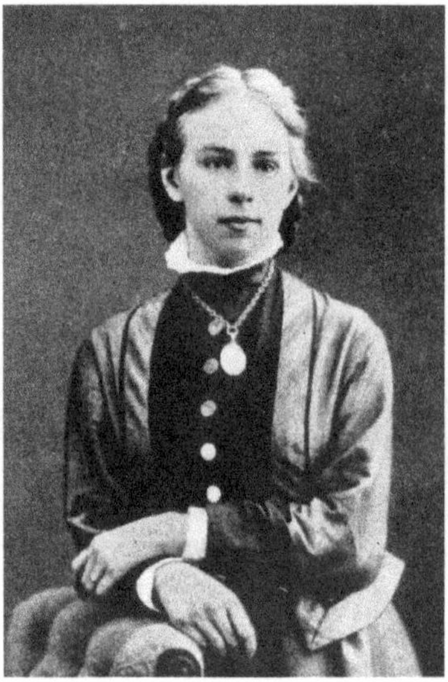

Emilie Kempin
Fotografie, um 1885

»Meine Verwandten haben sich von mir abgewandt.«
Emilie Kempin, Schweizer Juristin
(1853 bis 1901)

Emilie Kempin war die erste Rechtsanwältin der Schweiz, sie wurde allerdings nur in New York erfolgreich. Sie gründete dort eine eigene Rechtsschule, aber geriet nach ihrer Rückkehr ins Heimatland zunehmend ins gesellschaftliche Abseits und verbrachte schließlich in der Irrenanstalt Friedmatt bei Basel verarmt und ruiniert ihre letzten Lebensjahre. Wie konnte es so weit kommen?

Emilie Kempin wurde am 18. März 1853 in Altstetten als Emilie Spyri geboren. Sie war das dritte von acht Kindern – mit zwölf Jahren zog ihre Familie nach Zürich, wo der Vater Diakon in der reformierten Kirchengemeinde Neumünster wurde. 1875 nahm er die Leitung des statistischen Büros der Schweizer Nordostbahn an und beendete seine Kirchenlaufbahn. Emilie

Spyri wurde in eine gutbürgerliche Familie hineingeboren und schon bald hatte die selbstbewusste junge Frau auch große Zukunftspläne. Sie wollte Rechtwissenschaften studieren und als Anwältin arbeiten. Absolut undenkbar in der regressiven Bürokratie der damaligen Schweiz und auch sonst: eine Frau als Anwältin?

Ihre Tante, die berühmte Jugendbuchautorin Johanna Spyri (1827–1901), die mit ihrem Klassiker *Heidi* bis heute weltberühmt ist, übte enormen Druck auf ihre Nichte aus, den Berufswunsch der Anwältin bleiben zu lassen, da der »Hausstand« das einzig wirkliche und würdige Betätigungsfeld der Frau sei. Aber die Nichte ließ sich nicht beirren: Schon früh zeichnete sich die junge Emilie durch Wissensdurst und Kreativität aus und bewunderte die ersten weiblichen Studentinnen an deutschen und russischen Universitäten. Und so kam es, dass sie sich 1883 als erste Frau an der Juristischen Fakultät von Zürich immatrikulierte. Im Juli 1887 promovierte sie schließlich als erste Frau Europas zur Doktorin der Rechte, summa cum laude. Die ersten Frauen, meist Deutsche oder Russinnen, die damals studierten, waren auf der Medizinischen Fakultät zu finden, aber nicht in der Rechtswissenschaft.

Die Familie reagierte, wie am Beispiel der Tante gesehen, mit vollkommenem Unverständnis auf ihre Karriere. Doch Emilie ließ sich nicht davon beirren, auch bei der Wahl ihres Mannes ging sie nicht auf die Konventionen ein: Walter Kempin, den sie am 22. Juni 1875 heiratete, war ein Theologe, Philanthrop und vor allem ein glühender Verfechter für die Rechte der Frauen und so war es nicht verwunderlich, dass ihr Vater den Schwiegersohn, der dazu auch noch preußische Wurzeln hatte, nicht akzeptierte und Emilie die Mitgift verweigerte. Geld, das dem frisch verheirateten Paar fehlte und zwar schmerzlich. Es musste eisern gespart werden und noch viel mehr, weil Emilie kurz nacheinander drei Kinder (die Töchter Agnes und Gertrud, sowie den Sohn Walter junior) bekam. Sie musste sich daraufhin oft anhören, ihre Kinder zu vernachlässigen, wenn sie nach wie vor plane, zu studieren und als Rechtsanwältin zu arbeiten – nur: sie durfte dies als Frau in der Schweiz gar nicht. Selbst ihr Gesuch, wenigstens als Privatdozentin zugelassen zu werden, wurde abgelehnt. Zürich wurde ihr dadurch zunehmend unangenehm. Und da ihr Mann aufgrund seiner öffentlichen sozialpolitischen Reden negativ auffiel, beschloss die junge Familie, Ende September 1888 auszuwandern.

Die Kempins wagten die Überfahrt nach New York, doch schon wenige Wochen nach der Ankunft dort reiste Walter mit zwei der Kinder wieder zurück nach Europa. Er hatte Probleme mit der Kultur und der englischen Sprache und hatte in Übersee den Plan geschmiedet, zurück in der Schweiz ebenfalls mit dem Jurastudium zu beginnen und unabhängig von seiner Frau zu werden, da er keine eigenen Einkünfte besaß. Emilie Kempin, die mit einer Tochter blieb, kämpfte in den USA indes für die Gründung einer Rechtsschule für Frauen – und die amerikanische High Society liebte die Begeisterung und den Elan der kleingewachsenen Schweizerin. Im Oktober 1890 wurde ihr Eifer belohnt und die Woman's Law Class an der Universität New York, für die sie gekämpft hatte, wurde feierlich eröffnet. Ein Erfolg, über den auch in europäischen Zeitungen, durchaus respektvoll, berichtet wurde.

Emilie Kempin war längst fixer Bestandteil der Professorenriege an der Universität geworden, als ihr Sohn Walter in der Schweiz an einem schweren Halsdrüsenleiden erkrankte. Emilie ließ sich von einem Professorenkollegen vertreten und kehrte mit ihrer Tochter übereilt zurück in die Schweiz zur übrigen Familie. Sie hatte vor, sobald sich die Situation gebessert haben würde, wieder zurück in die USA zu reisen – hatte ihre Rückkehr für den 2. November bereits angekündigt, aber es kam anders: Die Kinder und auch Walter stimmten sie schließlich um, in der Schweiz zu bleiben und so gab sie schweren Herzens ihre Stelle in den USA auf. Erneut versuchte sie, eine Anstellung als Privatdozentin in Bern und dann in Zürich zu erlangen, der Großteil der männlichen Professoren sprach sich allerdings dagegen aus, doch erteilte ihr der Erziehungsrat »ausnahmsweise« am 15. Dezember 1890 die »Venia Legendi« (so nennt man die Berechtigung, an einer Hochschule zu lehren) für römisches, englisches und amerikanisches Recht. Ihre Petition, dass

Frauen, die ein abgeschlossenes Rechtswissenschaftsstudium haben, auch vor Gericht verteidigen und vertreten können sollen, wurde dagegen abgelehnt. Gemeinsam mit ihrem Mann gründete sie daraufhin in Zürich das »Amerikanische Rechtsbüro Dr. E. und W. Kempin« – sie beriet und betreute Frauen unentgeltlich, vor Gericht durfte die Klientinnen und Klienten nur ihr Mann Walter Kempin verteidigen.

Zu ihren Eltern und Geschwistern hatte sie während all dieser Zeit keinen Kontakt. Ihre progressive Lebensplanung stieß bei ihnen auf Unverständnis. So erfuhr sie erst über Dritte, dass ihr Vater schwer erkrankt war. Als sie deswegen ihr Elternhaus aufsuchte, um ihn zu besuchen, ließen ihre Tante, Johanna Spyri, und ihre Schwester sie nicht in sein Zimmer. Sie gaben an, dass er dies nicht wünschen würde. Sie ging schwer enttäuscht.

Am 1. September 1892 eröffnete Emilie Kempin eine »Rechtsschule für Laien«, wurde Vorsitzende des Frauenschutzvereins und ihre Zeitschrift *Frauenrecht* lag ab Ende dieses Jahres alle zwei Wochen der Zürcher Post bei. Außerdem erhielt sie endlich eine Professur: für Handels- und Wechselrecht an der Höheren Töchterschule. Große Erfolge. Dennoch empfand sie ihre Bemühungen zunehmend als Windmühlenkampf, der allmählich emotional seine Wunden hinterließ. Ihre Ehe war zerrüttet und als man sie für eine durch eine Pensionierung freigewordene Vorstandsstelle in der Schule nicht berücksichtigte und stattdessen einen weitgehend unerfahrenen Mann vorzog, ließ sie sich beurlauben. Sie gab ihre Vorstandsposition im Frauenschutzverein auf und zog im November 1895 ins Mekka des damaligen Festlandfeminismus, nach Berlin. Dort tankte sie neuen Tatendrang und gründete gemeinsam mit einem US-amerikanischen Anwalt ein Rechtsbüro und hielt Vorlesungen an der renommierten Humboldt-Universität.

Ihr Sohn und ihre Tochter Agnes folgten ihr nach Deutschland. Gertrud blieb beim Vater in Zürich. Das Ehepaar war bereits seit längerer Zeit getrennt, allerdings nicht geschieden. Als Gertrud vom verheirateten jungen Privatgelehrten Mathieu Schwann, der Verfechter der freien Liebe war, schwanger wurde, saß der Schock bei ihrer Mutter tief, hatte doch auch sie durchaus

Gefallen an dem jungen Heißsporn Schwann gefunden. Inwieweit dies beim weiteren, nun kommenden Verlauf ihres Lebens eine Rolle spielte, ist heute nur Spekulation: Am 15. September 1897 brach sie jedenfalls nervlich zusammen und wurde in die Berliner Anstalt Berolinum gebracht, aus der sie kurz darauf nur in Unterrock und Mantel bekleidet floh. Freunde rieten ihr daraufhin zu einer psychiatrischen Behandlung. Erschöpft und vollkommen labil willigte sie ein, sich einweisen zu lassen. Sie wünschte sich, in die Zürcher Burghölzli-Klinik zu kommen, was ihr jedoch nicht vergönnt war. Stattdessen brachte man sie in die Baseler Irrenanstalt Friedmatt.

Emilie Kempin wurde dort ohne größeres Prozedere für geisteskrank erklärt und entmündigt. Offiziell wurde eine »Paranoia chronica simplex«, also ein »gewöhnlicher« Verfolgungswahn mit manischen Zügen diagnostiziert. Es war ein probates Mittel, um eine unangenehme Bürgerin mundtot zu machen. Die bereits eingereichte Scheidung von Walter Kempin, zog dieser, nun ihr Vormund, zurück. Fast zwei Jahre musste Kempin, bis zu ihrem Tod in der Anstalt vor sich hinsiechen. Weder ihr Mann noch ihre Kinder besuchten sie dort, es war, als ob ihr Schicksal als Makel empfunden wurde. Mehrmals forderte sie derweil wütend ihre Entlassung, bis sie resignierte. Sie schrieb aus der Anstalt heraus sogar einmal auf ein Stellenangebot eines Baseler Pfarrers für eine Haushälterin: »Mein Name ist mit dem Odium der Geisteskrankheit behaftet. Ich bin vollkommen mittellos und alleinstehend; von meinem Mann schon seit Jahren getrennt, meine Kinder sind in die Welt herum zerstreut, meine Beziehungen zu Freunden und Verwandten abgebrochen (...) Meine Verwandten haben sich (...) von mir abgewandt.« Dann schrieb sie weiter, dass sie jede Art von Haushaltsarbeit und auch Gartenarbeit verrichten würde. Eine Antwort kam freilich nie, da die Anstaltsleitung den Brief zurückgehalten und ihn einfach, zwischen die Aufzeichnungen ihrer Krankenakte gelegt hatte.

Es ist heute mehr als zweifelhaft, dass eine tatsächliche Geisteskrankheit bei der Schweizer Juristin vorlag. Es ist wahrscheinlicher, dass es vielmehr praktisch war, eine Unangepasste und Unangenehme mit dieser Diagnose aus dem Weg zu räumen. Da sie längst besachwaltet war, also keinen Einfluss mehr auf die Dauer ihrer Einweisung hatte, war es nur recht, die »Manische« weggesperrt zu wissen. In zahlreichen Biografien Emilie Kempins, die durch das Internet geistern, wird diese Zeit in der Anstalt oftmals unterschlagen.

Während ihrer Zeit in Friedmatt stellte man bei Emilie Kempin, die wochenlang über starke Unterleibsschmerzen geklagt hatte, außerdem einen bösartigen Gebärmuttertumor fest. Ein Arzt notierte im März 1901 recht unempathisch: »Heute Nacht wieder viel herumrumort und viel geweint. Sie verweigert hartnäckig Morphium.«

Am 12. April 1901 verstarb Kempin erst 48-jährig. Und wofür sie ihr kurzes Leben lang gekämpft hatte, wurde der gebürtigen Deutschen, Anna Mackenroth, am 3. Juli 1898, als Kempin schon entmündigt war und sie es nicht mehr mitbekam, zuteil: Sie durfte jemanden als erste Frau der Schweiz vor Gericht vertreten. Dank Emilie Kempin wurde 1898 übrigens ein neues Anwaltsgesetz im ganzen Kanton Zürich eingeführt, das Frauen trotz fehlenden Wahlrechts erlaubte, den Anwaltsberuf auszuüben.

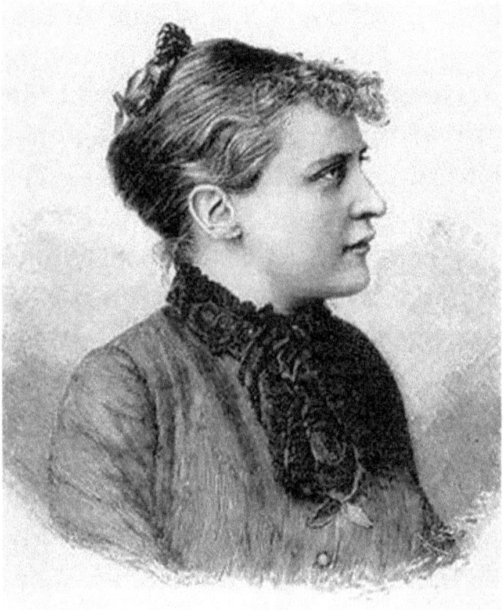

Helene von Druskowitz
Radierung, vor 1918

»Seiner Beschaffenheit zufolge ist der Mann seiner Gefährtin unwürdig, ein Ehehindernis und nicht ein Bindeglied.«

Helene von Druskowitz,
österreichische Philosophin und Kritikerin
(1856 bis 1918)

Ab 1893 galt die streitbare Frauenrechtlerin Helene von Druskowitz als verschollen. Einige munkelten, sie sei schon lange gestorben, da sie zuletzt in ziemlicher Armut gelebt hatte. Tatsächlich war sie aber höchst lebendig und widmete sich auch zu dieser Zeit weiterhin den Frauen. Heute ist Helene von Druskowitz' Ruhm als Verfechterin der Frauenrechte und Vorreiterin des modernen Feminismus leider beinahe verblasst, zeit ihres Lebens aber polarisierte diese bemerkenswerte Frau so sehr, dass sie schließlich die letzten Jahrzehnte ihres Lebens – weggesperrt – in einer Nervenheilanstalt verbringen musste.

Geboren wurde Helene von Druskowitz in Wien am 2. Mai 1856. Sie hatte drei ältere Brüder. Die Eltern entschieden sich, ihre musikalisch sehr talentierte Tochter ins Piaristen-Gymnasium zu geben, wo sie 1874 maturierte und nebenbei am Konservatorium ihren Abschluss im Fach Klavier machte. Die unangepasste hochintelligente und streitbare Druskowitz galt früh als musikalisches Wunderkind. Ein Wunderkind, das allerdings alles, was man an »weiblichen« Karrieren, sei es Gouvernante, Lehrerin oder musizierende Ehefrau, kategorisch ablehnte. Und so siedelte sie nach ihrem Schulabschluss mit ihrer Mutter nach Zürich über, wo sie das Studium der Philosophie, der Archäologie, der Orientalistik, der Germanistik und der modernen Sprachen begann. Mit 22 Jahren, 1878, promovierte Druskowitz in Zürich als erste Österreicherin und zweite Frau überhaupt zum Doktor der Philosophie (einen Titel, den sie »Doktorin der Weltweisheit« nannte) mit einer Dissertation über Lord Byrons *Don Juan*.

Zwischen 1878 und 1882 hielt sie zahlreiche Vorlesungen in Wien, München, Weimar, Zürich und Basel. Sie unternahm zudem viele Reisen durch Nordafrika, Frankreich, Italien und Spanien und lernte einflussreiche Persönlichkeiten der Epoche kennen.

Helene von Druskowitz war ihr ganzes Leben eine Ausnahmeerscheinung. Sie war Literaturwissenschaftlerin, Philosophin und mäßig erfolgreiche Schriftstellerin. Nachdem sie ihr Studium in Zürich erfolgreich absolviert hatte, lebte sie ab 1881 abwechselnd in Wien und in der Schweiz bei ihrer Mutter und versuchte, sich in literarische Kreise einzubringen. Im selben Jahr lernte sie Marie von Ebner-Eschenbach kennen, die sie zu einem Kuraufenthalt nach Bad Reichenhall eingeladen hatte, wo sie auch in den Kreis von den beiden Autoren Louise von François und Conrad Ferdinand Meyer eingeführt wurde. Druskowitz wollte als Dramatikerin durchstarten und schickte auch Eschenbach einige Dramenentwürfe, die allerdings mäßig begeistert war, wohl auch aus dem Grund, dass sie selbst gerne mehr Anerkennung als Dramatikerin gehabt hätte. In Wien fand Druskowitz Anschluss zum literarischen Zirkel um Schriftstellerin Betty Paoli, die gerne junge Autorinnen um sich scharte und mit den wichtigen Intellektuellen des Landes auf Du und Du stand.

Die ersten literarischen Gehversuche publizierte Druskowitz, die übrigens ihr »von« irgendwann einfach dazuschummelte, noch unter männlichen und geschlechterneutralen Pseudonymen, wie etwa Adalbert Brunn (z. B.: *Aspasia,* 1890) oder E. von René (hierunter veröffentlichte sie ihr erstes Trauerspiel *Sultan und Prinz*, 1881). Ebner-Eschenbach gegenüber gab sie einmal zu, dass das Spiel mit ihrem Geschlecht und auch der Geschlechtertausch durch Pseudonyme ein großer Spaß für sie seien, weniger erfreut dürfte sie aber über den ausbleibenden Erfolg ihrer Karriere als Dramatikerin gewesen sein. Denn männliche Pseudonyme hin oder her, kein Theater nahm Notiz von ihren Werken, geschweige denn wäre auf die Idee gekommen, sie aufzuführen. Nach ihrem Scheitern auf diesem Gebiet widmete sie sich wieder den Wissenschaften und veröffentlichte ein Buch über den bedeutenden englischen Dichter der Romantik, Percy Bysshe Shelley, und übersetzte A. Charles Swinburne ins Deutsche. Unter dem Titel *Drei englische Dichterinnen* publizierte sie einen lobenswerten Versuch, Joanna Baillie, George Eliot und Elizabeth Barrett-Browning im deutschen Sprachraum zu etablieren. Mit ihren Arbeiten konnte sie sich jedoch auch als Literaturwissenschaftlerin nicht durchsetzen.

Im Oktober 1884 lernte Druskowitz Friedrich Nietzsche kennen und der Philosoph war sogleich angetan von ihr und schrieb in einem Brief an seine Schwester Elisabeth: »sie hat sich von allen mir bekannten Frauenzimmern bei weitem am ernstesten mit meinem Buch abgegeben, und nicht umsonst. (...) Ich meine, es ist ein edles und rechtschaffenes Geschöpf, welches meiner ›Philosophie‹ keinen Schaden tut.«

Als sich Druskowitz jedoch auch mit dem Sonderteil des *Zarathustra* auseinandersetzte, fand die anfängliche Begeisterung ein Ende und so schrieb sie bald an Conrad Ferdinand Meyer: »Meine Begeisterung für Nietzsches Philosophie hat sich nur als eine passion du moment, als ein armseliges Strohfeuer erwiesen. Nietzsches Propheten-Miene kommt mir nun recht lächerlich vor.« Diese ablehnende Haltung untermauerte sie auch in ihrem 1886 veröffentlichten Buch *Moderne Versuche eines Religionsersatzes* (von Dr. H. Druskowitz). Sie lehnte Nietzsches patriarchales Frauenverständnis kategorisch ab. An einem gesunden oder auch übersteigerten Selbstbewusstsein mangelte es der Autorin und Philosophin nie. Sie hielt sich selbst für grenzgenial und war von ihrem kommenden Nachruhm überzeugt.

Helene von Druskowitz war aber nicht nur in dieser Hinsicht eine hervorstechende Frau. So ging sie auch offen mit ihrer Neigung zum eigenen Geschlecht um und hatte wechselnde Partnerinnen, die nicht selten unter ihren Launen und der maßlosen Selbstüberschätzung zu leiden hatten. Eine ihrer Liebesbeziehungen war jene mit der Kammersängerin Therese Malten (1855–1930) 1889 bis 1890. Während dieser Beziehung, Druskowitz lebte damals in Dresden, entstanden nicht weniger als fünf ihrer Theaterstücke. Sie bezeichnete Malten als ihre künstlerische Muse, was den Output erklärt. Zwei der Stücke waren Komödien. Sie schickte sie Conrad Ferdinand Meyer, dieser meinte dazu in einem Brief an einen Bekannten: »Sie besitzt alle Eigenschaften, auch die komische Grausamkeit. Ob aber eine Frau alle komischen Mittel anwenden darf, fragt sich. Immerhin ein merkwürdiges Mädchen.« Meyer war dennoch, auch wenn seine Ansichten konservativ blieben, vom Talent Druskowitz' überzeugt.

Am 2. Februar 1891 wurde sie jedoch, nachdem ihre Partnerin Malten sich von ihr getrennt hatte, 35-jährig ins Dresdner Irrenhaus eingewiesen und von dort, weil ja gebürtige Wienerin, in die österreichische Anstalt Mauer-Oehling, damals noch Niederösterreich, heute Wien, überstellt. Auslöser war ihr Verhalten in einer Dresdner Pension, wo sie schreiend, tobend, spuckend, schimpfend und sich die Kleider vom Leib reißend aus ihrem Zimmer gelaufen war und sich vor mehreren Zeugen auf dem Boden zu wälzen begann. Nachdem sie, wie erwähnt, daraufhin eingewiesen wurde, gab sie an, dass telepathische Erscheinungen sie beunruhigt hätten und ihr wohl nach dem Leben trachteten. Diese Halluzinationen plagten sie bereits seit einiger Zeit. Sie werde von Tieren, Gestalten und Stimmen, die sie beunruhigten, verfolgt, gab sie an.

Die Biografin Hinrike Gronewold hat zwei Theorien zu dieser Eskapade. Eine recht triviale: Druskowitz könnte einfach nur sturzbetrunken gewesen sein, eine andere ist, dass die Autorin vielleicht in einen okkultistischen Zirkel hineingeraten sein könnte. Als Diagnose der Anstalt, in die sie gebracht worden war, wurde zunächst lax »Verrücktheit«, später dann Paranoia und eine dissoziative Persönlichkeitsstörung festgelegt. Nach etwa fünf Jahren, in denen die Ärzte keine Besserung feststellten, wurde Druskowitz entmündigt und der Wiener Kaufmann und Kurzwarenhändler Johann Seidlhofer als Vormund eingesetzt. Das passte der Patientin aber so gar nicht. Erstens, weil er ein Mann war, und zweitens forderte sie jemanden, der »meinem hohen Bildungsgrade und wohl auch meinem Autorenberufe angemessen ist«. Seidlhofer blieb ihr Vormund.

Druskowitz liebte, wie beinahe alle intellektuellen Frauen der Zeit das Zigaretten- und Zigarrenrauchen und den Alkohol. Sie trank in der Anstalt, man gewährte es ihr, weiterhin übermäßig und verkündete vor dem Personal etwas krude Ansichten dazu. In einem Protokoll hieß es: Patientin erklärt »dass Tee und Alkohol für ihr geistiges Leben unbedingt notwendig sei (sic!), dass sie ohne diese auch körperlich sich unwohl fühle, dass sie schlechter schlafe usw.«

Was ihr blieb, waren ihr Stolz und ihre Literatur. Ob sie wusste, dass alle Texte, die sie in der Anstalt verfasste, niemals auch nur den Funken einer Chance haben würden, zeit ihres Lebens zu erscheinen, sei dahingestellt. Dennoch schrieb und schrieb sie wie manisch. Alles: Dramen, Erzählungen, Gedichte, 1900 die Abhandlung *Das Männerproletariat oder die Fällung des Mannes als Tier und Denker*, 1905 verfasste sie ihre *Pessimistischen Kardinalsätze* – versehen mit dem Untertitel *Ein Vademecum für die freiesten Geister*. Das Zitat zu Beginn dieses Kapitels findet sich dabei im Kapitel *Der Mann als sittliche und logische Unmöglichkeit und als Fluch der Welt*. Druskowitz war von der Qualität ihrer *Kardinalsätze* überzeugt und meinte, dass »dieses Werk (...) ebenso gelesen und gewürdigt« werden sollte, »wie das Chamonixtal und der Rhonegletscher bewundert werden«. Druskowitz erklärt in dieser Schrift einerseits, dass Gott nicht im eigentlichen Sinne existiert, sondern nur ein männliches Hirngespinst sei und dass das, was man vermeintlich als Gesamtwerk Gottes bezeichnet, nur »ein erbärmliches männliches Machwerk, voll von Schädlichkeit, insbesondere für die Frauenwelt« sei, andererseits, dass der Mann das

»habgierigste aller Lebewesen«, sei, das »schlimmer als eine wilde Bestie die Mutter Erde« ausgebeutet habe.

Ihr Männerhass war mittlerweile zu einer Manie geworden – Sätze wie: »Der Mann ist mörderisch veranlagt. Er ist ein geborener Dämon und Nennteufel« finden sich sinngemäß auf jeder Seite der *Kardinalsätze*, die 1905 zwar erscheinen, aber in ganz geringer Stückzahl, und keinerlei Aufmerksamkeit erhielten – siebzig Jahre nach dem Tod Druskowitz' werden sie schließlich nochmals veröffentlicht, mittlerweile war das Interesse an dieser streitfreudigen, unangepassten Frau in Wissenschaftskreisen nämlich gewachsen.

In ärztlichen Unterlagen aus der Anstaltszeit von Druskowitz finden sich folgende Notizen zum Gesundheitszustand der Patientin: »Patientin befindet sich dauernd in der Kolonie, schläft nur in Pavillon II, braucht regelmäßig Hypnotica, von denen sie Paraldehyd als ›schnapsartig‹ bevorzugt. (...) Verfasst Gedichte zum Lobe des Alkohols, schreibt unleserlich philosophische konfuse Abhandlungen und Dramen, schickt androphobe Satyren an die Frauenzeitungen, fühlt sich auf der Höhe ihres literarischen Schaffens, leidet sehr unter dem Mangel an Anerkennung von Seiten ihrer Mitwelt, dabei harmlos, gutmütig, dankbar für jedes freundliche Wort, (...) führt nachts oft laute Selbstgespräche.« Fest steht, dass Druskowitz unter der fehlenden Anerkennung litt, diese einforderte, sie aber nicht erhielt. Was ihr blieb, war der Kontakt zu einigen feministischen Zeitschriften, darüber hinaus aber verlor sie in den letzten Jahren komplett den Bezug zum realen Leben. In einem anderen Krankenbericht aus dem Jahre 1904 heißt es: »Beschäftigt sich vorwiegend ›literarisch‹ – verfaßt in unleserlicher Schrift meist konfuse (...) Aufsätze, die indes trotzdem wegen ihres wütenden Tones in manchen frauenrechtlerischen Zeitschriften abgedruckt werden.«

Ähnlich wie auch Friedrich Nietzsche besaß Druskowitz in ihren letzten Jahren Anflüge von Größenwahn, die das gesunde Selbstbewusstsein, das ja nicht schadet, noch bei Weitem überboten. Sie meinte, die bedeutendste Philosophin und Literaturwissenschaftlerin der Zeit zu sein.

In ihrem letzten Willen, den sie schon 1907 aufsetzte, als sie bereits sechzehn Jahre in der Heilanstalt Mauer-Oehling lebte, schrieb sie: »1. Die Endgefertigte bestimmt letztwillig, nach ihrem Ableben ein passendes und standesgemäßes, wenn auch einfaches Grabdenkmal, wie sie hofft, auf freier Erde für sich setzen zu lassen, und verfügt, zu diesem Zwecke alles noch befindbare Geld sowie die in dem Wiener Justizpalast hinterlegte Summe aufzuwenden. (...) 2. Die Inschrift, welche das Denkmal tragen wird, werde nicht ohne Beziehung der vorhandenen Bücher über Schriftsteller aufgesetzt, aus welcher sich von selbst ergeben wird, daß unter der Angabe ihres Namens in Parenthese die durch öffentliche Auszeichnung erfolgreiche Modifizierung desselben, also: Frl. Dr. Helene von Druskowitz-Calagis – bekannte Schriftstellerin – zu platzieren ist.« Als sie elf Jahre später in der Kaiser-Franz-Joseph Landesheil- und Pflegeanstalt für Geisteskranke in Mauer-Oehling verstarb, wurde nichts dergleichen umgesetzt. Weder starb Druskowitz als freie Frau, noch erhielt ihr Grab die von ihr gewünschte Inschrift. Und es wurde auch kein Ehrengrab, nein, davon ist Druskowitz' letzte Ruhestätte weit entfernt. Sie erhielt einen Standardgrabstein, der nicht im Geringsten vermuten ließ, wer da begraben worden war, keiner ihrer schon erwähnten Wünsche, die sie testamentarisch verfügt hatte, würde erfüllt – sie hatte ja längst als entmündigt gegolten.

Ende April 1918 verschlechterte sich ihr Gesundheitszustand. Mit heftiger Diarrhö wurde sie mit Verdacht auf Ruhr in die Infektionsabteilung der Anstalt gebracht. Druskowitz starb schließlich am 31. Mai 1918 im Landeskrankenhaus in Mauer-Oehling, kurz nach ihrem 62. Geburtstag und nach über 27 Jahren in der Anstalt. Fast scheint es, als wollte man die Spuren der seit 1893 spurlos Verschwundenen endgültig verwischen.

Druskowitz' Einfluss ist heute vor allem in ihrer Rolle als Pionierin der radikalen feministischen Literatur und als scharfe Kritikerin der patriarchalen Gesellschaftsordnung und Politik zu sehen. Sie nahm heutige aktionistische Gruppen wie jene von Femen mit ihrem Werk vorweg. Unklar bleibt freilich, inwiefern ihr offener Umgang mit ihrer Homosexualität ein Grund für ihre Psychiatrierung gewesen war.

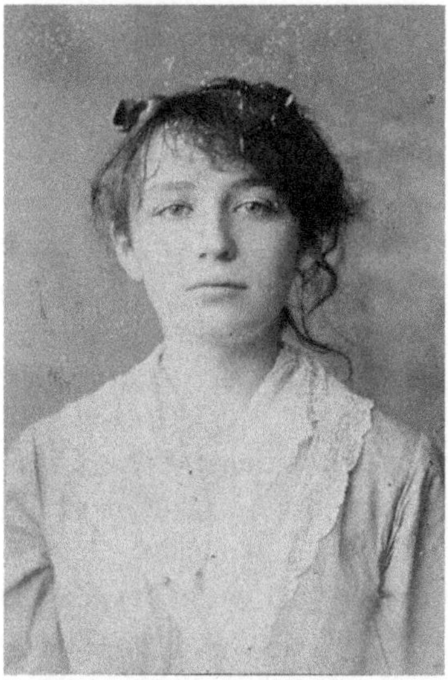

Camille Claudel
Fotografie von César, 1883

»Was mich betrifft, so bin ich über den Fortgang meines Lebens hier so verzweifelt, dass ich nicht mehr ein menschliches Wesen bin.«
Camille Claudel, französische Künstlerin
(1864 bis 1943)

Camille Claudel wurde am 8. Dezember 1864 im beschaulichen Villeneuve-sur-Fère in Frankreich geboren. Die Familie bewohnte dort das Pfarrgebäude, das die Mutter vom Onkel geerbt hatte. Der Vater Louis-Prosper Claudel, Chef einer französischen Hypotheken-Regierungsbehörde, war schon früh die Hauptbezugsperson für die kleine Tochter. Die Mutter Louise-Athanaise Cerveaux, Arzttochter (der Vater war außerdem Bürgermeister von Arcy-Sainte-Restitue gewesen) und recht religiös (ihr Onkel war Priester gewesen), hatte sich eigentlich einen Jungen gewünscht. Der erstgeborene Charles-Henri war im August 1862 geboren worden, aber bereits nach zwei Wochen verstorben. Und so erhielt die Tochter einen Namen, der sowohl männlich als auch weiblich sein konnte: Camille. Die Familie war das, was man als gutbürgerlich bezeichnen würde, Bildung und Geld waren vorhanden. Die drei Kinder, Camille, Bruder Paul (geb. 1868) und die Schwester Louise (geb. 1865) wurden vor allem von dem Kindermädchen der Familie großgezogen.

1870 zog die Familie nach Barc-le-Duc, wo der Vater einen neuen Posten angeboten bekommen hatte. Camille begann, in die Schule der Schwestern der Christlichen Lehre zu gehen. 1876 zog die Familie erneut um, in ein großes Haus bei Nogent. Das Haus bot viel Komfort, auch einen durchaus großen Garten, nur eine Schule, die den Ansprüchen der Familie Claudel entsprach, gab es in der Gegend nicht, und so engagierte der Vater einen Hauslehrer, Monsieur Collin. Und dieser erkannte bei Camille sehr schnell ein hohes Maß an Talent, was das künstlerische Geschick anging. Schon früh hatte sie vollkommen autodidaktisch mit der Bildhauerei und dem Schnitzen begonnen. Collin zeigte einige Sachen von ihr dem befreundeten Bildhauer Alfred Boucher und der entschloss sich, die junge Camille etwas unter seine Fittiche zu nehmen und ihr technisches Know-how beizubringen. Mit einigen ihrer frühen Skulpturen ging er zu Beginn des Jahres 1882 zum Direktor der École Nationale des Beaux Arts. Der sah sich die Arbeiten der Siebzehnjährigen genau an und zollte seinen Respekt, einzig Studentin konnte sie keine werden, denn zur damaligen Zeit waren Frauen an der Kunstakademie höchstens Modelle. Unterdessen protestierte die Mutter heftig gegen die Ambitionen ihrer Tochter, eine künstlerische Ausbildung – in einer Männerdomäne! – anzustreben. Und der Haussegen hing wirklich schief, als der Vater Camille an einer privaten Kunstschule anmeldete. Sie lernte dort exaktes Zeichnen, Malen, Kupferstechen, Modellieren, Behauen. Alfred Boucher übernahm zunehmend die Mentorenrolle für sie.

1883 kam es dann zu der Begegnung, die Camille Claudels gesamtes Leben und Leiden nachhaltig beeinflussen und dominieren sollte. Die Achtzehnjährige traf den 42-jährigen Auguste Rodin, einen der berühmtesten und erfolgreichsten Bildhauer des Landes und bis heute der Inbegriff naturalistischer Perfektion, dessen Arbeiten vor allem das Pariser Stadtbild säumen.

Der Künstler dürfte sich recht schnell in die junge Kunststudentin verliebt haben, jedenfalls teilte er mit, dass Camille und auch die junge britische Bildhauerin Jesse Lipscomb sein Atelier nutzen dürften und er sie unterrichten würde, was er ab 1885 auch tat. Rodin war in einer Langzeitbeziehung zu Marie Rose Beuret, einer Näherin, die auch Mutter seines Sohnes war. Daneben hatte er immer wieder Kurzaffären mit seinen weiblichen Aktmodellen. Ob Beuret davon wusste oder nicht, ist allerdings unbekannt.

Zurück zu Camille Claudel: Recht bald dürfte die Liebesbeziehung zwischen Rodin und ihr angefangen haben. Rodins Briefe aus dieser Zeit bezeugen, dass er ihr wohl mit Haut und Haar verfallen war: »Ich kann keinen Tag länger aushalten, ohne dich zu sehen. (...) Ich umfasse deine Hände, meine Freundin, (...) bei dir lebt meine Seele kraftvoll und in ihrer rasenden Liebe bildet die Achtung vor dir immer den tiefen Grund. (...) Meine Beste, auf beiden Knien vor deinem schönen Körper, den ich umarme.« Die Familie Camilles wusste natürlich nichts von der Liebesbeziehung zwischen der Tochter und dem wesentlich älteren Rodin. Diesen Skandal, den das nach sich gezogen hätte, wollte die junge Frau tunlichst vermeiden. Und die heimliche Beziehung ging auch lange Zeit gut, bis, wie es so schön heißt, sie mehr wollte. Mitte 1886 besuchte Camille ihre damals beste Freundin und Atelierpartnerin Jesse Lipscomb bei deren Familie in England. Den Großteil des Aufenthaltes war sie jedoch übellaunig und wortkarg, sie wollte nicht mehr nur die Geliebte Rodins sein und auch nicht, dass er regelmäßig mit seinen Modellen schlief. Camille hatte eine ausgeprägte Eifersucht entwickelt und steigerte sich immer mehr hinein. Sie reiste daher überstürzt zurück nach Frankreich und zwang Rodin, schriftlich festzuhalten, dass sie in Zukunft die einzige Schülerin sein würde, dass sie unumschränkt Zugang zum Atelier haben würde und dass sie Rodin ehebaldig heiraten solle. Der Brief war mithilfe ihres Bruders, der von der Beziehung der beiden wusste, amtlich und juristisch korrekt formuliert. Nach anfänglichem Protest – ein Künstler gibt ja nicht gerne seine Freiheiten auf – setzte der Bildhauer dann doch seine Unterschrift unter die Abmachung. Rodins Langzeitgefährtin Rose Beuret wusste nichts davon, allerdings war Claudel auch klar, dass der Künstler sie niemals fallen lassen würde, immerhin war sie die Mutter seines Sohnes, Auguste-Eugène.

Dennoch zufrieden begann Camille mit der Arbeit für ihre bekannteste Statue, die der Sakuntala. Sie brauchte dabei so viel Platz, dass Jesse Lipscomb einfach ausgebootet wurde.

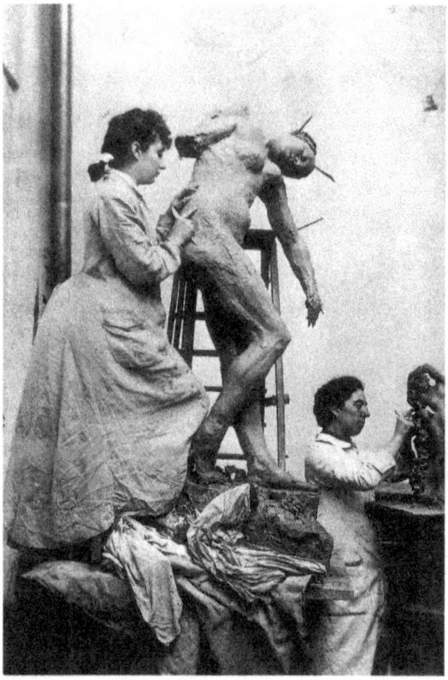

Camille Claudel bei der Arbeit an der Sakuntala, 1885, Jesse Lipscomb im Hintergrund

Sie experimentierte viel, nahm Terrakotta, später Lehm, schließlich patinierten Gips und fertigte insgesamt drei Versionen. Es kam daraufhin zum Streit zwischen beiden Frauen, an dessen Ende sich Camille übertrieben weit unter der Gürtellinie über Jesses Aussehen lustig machte. Die ehemals besten Freudinnen wechselten nach dieser Auseinandersetzung lange Jahre kein Wort mehr. Als Camille Claudel ein Jahr später hörte, dass Lipscomb, mittlerweile schwanger, die Stufen hinuntergefallen sei, lachte sie und soll sinngemäß gemeint haben, dass das Kind wohl nun ihren Buckel bekommen würde. Solche emotionalen, oftmals sehr gehässigen Ausbrüche durchziehen auch ihre weitere Biografie. Rodin fielen sie natürlich auch auf, er sah darin jedoch nur eine gehörige Portion Temperament. Trotz allem ist es heute erwiesen, dass Lipscomb sie geraume Zeit später, Jahrzehnte nach dem Zerwürfnis, etliche Male in der Psychiatrie besuchte.

Im Frühjahr 1888 erhielt Camille für ihre inzwischen fertiggestellte Sakuntala-Skulptur (die dritte Version) einen Preis bei der Pariser Kunstausstellung – ihr Name war jetzt auch einer breiteren Öffentlichkeit bekannt geworden. Sie war nun eine ausgezeichnete Künstlerin und erhielt erste Aufträge.

Rodin mietete 1889 die Villa Folie-Neubourg, im Parc-du-Clos-Payen, wo schon Jahrzehnte zuvor die Dichterin George Sand und der Schriftsteller Alfred de Musset ihr Liebesnest gehabt hatten. Rodins eigentliche Lebensgefährtin Rose Beuret lebte ebenfalls dort, aber Claudel und Rodin konnten die Liebesbeziehung nach wie vor gut verstecken. Die Lügerei flog erst auf, als Camille ihrer Familie schrieb, dass sie mit einer englischen Freundin und deren Familie eine Pyrenäen-Reise unternehme. Als klar wurde, dass es keine englische Freundin (mehr) gab, sondern Rodin der Reisepartner war, verstießen die Eltern Camille und Rose Beuret packte unverzüglich die Koffer. Auf Knien bettelte der Bildhauer sie aber an zu bleiben, und so blieb sie. In den folgenden Jahren, nachdem die Affäre nun kein Geheimnis mehr war, zeigten sich Rodin und Camille oft händchenhaltend in der Öffentlichkeit. Rodin ermöglichte durch einen Brief an seinen guten Bekannten, den französischen Außenminister Éugen Spuller, Camilles Bruder Paul Claudel, nachdem dieser bei seiner Schwester um Hilfe gebeten hatte, die Aufnahmeprüfung für den diplomatischen Dienst. Und Paul Claudel wurde schließlich genommen. Es war ja nun nichts mehr zu verheimlichen und so konnte Rodin eben auch seine Beziehungen spielen lassen. Dass die Familie ihr den Geldhahn zugedreht hatte, störte Camille währenddessen noch nicht. Rodin kaufte ihr alles, was sie wollte – Kleider, Hüte, Uhren, Schmuck. Aber die Schattenseiten zeigten sich langsam. Camille erhielt nach wie vor nicht die künstlerische Würdigung, die sie sich erhofft hatte, ja, inzwischen gab es nicht wenige Stimmen, die meinten, dass sie ohne das Genie Rodin gar nichts sei und dass sowieso alle Ideen ihrer Werke von ihm stammten. Und als Rose schwer erkrankte und er mit ihr in eine eigens angemietete Villa zog, um sie dort gesund zu pflegen, brannten die Sicherungen bei Camille Claudel durch.

Sie war über dreißig, künstlerisch nach wie vor nicht etabliert, und es bestand nicht die geringste Aussicht auf eine baldige Hochzeit mit Auguste Rodin. Der scheute die Ehe wie der Teufel das Weihwasser. Tatsächlich heiratete er auch erst im Alter von 76, 1917, und zwar Rose Beuret, einen Monat vor deren und neun Monate vor seinem eigenen Tod. Etwa um den Jahreswechsel 1897/1898 endete die Liebesbeziehung, da Camille ihm offen einen Vertragsbruch vorwarf. Nun waren die beiden nur noch künstlerisch verbunden.

Camille versuchte noch, ihren Frust darüber künstlerisch abzuarbeiten. Sie schuf ihre Skulptur *Das reife Alter* – eine Dreigruppe, die einen Mann mit starken Zügen Rodins darstellt sowie eine ältere, natürlich Rose Beuret, und eine jüngere Frau, die wiederum starke Ähnlichkeit mit Claudel hat und die flehend die Arme zum Mann ausstreckt. Der Inspektor der Kultusbehörde bewunderte die Skulptur, war begeistert und plante, das Werk im Salon der Société Nationale des Beaux-Arts auszustellen. Er sprach von einer »Ausführung von perfekter Virtuosität«. Für den Gipsentwurf soll Camille 2500 Francs erhalten, doch sie musste vier Jahre lang brieflich protestieren, ehe der Betrag tatsächlich ausbezahlt wurde. Zur Ausstellung von *Das reife Alter* im Salon der Société kam es jedoch nicht, denn Rodin persönlich, der realisiert hatte, dass er und »seine beiden Frauen« hier gemeint waren, verhinderte eine öffentliche Präsentation von *Das reife Alter*. Und so endete die fruchtbare und leidenschaftliche Beziehung Claudels und Rodins recht abrupt. Sie verließ sofort Folie-Neubourg und wollte nichts mehr mit ihm zu tun haben – und tatsächlich: miteinander sprechen sollten sie nie wieder. 1899 zog Claudel an den Quai Bourbon Nummer 19 und lebte dort sehr abgeschieden, fernab von Künstlerkreisen. Zwar fanden immer wieder einige Kaufinteressenten und Journalisten den Weg ins abgelegene Atelier, aber die Kontakte zur »Außenwelt« schrumpften fortwährend. Es gab weiterhin recht positive Kritik zu ihren Werken, aber immer wurde im gleichen Atemzug dieses Talent als Verdienst ihres Mentors Rodin angesehen.

Der körperliche und geistige Zustand von Camille verschlechterte sich währenddessen zunehmend. Ihre Paranoia wuchs ab 1904 stetig. Sie zerstörte immer wieder in Wahnattacken größere Werke von sich, auch, damit »Rodins Bande«, wie sie es sagte, diese nicht in die Hände bekommen konnte. Diese Bande waren für sie alle, die im Umfeld des Künstlers agierten. Und auch, wenn sie schlechte Nachrichten erhielt, wie etwa die Meldung vom Tod ihres Vetters, zu dem sie ein durchaus gutes Verhältnis gepflegt hatte, ging sie wie besinnungslos auf ihre Kunstwerke los.

Bruder Paul Claudel lebte zu der Zeit als politischer Gesandter schon länger in China, hatte dort Familie und war nur selten auf Heimatbesuch. 1906 sah er jedoch bei seiner Schwester vorbei und notierte: »In Paris, Camille verrückt. Die Tapeten in langen Streifen von den Wänden gerissen, ein einziger kaputter und zerrissener Sessel, furchtbarer Schmutz. Sie selbst ist fett und schmutzig und redet ununterbrochen mit monotoner und metallischer Stimme.« Ihr Zustand wurde immer bedenklicher. Sie verließ nur in den seltensten Fällen ihre Wohnung, und dann bevorzugterweise bei Nacht, hielt die Fensterläden geschlossen, verbarrikadierte sich regelrecht. Die Mieter des Hauses beschwerten sich über den Schmutz und Gestank in ihrer Wohnung. Camille lebte mit Dutzenden Katzen zusammen. Obwohl der Familie ihr bedenklicher Zustand nach Pauls Besuch nun bekannt war, kam es für sie nicht infrage, Camille bei sich aufzunehmen. Die Schwester Louise lebte seit einiger Zeit wieder bei den Eltern, verwitwet und mit einem kleinen Sohn, die Mutter hatte Camille schon lange wegen ihres »sündhaften« Lebensstils verstoßen, der Vater war zu alt und zu gebrechlich, um einzugreifen. 1905 organisierte Eugène Blot mit dreizehn älteren Arbeiten Camilles, die zu ihren Lebzeiten einzige Einzelausstellung. Die Werkpräsentation begeisterte zwar einige Kritiker, aber Publikum ließ sich kaum sehen.

Ihre letzte erwähnenswerte Auftragsarbeit hatte Camille durch Intervention von Paul Claudel 1905 erhalten. Sie sollte eine Statue für den Salon des Artistes Français gestalten. Sie entschied sich für das Motiv der sterbenden Niobide, aus der griechischen Mythologie stammend, brauchte etliche Monate, ehe sie den Entwurf fertig hatte, und lieferte dann doch nichts Neues, sondern nur eine leicht abgeänderte Version ihrer legendären ersten großen Arbeit, der 1887 entstandenen Sakuntala, die sie kurz zuvor in Marmor übersetzt hatte. Das Werk wurde dennoch akzeptiert. Abermals vergingen Monate, weil Camille Claudel den Gipsentwurf aus dem Marmordepot holen musste, und das befand sich in der Nähe Rodins, ihrem mittlerweile erklärten Todfeind. Schließlich konnte sie den Auftrag erfüllen, aber von da an sollte Camille bis zu ihrem Tod 1943 kein einziges Werk mehr produzieren.

Bereits ab 1900 hatte sie auch immer wieder unter Geldnot gelitten, wie sie sagte, und erbat sich bei dem Galeristen Eugène Blot, der inzwischen ihr Agent geworden war, finanzielle Vorschüsse – auch für Arbeiten, die es nicht gab oder von ihr in blinder Wut bereits zerstört worden waren. In einem Brief an Blot schrieb sie über ihre Situation: »Wenn es noch Zeit gäbe, den Beruf zu wechseln, würde ich das bevorzugen. Ich hätte mir lieber schöne Kleider und schöne Hüte kaufen sollen, die meine Qualitäten hervorgehoben hätten, als mich meiner Leidenschaft für (...) mehr oder weniger abstoßende Gruppen hinzugeben. Diese unglückliche Kunst ist eher für die langen Bärte und die abscheulichen Gesichter gemacht.« – Letzteres war natürlich ein Seitenhieb auf Auguste Rodins Aussehen. Ab 1905 hatte Camille alle ihre Werke zerstört, die Angst, jemand könnte sie stehlen, war zu groß.

Am 3. März 1913 starb Louis-Prosper Claudel, Camilles Vater, 88-jährig, und damit derjenige, der sie bis zuletzt heimlich mit Geld versorgt hatte. Camille Claudel war inzwischen 48 Jahre alt und schon lange nicht mehr Herrin ihrer Sinne. Durch ihre unregelmäßigen Ausstellungen und Arbeiten blieb sie weiterhin im Schatten ihres ehemaligen Geliebten und Mentors Auguste Rodin und verdiente wenig bis gar nichts eigenständig. Sie lebte wie eine Einsiedlerin und litt unter unkoordinierten Wutausbrüchen. Nur eine Woche nach dem Tod des Vaters wurde sie schließlich auf Geheiß der Familie und gegen ihren Willen in die Nervenheilanstalt Ville-Évrard eingeliefert. Zwei kräftige Krankenwärter hatten sich Zugang zu ihrer Wohnung verschafft und die schreiende, tobende, um sich tretende, spuckende und schlagende Bildhauerin hinausgezehrt.

Die am 10. März 1913 vorgelegte, drei Tage zuvor erstellte Beurkundung von Dr. Michaux zur Einlieferung Claudels in die Nervenheilanstalt Ville-Évrard, besagte Folgendes: »Ich, der Unterzeichnende, Doktor der Medizin der Pariser Fakultät, bescheinige, dass Mademoiselle Camille Claudel an sehr ernsten geistigen Störungen leidet; dass sie verwahrloste Kleidung trägt; dass sie von Kopf bis Fuß schmutzig ist, da sie sich gewiss niemals wäscht, dass sie all ihre Möbel verkauft hat, mit Ausnahme eines Sessels und ihres Betts, dass sie indes von ihrer Familie, zuzüglich zu der an den Besitzer direkt bezahlten Wohnungsmiete, eine monatliche Pension von 200 Franc erhält, die mehr als ausreichend wäre, um ihr ein komfortables Leben zu gestatten; dass sie in ihrer Unterkunft in völliger Abgeschiedenheit haust und auch des Sauerstoffs ermangelt, da sie die Fensterläden hermetisch verschlossen hält; dass sie seit mehreren Monaten tagsüber nicht mehr ausgeht, doch zeitweise mitten in der Nacht aus dem Haus huscht, dass sie, wie in Briefen, die sie noch kürzlich an ihren Bruder schrieb (...) nach wie vor panische Angst hat vor ›Rodins Bande‹, was ich seit 7 bis 8 Jahren schon mehrmals bei ihr festgestellt habe, dass sie sich einbildet, verfolgt zu werden, dass ihr Zustand, der aufgrund fehlender Hygiene und manchmal sogar mangelnder Ernährung schon für sie selbst gefährlich ist, ebenfalls für ihre Nachbarn eine Gefahr darstellt, und dass es erforderlich wäre, sie in eine Nervenheilanstalt einzuliefern.«

Claudel werden hier sowohl schwere Paranoia bescheinigt als auch manisch-depressive Phasen. Sie hatte sich in ihrer Wohnung verkrochen, in der es dunkel und stickig war und Dutzende abgemagerte Katzen herumschlichen. Als man sie einwies, soll sie wochenlang nicht mehr geduscht haben, hieß es.

Einige Freunde der Künstlerin, darunter auch Rodin, den sie selbst jedoch verantwortlich für ihren ausbleibenden Ruhm machte, verlangten die sofortige Freilassung. Sie waren durch Zeitungsberichte aufmerksam geworden, die ab Herbst 1913 von der gewaltsamen Einweisung Camille Claudels berichtet hatten. Die Kritik der durchwegs antiklerikalen Blätter richtete sich vor allem gegen ihren Bruder Paul Claudel, der mittlerweile angesehener Konsul, Autor und eines der Aushängeschilder der katholischen Kirche in Frankreich zu dieser Zeit war. Er reagierte auf die Vorwürfe öffentlich nicht, notierte aber in seinem Tagebuch: »Ich habe so viel ungerechtes Lob erhalten, dass Verleumdungen wohltuend und erfrischend sind, das ist das normale Los eines Christen.« Rodin stellte sogar eine hohe Summe in Aussicht, falls man sie freilassen würde. Als dies abgelehnt wurde, zahlte er einige Male etwa 500 Francs an die Familie, die Camille zugutekommen sollten, die diese jedoch niemals erreichten. Rodins Absicht war damals, und dies schrieb er auch in Briefen an Paul Claudel, dass das Andenken der Künstlerin Camille Claudel nicht vollkommen untergehe.

Camille schrieb während ihres Klinikaufenthalts an ihren Bruder: »Was mich betrifft, so bin ich über den Fortgang meines Lebens hier so verzweifelt, dass ich nicht mehr ein menschliches Wesen bin. Ich kann die Schreie all dieser Geschöpfe hier nicht mehr ertragen. Es bricht mir das Herz. Mein Gott! Wie ich mich nach Villeneuve sehne! Ich habe nicht all das getan, was ich getan habe, um namenlos in einem Irrenhaus zu enden. Ich habe Besseres verdient.« Paul beantwortete diesen Brief niemals. Natürlich fühlte sich Camille in ihrem paranoiden Wahn nun bestätigt. Es liege ein Komplott gegen sie vor und nun habe man sie also weggesperrt.

Wie es das damalige Gesetz verlangte, wurde Monat für Monat, von 1913 bis zu ihrem Tod im Oktober 1943, der Gesundheitszustand in der Krankenakte vermerkt und daran lässt sich heute erkennen, dass es bei Camille Claudel keine klaren Momente mehr gab, sondern die irrationale Wut, der Verfolgungswahn und die Manien ganz zu Anfang noch heftig blieben, aber mit den Jahren tatsächlich milder wurden. Die Psychiatrie weiß mittlerweile ganz genau, dass es drei Verlaufsfaktoren des paranoiden Wahns gibt: die Beharrlichkeit, die Permanenz und die Ausweitung. Camille Claudel erscheint hier fast wie ein Idealbeispiel. So lassen sich die Jahre 1932 bis 1938 etwa so zusammenfassen: »Gleichbleibender mentaler Zustand«. Alles läuft so ab, als erwarte Camille gar nichts mehr von der Gegenwart oder der Zukunft. Freude bereiten ihr nur die Besuche ihres Bruders, die übrige Zeit liegt oder sitzt sie und starrt in die Leere. 1939 bis 1941, während Frankreich im Zweiten Weltkrieg ist, wird Camille Claudels Zustand als nur noch »vegetativ« bezeichnet. Ab 1942 verschlechterte sich ihr Gesundheitszustand. Durch die Nahrungsmittelknappheit, ein Resultat der deutschen Besatzung im Land, hatte sie schmerzhafte Ödeme, eine Folge von Ernährungsmangel, und entwickelte eine ausgeprägte Alterssenilität.

Am 19. Oktober 1943, 78-jährig, erleidet Claudel einen schweren Schlaganfall und stirbt und wird am 21. Oktober am Friedhof in Montfavet bestattet. Offiziell heißt es kurz und knapp: »Mademoiselle Claudel hatte zum Zeitpunkt ihres Ablebens keine persönlichen Dinge.«

Dass Camille drei Jahrzehnte, bis zu ihrem Tod in der Nervenheilanstalt vegetieren musste, war vor allem von ihrer Mutter so gewollt. Die erkundigte sich insgesamt zweimal, nämlich im Januar 1915 und im August 1918, wie es ihrer Tochter gehe, dann bis zu ihrem Tod 1929 kein einziges Mal mehr. Als Dr. Charpanel 1923 brieflich eine Entlassung in Aussicht stellte und das dafür nötige Einverständnis erbat, weil Camille auf ihn nicht mehr »gefährlich« wirke, beantwortete niemand aus der Familie Claudel den Brief.

Zwölf Jahre nach dem Tod der Bildhauerin heißt es seitens der Friedhofsverwaltung: »Das Grab ist nicht mehr vorhanden.« Von Claudel existierten nun keine Spuren mehr, abgesehen von ihrem spärlichen Werk, das sie hinterließ und das man erst allmählich in heutiger Zeit zu schätzen beginnt. Aber natürlich blieb auch ihr Œuvre in der Rezeption der letzten Jahrzehnte eng mit dem Topos von Genie und Wahnsinn verbunden – Camille Claudels Werk wurde und wird nach wie vor nicht gesondert von ihrer Krankengeschichte betrachtet.

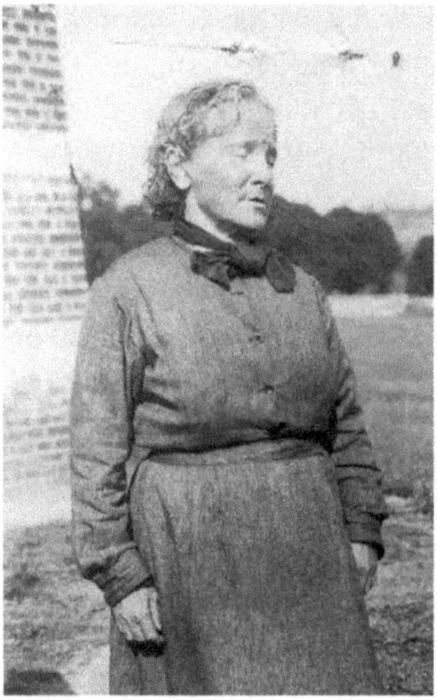

Séraphine Louis
Fotografie, um 1940

»Hier ruht Séraphine Louis Maillard ohne Rivalin in Erwartung ihrer glücklichen Auferstehung.«

Séraphine Louis, französische Malerin

(1864 bis 1942)

Das Werk von Séraphine Louis, seit einigen Jahren wieder zunehmend ins Gespräch gekommen, repräsentiert die Strömung der sogenannten Naiven Kunst. Selbst konnte sich Séraphine Louis allerdings nur eine sehr kurze Zeit als Künstlerin bezeichnen. Das Leben dieser sehr speziellen Malerin verlief wundersam und eintönig zugleich und endete schließlich doch auch tragisch. Dass Séraphine überhaupt als Malerin tätig war, war dem Zufall geschuldet. Geboren wurde sie 1864 in Senlis, einer Kommune in der Oise in Nordfrankreich. Als sie acht Jahre zählte, war Séraphine bereits Vollwaise und musste ab diesem Zeitpunkt ihr eigenes Geld verdienen. Anfangs war die Schafshirtin, dann wurde die kleine Séraphine, die auch später alle nur unter ihrem Vornamen kannten, als Haushälterin und

Bedienstete angestellt, eine Tätigkeit, die sie weit über fünfzig Jahre ausüben sollte. Ja, und hier müssen wir nun einen Sprung machen, denn die folgenden Jahre verliefen recht ereignislos, was aber doch erwähnt werden muss: In all den Jahren malte Séraphine – in jeder freien Minute.

1912 ergab es sich nun, dass der bekannte und durchaus angesehene deutsche Kunsthändler, Autor und Kunstkritiker Wilhelm Uhde (1874–1947), gemeinsam mit seiner Schwester nach Senlis kam. Er mietete ein geräumiges Apartment und engagierte auf Vermittlung seiner Nachbarn, die mitbekamen, dass der Herr, der da neben ihnen einzog, vermögend und kunstbeflissen war, eine Haushälterin mittleren Alters. Eines Abends luden ihn die Nachbarn zum Essen ein und sein Blick fiel dabei auf ein ungewöhnliches Bild, das im Wohnzimmer hing. Ein buntes Stillleben, das Äpfel auf einem Tisch zeigte. Es wirkte seltsam naiv und kindlich und doch irgendwie magisch. Und Uhdes Verwunderung war groß, als die Nachbarn sagten, dass dieses Bild seine Haushälterin, Séraphine de Senlis, wie man sie hier nannte, gemalt hatte. Als er sie tags darauf ansprach, war sie verwundert darüber, dass ihre Kunst jemanden interessierte. Uhde kaufte gleich einige Bilder von ihr auf und bestärkte sie darin, weiter zu malen. Überall, wo er nun ein Bild von ihr in Umlauf sah, kaufte er es, und Séraphine verstand die Welt zwar nicht so ganz, aber sie tat, was von ihr verlangt wurde: Sie malte. Fast ihr ganzes Leben lebte sie in einem winzigen Zimmer, in dem Tag und Nacht eine Petroleumlampe brannte, ein kleines Bett, ein Tisch und ein Stuhl standen und Dutzende von Bildern lagen, standen, lehnten. An der Wand klebte ein vergilbtes Abbild der Heiligen Maria. Und dieses Zimmer war auch ihr Malstudio.

Sie malte auf Holz, auf Karton und hier und da konnte sie sich auch eine richtige Leinwand leisten. Und das konnte sie jetzt, dank Uhdes finanzieller Hilfe, regelmäßig. Er kaufte ihr Farben und richtige Leinwände und animierte sie dazu zu malen. Malen, was ihr so in den Sinn kam. Da Séraphine Louise ihr ganzes Leben über alleine geblieben war und außerhalb ihrer haushälterischen Arbeit keinerlei menschlichen Kontakt hatte, ja, vollkommen isoliert war, entwickelte sie Psychosen. Sie redete mit sich selbst, manchmal auch in der dritten Person, lachte manchmal unbegründet einfach los, sammelte wertloses Zeug und vernachlässigte die Körperhygiene gänzlich. Zwischen 1912 und 1914 wurden ihre Werke plötzlich, ohne dass sie das anfangs überhaupt realisierte, ausgestellt und es herrschte reges Interesse an dieser Autodidaktin, die nichts anderes als Blumen, Blätter und Obst malte. Und das in zumeist knallbunten Farben. Sie erzählte auch gerne, dass Engel beim Malen ihre Hände führten. Wenn sie malte – und sie tat es wie in einem Zustand der Trance–, durfte man ihr nicht zu nahe kommen. Nur aus einiger Entfernung durfte man sie beobachten. Sie konnte sehr ausfallend und aufbrausend werden, wenn man sich nicht daran hielt.

Der Kontakt zu Wilhelm Uhde tat ihr gut, aber er sollte nicht lange andauern. Als der Krieg 1914 ausbrach, war Uhde als Deutscher plötzlich auf feindlichem Terrain in Frankreich. In einer Nacht-und-Nebel-Aktion ergriff er mit seiner Schwester gemeinsam die Flucht, er konnte gerade noch einige Bilder einpacken, eines von Séraphine war freilich nicht dabei. Die Malerin blieb in Senlis zurück und wunderte sich, dass ihr Mentor sie nicht mehr aufsuchte. Einige Male ging sie noch zu dem leerstehenden Haus, um ihre Arbeit zu verrichten, fand niemanden mehr vor und ging wieder. Die Begeisterung an ihren Werken nahm wieder ab und die Jahre zogen ins Land.

Wilhelm Uhde überstand den Krieg und konnte seine Kunstsammlung in den Jahren danach wiederaufbauen. Als er 1927, er lebte mittlerweile im französischen Chantilly und zählte Chagall, Picasso und O'Keefe zu seinen Freunden, wieder einmal nach Senlis reiste, zum ersten Mal seit dreizehn Jahren, und dort eine Ausstellung besuchte, sah er dort doch glatt ein Bild Séraphines. Und er entdeckte die Künstlerin quasi erneut.

Séraphine Louis hatte die Jahre über genauso wie immer in ihrem kleinen Zimmer vollkommen isoliert gelebt und gemalt, gemalt, gemalt in jeder freien Minute, die sie zur Verfügung hatte. Uhde beschloss also, sie wieder aufzusuchen, und er fand sie genauso vor, wie er sie in Erinnerung hatte, nur etwas älter natürlich. Séraphine war mittlerweile 63 Jahre alt und schwer psychotisch: Sie führte den lieben langen Tag über Selbstgespräche und halluzinierte, im Alter hatten sich diese Manien verstärkt. Uhde waren die allerdings egal. Er war an ihrer Kunst und weniger am Menschen Séraphine interessiert, er nahm sie an, wie sie war. Die Wiedersehensfreude war groß, der Kunstsammler war jedoch schockiert über die ärmlichen Verhältnisse, in denen sie mittlerweile lebte. Sie wirkte abgemagert und verwirrt. Uhde versorgte sie in den kommenden Tagen mit allem Nötigen. Essen, Trinken und vor allem großen Leinwänden. Es folgten die fruchtbarsten und erfolgreichsten Jahre für das Gespann Uhde und Louis. Da der Kunstsammler nun auch für ihren Lebensunterhalt sorgte, konnte sich Séraphine ganz und gar aufs Malen konzentrieren. Sie erhielt ein eigenes Atelier und verdiente das erste Mal in ihrem Leben richtig viel Geld, denn ihre Werke wurden nun in allen großen Galerien des Landes ausgestellt. Sie gab ihr Geld keineswegs sparsam aus, sondern kaufte sich Unmengen von nutzlosen Dingen und verkraftete diesen neuen Ruhm nur mäßig gut. Und das ist sehr beschönigend ausgedrückt: Sie erzählte herum, die größte Malerin aller Zeiten zu sein, und wurde ungehalten, wenn – und das kam ab und an durchaus vor – Menschen nichts mit dem Namen Séraphine Louis anfangen konnten. Ihre Psychosen wurden täglich stärker.

Ihr Ruhm dauerte jedoch erneut nicht lange, denn die Weltwirtschaftskrise machte auch vor dem Kunstmarkt keinen Halt. Rapide gingen die Verkaufszahlen steil nach unten und Uhde konnte mit einem Mal nicht mehr für die Künstlerin sorgen, die das allerdings so gar nicht begreifen wollte. Es war um diese Zeit, als das Verhalten der ohnedies als wunderlich geltenden Séraphine noch wunderlicher wurde. Größenwahn, Selbstgespräche, plötzliches grundloses Lachen, der fixe Glaube, nach dem Tode auferstehen zu können, Halluzinationen und schwere Depressionen äußerten sich. 1932 wurde die Malerin in die Nervenheilanstalt Villers-sous-Erquery eingewiesen. Uhde, der im gleichen Jahr einige ihrer Bilder in der Pariser »Modern Primitives«-Ausstellung zeigte, meldete, dass Séraphine 1934 in der Anstalt verstorben sei. Er selbst hatte sie dort, wie heute angenommen wird, nie besucht. Die Anstaltsleitung gab indes an, dass Séraphine Louis erst 1942 verstarb, mittellos und vollkommen einsam. Parallelen gibt es zum Schicksal Camille Claudels, denn auch Séraphine war hinter Anstaltsmauern, als die Deutschen Frankreich besetzten und die Lebensmittel knapp wurden. Angeblich, so hieß es später, sei sie unter der akuten Nahrungsknappheit gestorben. Sie erhielt ein schlichtes Anstaltsgrab, auch wenn Séraphine auf dem Höhepunkt ihres Ruhmes mit einem Staatsbegräbnis gerechnet hatte und die selbst gewählte Grabinschrift verfasste, die auch dieses Kapitel einleitete und die ihre baldige Auferstehung verkünden sollte.

Das Leben der Malerin wurde 2008 verfilmt. Séraphine Louis' Bilder hängen heute in bedeutenden Galerien auf der ganzen Welt.

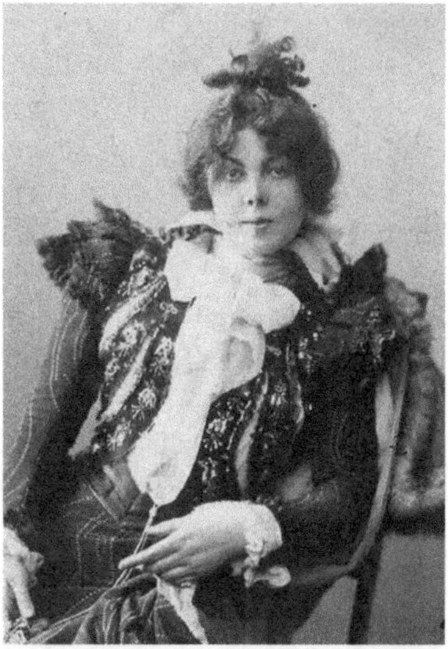

Elsa Asenijeff
Fotografie von
Nicola Perscheid,
1897

»Denn Weibsein ist etwas Heiliges!«
Elsa Asenijeff, österreichische Schriftstellerin
(1867 bis 1941)

Allmählich beginnt man, etwas mehr über diese interessante Autorin herauszufinden, die lange Zeit vollkommen vergessen war. Elsa Maria Packeny wird am 3. Januar 1867 in Wien als älteste von drei Töchtern in der Wiener Josefstadt, in eine recht wohlhabende und angesehene Familie des Wiener K-.u.-k.-Großbürgertums geboren. Der Vater Karl Packeny ist Direktor der Österreichischen Südbahn, Mutter Laurenzia (eine geborene Adametz) ist Malerin und Bildhauerin. Ihr Werk ist heute vergessen, allerdings ermutigte sie ihre Tochter dazu, auch künstlerisch aktiv und kreativ zu sein. Elsas Großvater Prokop Packeny machte sich als Juwelier einen Namen.

Die Beamtentochter Elsa erhielt eine für damalige Zeiten nicht unbedingt übliche gute Ausbildung – sie wurde Lehrerin, mit einer speziellen Ausrichtung für den Unterricht von

Blinden. Allerdings herrschte im Elternhaus die konservative Einstellung, dass zwar ein Beruf schön und gut sei, aber leben könne man davon auch wieder nicht und eine verheiratete Frau sei nun einmal eine abgesicherte Frau, und so wurde die junge Elsa zur Hochzeit gedrängt. Viele Anträge schlug sie aus. Als 1890 jedoch ihr Vater starb, heiratete die 23-jährige Elsa 1890 den elf Jahre älteren bulgarischen Ingenieur und Diplomaten Ivan Dimitrov Nestoroff. Die unglückliche Ehe, über die recht wenig bekannt ist, scheiterte offiziell bereits 1896. Elsa musste dabei 1891 den Tod ihres ersten Kindes Asen Ivanov Nestoroff im ersten Lebensjahr verkraften – ein zweiter Sohn, Heraklit Ivanov Nestoroff, wurde 1896 geboren. Dann trennte sich Elsa von ihrem Mann, wobei die Ehe schlussendlich erst 1901 nach langem bürokratischem Aufwand geschieden wurde.

Nach dem Tod ihres ersten Kindes löste Elsa sich von ihrem Mädchennamen und nahm in Gedenken an den toten Sohn, Asen, den Namen Elsa Asenijeff an, was so viel wie »die Gottgleiche« bedeutet. Unter diesem Namen publizierte sie ab 1895 Traktate, Erzählungen und theoretische Schriften. Nach ihrer gescheiterten Ehe ging sie nicht zurück ins Elternhaus nach Wien. Elsa Asenijeff, gab zwar ihren Sohn in die Obhut der Eltern, ging dann aber nach Leipzig, um dort zu studieren. In den Semestern 1895 und 1896 studierte sie an der Universität Leipzig bei Johannes Volkelt Philosophie und Psychologie bei Wilhelm Wundt. Es war auch das Jahr, in dem ihr erstes Buch, der Erzählband *Ist das die Liebe? – Kleine psychologische Erzählungen und Betrachtungen* im Wilhelm Friedrich Verlag erschien. Einige der Erzählungen in dem Büchlein waren in Bulgarien angesiedelt, immerhin einige Jahre ja die Heimat Asenijeffs, als sie verheiratet gewesen war. Tatsächlich wob sie darin Geschichten rund um die sexuelle Unwissenheit von bürgerlichen Mädchen. Es geht um Vergewaltigungen, um Frigidität und um Promiskuität. In anschließenden Schlussfolgerungen der teils fiktiven Frauen aus den Geschichten, sprechen diese über ihre Erlebnisse und über die sexuelle Lust des Mannes, die zumeist negativ wahrgenommen wird.

In dieser Zeit bemühte sich Asenijeff mehrfach vergeblich um ein Besuchsrecht des damals bereits geistig umnachteten

Friedrich Nietzsche. Seine philosophischen Gedanken, aber auch sein Schicksal berührten Asenijeff tief und fanden Eingang in ihr eigenes Werk.

Als sie dreißig Jahre alt war, schien es so, als wollte sie mit ihrer Herkunft und ihrer Vergangenheit brechen. Sie wollte nichts mehr vom Lehrberuf wissen, stattdessen wollte sie studieren und – ihr eigentliches Ziel – Schriftstellerin werden. Die Rolle der Frau an Bildungseinrichtungen veranlasste sie, einen langen Brief an den Leipziger Professor Karl Bücher zu verfassen, in dem sie anprangerte, dass Frauen weitgehend von Studium und Berufstätigkeit ausgeschlossen seien und somit gar keine Möglichkeit vorfänden, den Männern gleichwertige Leistungen zu erbringen. In den Vorlesungssälen wurden das recht exzentrische Auftreten Asenijeffs, ihre laute Art und der extravagante Kleidungsstil rasch bekannt. Sie inszenierte sich zu einer Kunstfigur, setzte ihr exotisches Pseudonym und ihre bulgarischen Erfahrungen gezielt ein, um von sich reden zu machen. Manchmal trat sie in bulgarischen Trachten auf, manchmal sprach sie auch mit slawischem Akzent.

Während ihrer Zeit in Leipzig lernte sie bald, Anfang 1898, den bekannten Maler und Bildhauer Max Klinger kennen, mit dem sie eine jahrelange uneheliche Beziehung führte. Es war an einem Abend, als der Schriftsteller Detlev von Liliencron in die Literarische Gesellschaft in Leipzig lud. Sowohl Klinger als auch Asenjieff waren anwesend. Elsa wurde vom Schriftsteller Kurt Martens als »ziemlich bizarr zurechtgemachte junge Dame« bezeichnet. Andere Gäste meinten, sie sei die klassische »Femme fatale« oder eine »Salome-Natur«. Jedenfalls war Klinger nach diesem Abend fasziniert von ihr und machte sie zu seinem Modell und seiner Muse. Aus dieser Beziehung ging 1900 ihr drittes Kind Désirée Ottima Klinger hervor. Auch wenn die Klinger-Rezeption sie nur als Muse und Geliebte anerkannte, war ihre Beziehung viel mehr: Sie war von einem gegenseitigen künstlerischen Austausch geprägt. Asenijeff begleitete den Bildhauer nun zu Kunstausstellungen und Kunstreisen und sie war auch eng involviert in dessen Arbeit zum Leipziger Beethoven-Denkmal. Sie schrieb darüber 1902 ein eigenes Buch: *Max*

Klingers Beethoven. Eine kunsttechnische Studie. Im großformatigen Buch *Epithalamia* arbeiteten die beiden erneut erfolgreich zusammen. Er gestaltete die Zeichnungen, sie textete. Beide erreichten in den Jahren ihrer Beziehung die Höhepunkte ihrer Karrieren. Klinger gestaltete für die Wiener Secession 1902 eine Beethoven-Büste und sein selbst entworfener Wohn- und Atelierbau in Leipzig wurde zum Treffpunkt der illustren Künstlerszene in der Stadt.

Auch Asenijeff avancierte sehr bald zu einer angesehenen Intellektuellen. Sie veröffentlichte im Jahrestakt neue Bücher, insbesondere ihr Gedichtband *Die neue Scheherazade. Ein Roman in Gefühlen* aus dem Jahre 1913 wurde von der Kritik bejubelt. Vor allem junge Autoren, wie Walter Hasenclever, Franz Werfel oder Karl Pinthus, die wenige Jahre später namhafte Vertreter des Expressionismus wurden, sahen zu ihr auf. Nicht von ungefähr wurde sie als großer Einfluss für die expressionistische Strömung angesehen. Sie hielt Lesungen und Vorträge, schrieb Zeitungsartikel, Novellen und Essays und engagierte sich schon ab 1906 als Vorstandsmitglied für den Verein für Frauenstimmrecht Leipzig. Ihre Werke lassen sich in zwei Gruppen einteilen: Prosaerzählungen, die gesellschaftskritisch und psychologisch sind, und utopische Schriften, wo sie sich mit philosophischen Fragen wie dem Mannsein oder dem Frausein auseinandersetzte. Elsa Asenijeff wollte sich klar von der feministischen Bewegung der Zeit abheben. Sie sah die Forderung nach Gleichberechtigung als den falschen Weg an, wie sie auch schon in Schriften wie *Aufruhr der Weiber und das Dritte Geschlecht* (1898) bekräftigte. Sie vertrat die Differenzthese, die besagte, dass Männer und Frauen nun einmal verschieden seien und ihre Sicht auf Dinge daher unterschiedlich ist. So sieht sie auch wissenschaftliche Errungenschaften von Frauen klar getrennt von jenen der Männer. »Denn Weibsein ist etwas Heiliges …«, schrieb sie. Ihre Position wurde auch von einigen der Suffragetten angenommen – und ihre Stimme als Künstlerin war gewichtig geworden.

Sie arbeitete zudem regelmäßig für das Antikriegsflugblatt *Der Krieg* und zu ihrem Bekannten- und Freundeskreis zählten große Namen wie die Schriftsteller Klabund, Gerhart Hauptmann, Max Brod, Lyriker Albert Ehrenstein oder Dichterin Else Lasker-Schüler. Als Vollendung der Weiblichkeit sah Asenijeff die Mutterschaft an, weil sie die Möglichkeit biete, durch Erziehung eine neue Gesellschaftsform zu begründen. Aber Theorie und Praxis sind zwei Paar Schuhe. Auch ihre Tochter Desirée wuchs nicht bei ihr selbst auf, sondern in Frankreich bei der Bäuerin Madame Heudelin. Hin und wieder wurde die Kleine von ihren Eltern besucht und regelmäßig schickten sie Geld. In der Lebensführung der beiden Künstler war jedoch kein Platz für ein Kind. Und als der Erste Weltkrieg ausbrach, konnte die Tochter nicht mehr besucht werden – Gleiches galt für ihren Sohn Heraklit, der später Erster Violinist bei den Wiener Philharmonikern werden sollte. Er lebte nach wie vor bei ihrer Mutter in Wien und konnte ab 1914 nicht mehr besucht werden.

Die harmonische und fruchtbare Beziehung Klingers und Asenijeffs wurde allerdings brüchig, als der Bildhauer ein neues Modell einstellte: die siebzehnjährige Gertrud Bock. Elsa Asenijeff war krank vor Eifersucht. Max Klinger schrieb in Briefen an Bekannte, dass sie hektischer, nervöser und gereizter wurde und er die Beziehung mittlerweile als belastend empfand. Schließlich trennten sich die beiden 1916 offiziell. Sie nahm sich einen Anwalt und verlangte von Klinger finanzielle Unterstützung, die dieser aber verweigerte. Dieser Kleinkrieg, der inmitten des Weltkrieges stattfand, endete in einer Tragödie für Asenijeff. Sie ignorierte konsequent gerichtliche Vorladungen gegen sie, bis es letzten Endes zu einem Haftbefehl und einem Prozess wegen Beamtenbeleidigung kam.

Mit der schleichenden Entfremdung und dann dem Tod Max Klingers begann für Asenijeff der soziale und finanzielle Abstieg. Nachdem dieser 1919 einen Schlaganfall erlitt, heiratete er kurz vor seinem Tod 1920 seine junge Geliebte Gertrud Bock, die nach einer testamentarischen Änderung nun Alleinerbin des riesigen Klinger-Vermögens wurde. Asenijeff hatte es zuvor wiederholte Male erbost abgelehnt, eine Pension von jährlich rund 7000 DM zu bekommen – dies war ihr von Klinger angeboten worden. Sie forderte das Landhaus, das sie einst gemeinsam eingerichtet hatten, als Abfertigung. Die Antwort Klingers und der Behörden, die er einschaltete, war stattdessen die Entmündigung. Gegen diese Entscheidung ging Asenjieff erfolglos vor Gericht. Aufgrund von Zeugenaussagen und Texten von ihr, ging das Entmündigungsverfahren tatsächlich durch. Es hieß in der Gerichtsschrift, dass Asenijeff »infolge der Verkennung ihrer Persönlichkeit, der Neigung zum Querulantentum und der Abnahme ihrer geistigen Fähigkeiten zu einer sinnvollen Lebensführung nicht mehr in der Lage ist«. Der Gutachter hatte Elsa Asenijeff allerdings kein einziges Mal getroffen.

Ihr Verleger hatte den medialen Trubel um ihre Person genutzt und einige ihrer Bücher neu aufgelegt, sie erhielt jedoch praktisch nichts von den Einnahmen. Sie war inzwischen mittellos und lebte in einer kleinen Wohnung in Leipzig. Verwahrlost und stark unterernährt brachte man sie, tobend und um sich schlagend, am 25. März 1924 in die psychiatrische Klinik der Leipziger Universität und von dort aus weiter in die Klinik Hubertusburg in Wermsdorf, die sie eine »Verschleppungsanstalt« nannte, da man in solch einer Anstalt nur landete, wenn man, so war es ihre Meinung, mundtot gemacht werden sollte. Da niemals eine psychische Erkrankung diagnostiziert werden konnte, verlegte man Asenijeff 1927 ins Versorgungshaus Colditz. Offiziell galt sie als »nicht allgemeingefährlich«, aber »querulant und streitlustig«. Der dortige Direktor wechselte 1934 in die Landesanstalt Bräunsdorf und erwirkte, dass auch Elsa dorthin kam, es war eine Unterkunft für Heimatlose, Vertriebene und Gescheiterte.

Bis zu ihrem Tod am 5. April 1941 lebte sie nun hier als verarmte und »verrückte« Unbekannte. Sie starb, wie es offiziell hieß, an einer Lungenentzündung, jedoch gibt es auch die Vermutung, sie könnte ein Opfer der Nazi-Euthanasie geworden sein. Ihre Manuskripte, die in dieser Zeit entstanden sind, gelten als verschollen.

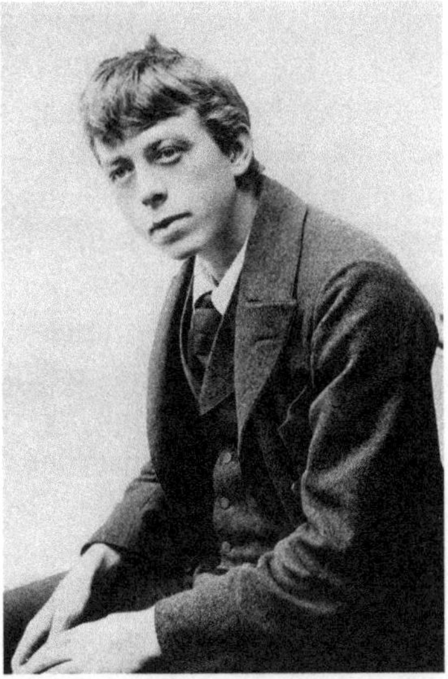

Robert Walser
Fotografie, um 1900

»Niemand ist berechtigt, sich mir gegenüber so zu benehmen, als kenne er mich.«
Robert Walser, Schweizer Schriftsteller
(1878 bis 1956)

Das Eingangszitat Walsers zeigt gut, wie skeptisch der Autor zeit seines Lebens der Umgebung gegenüberstand. Dabei war diese ihm doch durchaus wohlgesonnen: Wenn man bedenkt, dass Robert Walsers Literatur Giganten wie Hesse, Kafka, Musil und Tucholsky begeistert hatte, erscheint es unerklärlich, dass sein Name lange Jahre, ja und eigentlich bis heute nur wirklich Literaturinteressierten ein Begriff ist und dass er hinter seinem Namensvetter, dem nicht verwandten deutschen Gegenwartsautor Martin Walser, verblasst, der natürlich einer breiteren Öffentlichkeit bekannt ist.

Der schweizerische Schriftsteller, über dessen Roman *Jakob von Gunten* Kafka einst sagte: »Ein gutes Buch!«, wurde am 15. April 1878 in Biel in der Schweiz als siebtes von acht Kindern geboren. Walser absolvierte zwischen 1892 und 1895 eine Banklehre in Biel und arbeitete anschließend drei Monate in einer Bank in Basel. Diese Arbeit war für den an sich menschenscheuen Walser jedoch nicht das Wahre. Er war schon früh auch ein begeisterter Theatergänger, hatte sich unzählige Male sein Lieblingsstück, Schillers *Die Räuber*, angesehen, konnte jede einzelne Textstelle darin mitsprechen. Dass, wie in dem Theaterstück, der Verbrecher, der am Rande der Gesellschaft lebt, am Ende der Gute und Edle ist, faszinierte Walser.

Schon als Kind und Jugendlicher, blieb er gerne für sich alleine, unternahm ausgedehnte Spaziergänge – eine Leidenschaft, die ihm sein Leben lang erhalten blieb. Er hatte nach der Meinung seines Umfeldes kein allzu gewinnendes Wesen, blieb zumeist wortkarg und beobachtete lieber. Er entschloss sich Ende 1895, zu seinem Bruder Karl, dem ältesten der Walser-Kinder, der damals noch in Stuttgart wohnte, zu reisen. Der Auslöser für die Heimatflucht war höchstwahrscheinlich der Tod der Mutter Ende 1894, zu der er eine sehr innige Beziehung hatte. Sie war aufgrund psychischer Probleme lange in Behandlung gewesen und hatte eine Vielzahl von Medikamenten verschrieben bekommen, die vermutlich in zu hoher Dosierung zum Tod geführt hatten.

In den Folgejahren führte er ein unstetes Leben, übte zahlreiche Berufe in Deutschland und in der Schweiz aus, arbeitete für die Deutsche Verlagsanstalt und die Cotta'sche Verlagsbuchhandlung, die meisten Posten waren allerdings von kurzer Dauer. Robert Walser träumte eigentlich von einer Laufbahn als Schauspieler, obgleich ihn auch die Literatur faszinierte. 1898 wurden erste Gedichte von ihm in der Berner Zeitung *Der Bund* abgedruckt und weckten das Interesse des Verlegers Franz Blei, bei dem etwa Frank Wedekind publizierte. Er nahm Kontakt mit Walser auf und veröffentlichte Gedichte in seiner Zeitschrift *Die Insel*. 1904 folgte dann die erste eigenständige Buchpublikation: *Fritz Kochers Aufsätze* im Insel Verlag.

Zwischen 1905 und 1913 wohnte Walser in Berlin wieder bei seinem Bruder Karl, der inzwischen ein erfolgreicher Maler und Bühnenbildner war. Durch ihn erhielt er auch Kontakt zu wichtigen Künstlerkreisen der Zeit, wie der Berliner Gruppe Secession. Robert Walser etablierte sich als Autor. 1907 erschien sein erster Roman *Geschwister Tanner*, in den Folgejahren *Der Gehülfe* (1908), *Jakob von Gunten* (1909) und die *Gesammelten Gedichte* (1909). Der Autor wurde von den Literaturkritikern und auch von Schriftstellerkollegen hochgelobt, aber sein Stil zwischen Groteskem, Surrealem und Traumhaftem fand keine breite Leserschaft, dies sollte sich erst, wie auch bei Franz Kafka, mit dessen Werk jenes Walsers oft verglichen wird, postum ändern. Robert Walsers Arbeitsweise war dabei recht unorthodox, denn die meisten Romanentwürfe wurden auf lose Zettel geschrieben und von denen hortete er Hunderte, wenn nicht Tausende. Aber wie durch ein Wunder behielt Walser immer den Überblick. Er wusste genau, was wohin gehörte.

1914 wurde er zum Militärdienst einberufen, viel schrieb er über diese Zeit nicht. Ende des Jahres 1916 verstarb sein Bruder Ernst in der Nervenheilanstalt Waldau, dort, wohin er dreizehn Jahre später auch kommen sollte. 1919 nahm sich Hermann, ein anderer Bruder, Geografieprofessor in Bern, schwer depressiv das Leben. Die psychischen Erkrankungen lagen also in der Familie und der weitere Verlauf von Robert Walsers Lebensweg ging ebenfalls in diese Richtung.

Das Leben von der Schriftstellerei war eines, das sich für Walser entbehrungsreich entwickelte, denn seine Bücher wurden zwar gelobt, verkauft haben sie sich deswegen jedoch nicht besser, und so trat er im November 1921 dem Schweizerischen Schriftstellerverband bei. Kurz darauf suchte er dort um Unterstützung für seinen Roman *Theodor* an, an dem er gerade schrieb. Er bekam 1500 Franken sofort und bei Beendigung 1000 weitere in Aussicht gestellt. Bis die Belehnungssumme zurückgezahlt war, würden alle Bucheinkünfte an den Verband gehen. Walser brauchte diese Finanzspritze, er lebte notgedrungen sehr bescheiden damals. Den Verein verließ er allerdings drei Jahre später wieder, weil er meinte, das Vorstandsmitglied Alfred Fankhauser hätte ihn diskreditiert. Was war passiert?

»Die Sache war so. Ich saß im Bahnhofbuffet Bern bei einem ›Spezial‹. Da kam R. W. (Anm.: Robert Walser) und setzte sich zu mir. Erzählte, welche Wanderung und welche Wirtschaften in Berns Umkreis er hinter sich habe. Unter anderem Ortschwaben. Ich sagte zu ihm, in Ortschwaben habe ihn sicher meine Schwester bedient, die da bei ihrer Cousine, der Wirtin, aushelfe.

Walser: Haben Sie im Sinn, mich mit Ihrer Schwester zu verkuppeln?

Ich: Gott bewahre meine Schwester vor Ihnen!

Meine Auffassung dieses präzisen Dialogs war, wir hätten beide eine zünftige, aber gute Ironie ...«, so Fankhauser.

Walser fand die Sache jedoch keineswegs witzig, war sogar so aufgebracht, dass er Fankhauser mit Prügel drohte. Am 24. Juli 1924 trat er denn auch brieflich mit folgenden Worten aus dem Verein aus: »Sehr geehrter Herr. Aus ruhiger Erwägung erkläre ich hiermit meinen Austritt aus Ihrem Verein und zeichne hochachtungsvoll Robert Walser.«

Als nur ein einziger Verlag, es war der Zürcher Grethlein Verlag, Interesse an einer Veröffentlichung von *Theodor* zeigte, ging ein Brief Walsers an den Verlagsleiter Konsul Hauschild, eine Einladung zum Autor nach Hause, unterzeichnet war »Cäsar, Diener von Herrn Walser«. Hauschild machte sich auf den Weg zur Adresse und war doch erstaunt, als er, schnaufend, ganz oben bei einer Mansardenwohnung ankam, er klopfte und ein Mann in Hemdsärmeln öffnete, der sich als Cäsar vorstellte. Er werde Herrn Walser sofort holen. Hauschild trat in die ärmlich aussehende Wohnung ein und war verdutzt, ja, beinahe etwas verstimmt, als derselbe Mann von vorhin, nun umgezogen, sich als Robert Walser vorstellte.

Hauschild wollte auch nach diesem Vorfall noch das Buch in seinem Verlag herausbringen, Walser stellte allerdings absurde Forderungen, wollte mehr Geld, sodass sich der Verlag schließlich zurückzog. Hauschild klagte dem Schriftstellerverein dazu: »Ich (...) konnte trotz unzähliger Briefe an Herrn Walser und eines mehrstündigen Besuchs bei ihm nicht mit ihm einig werden, weil Herr Walser auf positive Ratschläge nicht wie andere Menschen zu reagieren pflegt. Ich spreche es ganz offen aus: er ist ein schrullenhafter Herr, ein Bohémien, ein Eigenbrötler, der aber noch nicht so alt ist, als daß er sich diese für den geschäftlichen Verkehr absolut nicht geeigneten Manieren nicht noch abgewöhnen könnte.«

1923 erschienen etwa zwanzig Druckseiten des Romans in der Zeitschrift *Wissen und Leben*. Wie vereinbart meldete sich damals der Schriftstellerverein und erhob Anspruch auf das Honorar. Walser war, auch wenn die Forderung rechtens war, darüber vollkommen verstimmt, sodass man heute davon ausgeht, dass er nach der ganzen Misere um den Roman diesen einfach vernichtete, jedenfalls gilt er heute als verschollen.

1925 erschien im Rowohlt Verlag dann sein letztes selbst veröffentlichtes Buch, *Die Rose*, seine erste Publikation nach *Seeland* vor über fünf Jahren. *Die Rose* wurde ein Ladenhüter. Walser schrieb in einem Brief an seinen Bekannten Otto Pick: »Mein Büchlein *Die Rose* scheint mit Acht und Bann belegt worden zu sein. Rowohlt behandelt mich als ächter [sic!] Germane infolge des Mißerfolges dieses Buches mit jeder erdenklichen Unartigkeit.« Das Zitat verdeutlicht gut Walsers trockenen Humor. Das Wortspiel von echt und Ächtung und die Wortneuschöpfung »ächter« belegen dies gut.

Da in einigen durchaus gut zahlenden Zeitungen, wie dem *Berliner Tagblatt* in den Zwanzigern regelmäßig Texte von ihm abgedruckt wurden, war seine finanzielle Situation zwar angespannt, aber nicht prekär. Jedoch wurde man zunehmend den Eindruck nicht los, dass Walser seine schriftstellerische Karriere mehr als Bürde denn als Freude ansah.

Heute gilt Robert Walser als einer der wichtigsten schweizerischen Autoren des zwanzigsten Jahrhunderts – wenngleich noch immer nicht als breitenwirksam. 1928, an seinem fünfzigsten Geburtstag waren es nur wenige Zeitungen, die ihn würdigten. Walser hatte im Jahr zuvor versucht, im Paul Zsolnay Verlag einen Gedichtband zu veröffentlichen – vergebens. Praktisch alles, was er die letzten Jahre produzierte, blieb unveröffentlicht. Und während er in diesen zwei, drei Jahren, bis zu seinem Zusammenbruch, dazu neigte, die Abweisungen durch Verlage persönlich zu nehmen, rückte die Schriftstellerei in den letzten Jahrzehnten vollkommen in den Hintergrund.

Gute dreißig Jahre, bis zu seinem Tod, arbeitete er an nichts Konkretem mehr.

In der zweiten Hälfte des Jahres 1929 wurde Walsers Verhalten nun immer auffälliger. Lange Selbstgespräche, starke Stimmungsschwankungen und zunehmende Verwahrlosung des Äußeren veranlassten seine damalige Vermieterin in Bern, wo er nun wohnte, dazu, seine Schwester zu benachrichtigen. Lisa Walser kam, begleitet von einem Psychiater, der sich ihren Bruder genau ansehen sollte. Walser gab an, Stimmen zu hören, die mit ihm redeten, sich manchmal auch beschwerten. Es wird eine schwere katatone Schizophrenie diagnostiziert und auf Empfehlung des Spezialisten wird Robert Walser für weitere Untersuchungen in die Heilanstalt Waldau gebracht.

In ärztlichen Aufzeichnungen von damals steht: »In der Anstalt lebte sich Herr Walser rasch ordentlich ein, erklärte auch bald, die Angst sei verschwunden und die Stimmen seien in ihrer Intensität schwächer geworden; sie quälten ihn aber trotzdem während des ganzen Aufenthaltes weiter. So äußerte er sich etwa, es handle sich um ›feindliche Stimmen seines Seins, die ihn verhöhnen und in seine Gedanken störend eingreifen‹; er berichtete auch über optische Halluzinationen, über Bilder, die er im Wachen sehe.« Man merkte auch an, dass der Autor quasi jeden Kontakt zu Mitpatientinnen oder -patienten ablehne, am liebsten für sich ganz allein sei. Zumindest dies war ja aber nichts Neues, sondern entsprach ganz seinem üblichen Wesen.

Im März 1930 bezog Walser ein Zimmer in der Heilanstalt – wurde bald darauf auf eigenen Wunsch aber in den Wachsaal zu den anderen Insassen verlegt. Dort schrieb er wie besessen jeden Tag mehrere Stunden, nichts von alledem war jedoch für eine Publikation geeignet: Es waren Beobachtungen, Sinnsprüche. Zunehmend verlor der Autor den Bezug zur Literaturszene im Land und allmählich auch jenen zur Realität. Da Walser aber menschlichen Kontakt auch früher nicht unbedingt suchte und die schizophrenen Momente immer weniger wurden, war die Familie zuversichtlich gestimmt. Im Folgejahr erhielt er ein Zweibettzimmer. Der neue Direktor der Heilanstalt hielt Walser zu dieser Zeit für praktisch geheilt und wollte ihn in die

Heimpflege entlassen, auch, weil akuter Platzmangel in der Anstalt herrschte. Sowohl der Autor als auch die Geschwister lehnten dies jedoch ab. Walser liebte seine gewohnten Kreise und wollte diese unter keinen Umständen aufgeben. Unter Anwendung körperlicher Gewalt (Robert Walser wehrte sich mit Händen und Füßen) wurde er am 19. Juni 1933 in die Heilanstalt Herisau verlegt. Dort zog er sich weiter zurück und gab inoffiziell die Schriftstellerei auf. Es scheint, als wäre er müde geworden und als sähe er seinen Zustand als sein Schicksal an. Seinen Alltag in der Heilanstalt verbrachte er mit dem Fertigen von Papiertüten, einer Arbeit, die alle Patientinnen und Patienten verrichteten, und mit dem Putzen der sanitären Anlagen in der Anstalt. Auf eine seltsame Art und Weise genoss er diese unspektakulären Tätigkeiten.

Walser hatte kein Interesse mehr an Veröffentlichungen. Auch Bücher über ihn, wie das 1947 von Otto Zimmer publizierte *Robert Walser, der Poet* nahm der Schriftsteller gleichgültig zur Kenntnis. Während der Nazi-Herrschaft waren seine Bücher verboten, sie galten in den Reihen der NS als zu anarchisch und zu »aufrührerisch«, dazu kam, dass man niemandem im Deutschen Reich die Zeilen eines Geisteskranken zumuten wollte. Der Publizist Carl Seelig besuchte Walser über Jahrzehnte, ging mit ihm spazieren und führte über die Gespräche Buch. Als die letzten Geschwister Walser (Bruder Karl und Schwester Lisa) starben, wurde Seelig auch der Vormund des Autors und später der Herausgeber seiner Werke. Seelig sagte Walser einmal: »Ich bin nicht hier, um zu schreiben, sondern, um verrückt zu sein.«

Wobei, so ganz stimmte das nicht, das mit dem Schreiben. Er schrieb weiterhin viel, handschriftlich, in der damals schon antiquierten Sütterlinschrift. Seiten um Seiten schrieb er voll, millimeterkleine Buchstaben, so gut wie unleserlich. So schrieb er alles, was ihm so in den Sinn kam, Beobachtungen, Gedanken, Absichten, aber nichts davon war literarisch und nichts war zur Veröffentlichung gedacht.

Er interessierte sich für nichts mehr, was mit seinem Werk, seinem früheren Leben zu tun hatte, und so nahm er es kommentarlos zur Kenntnis, als mit seiner Erzählung *Der Spaziergang*

1955 erstmals auch eine englische Übersetzung eines Walser-Buches vorlag.

Im Frühjahr 1954 wurde Walser von Theodor Spoerri, dem Professor für Psychiatrie an der Universität Bern besucht. Spoerri war privat da. Er hatte in der Vergangenheit über den Dichter Georg Trakl geforscht und war an Walsers Krankheitsbild interessiert. Die Anstaltsärzte meinten zwar, dass er sich von dem Besuch nicht allzu viel erwarten solle, da Walser »typische stuporöse Katatonie«, also einen fast vollständigen Aktivitätsverlust zeige, bei dem Patienten nur noch wie versteinert, aber bei vollen Bewusstsein dasitzen, aber verbieten wollte man es dem Gast aus Bern auch wieder nicht.

Es gibt keine offiziellen Aufzeichnungen von dem Treffen, aber gut zwanzig Jahre später erinnerte sich Spoerri zurück. Walser begrüßte ihn mit dem für Schizophrenie typischen Habitus, einem maskenhaften und starren Gesichtszug und blieb in unterwürfiger Haltung, die er selbst beibehielt, als der Psychiater ihm sagte, wie sehr er ihn und sein literarisches Werk bewundere. Alleine mit Spoerri saß er auf einem Stuhl irgendwo im Zimmer, stumm, und sein Besuch saß daneben, ebenso stumm. Nach fünfzehn Minuten Warten versuchte Spoerri, das Gespräch zu starten, und sagte: »Es ist ja auch eigentlich eine Dummheit – kommt da dieser Psychiater aus Bern bloß wegen dieser paar Gedichte her, die doch gar nichts bedeuten.«

Plötzlich wandte sich Walser ihm zu, nickte zustimmend und eine richtige, fast einstündige Unterhaltung fand statt – und diese beeindruckte Spoerri, da der Autor auf einmal geistig vollkommen gesund wirkte. Auf die Frage, ob er denn glücklich sei, antwortete Robert Walser: »Oh ja!« Er habe keinerlei Drang, irgendwann die Anstalt zu verlassen, meinte er weiter. Mit dem Ende des Gesprächs fiel er dann wieder in die Rolle des kataton Schizophrenen zurück. Es kommt übrigens durchaus öfter vor, dass sich bei Patienten mit Katatonie helle und dunkle Momente ablösen, natürlich insbesondere dann, wenn sie medikamentös eingestellt sind.

Als Carl Seelig von Spoerris Besuch erfuhr, untersagte er dem Psychiater weitere Besuche. Er befürchtete, die Gespräche könnten Walser aufrühren und unnötig beunruhigen. Vielfach wurde später aber auch vermutet, dass Seelig seine Position als einzige Vertrauensperson des Autors nicht verlieren wollte.

Am Abend des 24. Dezembers 1956 kränkelte Walser plötzlich, bekam eine leichte Lungenentzündung und Beinkrämpfe. Als man ihn hinlegen wollte, tobte und schrie er und bestand darauf, seinen geliebten Spaziergang nicht ausfallen zu lassen. Am 25. Dezember, dem eiskalten Christtag, rutschte Walser auf unwegsamem Schneegelände in Herisau aus und fiel so unglücklich, dass er höchstwahrscheinlich sofort tot gewesen war. Es gibt Quellen, die auch einen Herzinfarkt als Todesursache angeben. Er wurde Stunden später gefunden.

Sein Werk wurde in den letzten Jahren sukzessive wiederentdeckt, respektive nahm der Einfluss seiner eigenwilligen, grotesken, surrealen und nicht wirklich kategorisierbaren Literatur auf jüngere Schriftstellergenerationen zu.

Bei einem Spaziergang unterhielten sich Walser und Seelig auch einmal über Friedrich Hölderlin und der Autor meinte dann: »Ich bin überzeugt, daß Hölderlin die letzten dreißig Jahre seines Lebens gar nicht so unglücklich war, wie es die Literaturprofessoren ausmalen. In einem bescheidenen Winkel dahinträumen zu können, ohne beständig Ansprüche erfüllen zu müssen, ist bestimmt kein Martyrium.« Und das galt haargenau auch für ihn, für Walser selbst.

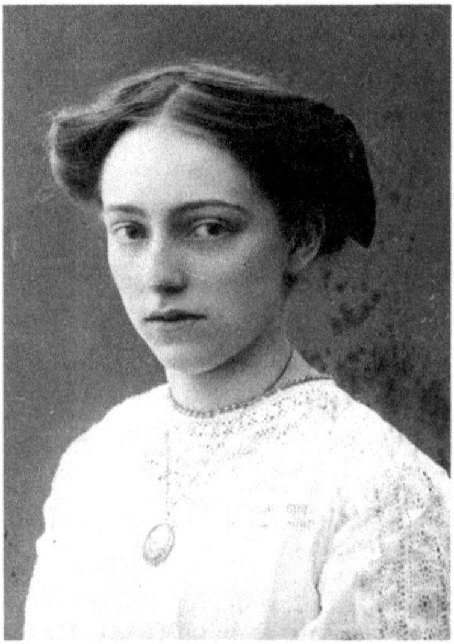

Lene Voigt
Porträtfoto, 1910
(bereitgestellt von der
Lene-Voigt-Gesellschaft)

»Der Schizophrene von Format prüft nach dem Schub das Resultat.«

Lene Voigt, deutsche Schriftstellerin

(1891 bis 1962)

Diese selbstironischen Zeilen stammen aus der Feder der Dichterin Lene Voigt. Sie entstanden im Bezirkskrankenhaus für Psychiatrie Leipzig-Dösen, wo Voigt die letzten sechzehn Jahre ihres Lebens überwiegend verbrachte.

Lene Voigts Name war bereits nach 1945 nur mehr den wenigsten Menschen in Deutschland ein Begriff und das, obwohl die Autorin noch lebte und ihre Gedichte insbesondere jene in der sächsischen Mundart sich in den zwanziger und dreißiger Jahren enormer Beliebtheit und Popularität erfreuten. Auf dem Grabstein der Vollblut-Leipzigerin am Leipziger Südfriedhof stehen Zeilen aus einem ihrer Gedichte: »Was Sachsen sin' / von echtem Schlach / die sin' nich / dod zu griechn ...« Es sind Zeilen aus ihrem Gedicht *Unverwüstlich*, die gut zum Wesen dieses sächsischen Originals passen.

Helene Wagner wurde am 2. Mai 1891 in Leipzig als Tochter einer Hausfrau und eines Schriftsetzers in einfache Verhältnisse geboren. Einige Monate, so erinnerte sie sich später, lebte sie als Kind bei einem Pfarrer im Erzgebirge, wie lange, konnte sie nicht mehr sagen, aber die Zeit hatte Eindruck bei ihr hinterlassen, denn sie erzählte oft davon, wenn sie sich an die glücklichen Momente ihrer Kindheit zurückerinnerte. Nach dem Besuch der Volksschule ging Lene, wie sie genannt wurde, auf ausdrücklichen Wunsch der Mutter zwischen 1905 und 1910 auf die Kindergärtnerinnenschule, schon zuvor hatte sie als Kindermädchen gearbeitet und nebenher auch schon mit dem Verfassen erster Lyrik begonnen. 1904, sehr beachtlich für eine damals gerade Dreizehnjährige, erschienen schon kleinere Gedichte von ihr in sächsischen Regionalblättern, und natürlich träumte sie von einer Laufbahn als Autorin, was ihr die Eltern aber vehement auszureden versuchten. Kindergärtnerin wollte sie allerdings auch keine sein. Stattdessen schloss sie eine zweite Lehre, eine Buchhandelslehre, ab und begann, in einer Verlagsgesellschaft zu arbeiten. Kurz vor Kriegsbeginn 1914 heiratete sie den Orchestermusiker Friedrich Otto Voigt. Der Ehemann musste Kriegsdienst leisten und kehrte 1918 unversehrt zurück. Im darauffolgenden Jahr wurde der gemeinsame Sohn Alfred geboren. Voigt publizierte nun regelmäßig Gedichte in sächsischer Mundart in der *Neuen Leipziger Zeitung*, in der linken Zeitschrift *Die Rote Fahne* und in dem Satireblatt *Der Drache*. Lene und Friedrich Otto Voigt trennten sich 1920, man hatte sich, wie es so schön heißt, auseinandergelebt, der Sohn blieb bei der Mutter. 1923 beschloss sie, ihren Brotberuf beim Verlag aufzugeben und von der Schriftstellerei zu leben, wie sie es immer vorgehabt hatte. Der Erfolg hatte ihr bis dato recht gegeben.

Ein erster Schicksalsschlag suchte sie 1924 heim. Ihr Sohn Alfred Voigt starb, gerade einmal fünfjährig, an einer Hirnhautentzündung und seine Mutter stürzte in eine schwere Depression, aus der ihr das Dichten einigermaßen heraushalf. Sie schrieb in dieser Zeit praktisch ständig, und 1925 erschienen in kurzer Folge ihre heute noch bekannten *Säk'schen Balladen* und *Säk'schen Glassiger*, wo sie Klassiker der Lyrik im sächsischen

Dialekt neu, unterhaltsam, nicht immer ernst, interpretierte. Sie war damals wieder verliebt. Karl Geil, ein arbeitsloser Opernsänger, war der Mann an ihrer Seite geworden. Und es war ein erneuter schwerer Schlag, als er vollkommen überraschend 1929 verstarb.

Lene Voigt beschloss, Sachsen fürs Erste den Rücken zu kehren, was der eingefleischten Sächsin sehr schwer fiel. Anfangs zog sie nach Bremen, dann nach München, schließlich nach Berlin. In diesen Jahren entstanden unter anderem der Gedichtband *Die sächsische Odyssee*, 1933, und ihr Roman *Vom Pleißstrand nach Helgoland*, 1934. Der Roman war eine heitere Reisegeschichte rund um die Hauptfigur, die lebenslustige und unternehmungsfreudige Witwe Pauline Mielitsch, die von Sachsen an die Nordsee möchte und über Umwege und zahlreiche humorige Ereignisse auch dorthin kommt. Voigts letzte Veröffentlichung für lange Zeit sollte das schmale Büchlein *Leipziger Lindenblieten* 1935 sein.

Adolf Hitler war inzwischen Reichskanzler geworden. Anfangs konnte Voigt noch unbehelligt schreiben und davon leben, alles änderte sich jedoch ab 1936. Der Radebeuter Lehrer Erich Rawolle warf ihren Gedichten in der Monatszeitschrift des NS-Lehrerbundes Sachsen vor nicht »sächsisch, sondern jiddisch« zu sein, und ab diesem Zeitpunkt hatte sich das Reichspropagandaministerium gegen Voigt eingeschossen. Man warf ihren Werken vor, sich über das Sächsische und die Sachsen lustig zu machen, anstatt stolz auf ihre Herkunft zu sein. Da hieß es: »Ihre Machwerke, die massenhaft in die Öffentlichkeit gelangen, können nach zwei Gruppen unterschieden werden: a) Parodien und b) Karikierungen des Sächsischen« – vor allem aber ihre Interpretationen der Klassiker stießen bei den Nazis auf absolute Ablehnung: »Die Voigt hat die schönsten Dichtungen der Weltliteratur durch gesuchte komische Situationen und Sprachluderei in die Minderwertigkeit und Lächerlichkeit hinab gezerrt. Das ist bewusste Zersetzung hoher Kulturgüter. Das ist Kulturbolschewismus.«

Im Dezember 1936 wurde ein Veröffentlichungs- und Arbeitsverbot über Lene Voigt verhängt und sie war, wie so viele andere kritisch denkende Kreative zu dieser Zeit, mit einem Schlag mittellos geworden. Die Dichterin erlitt einen ersten schweren Nervenzusammenbruch mit paranoiden Momenten und wurde in die psychiatrische Klinik Schleswig eingewiesen. Dort blieb sie einige Tage. Nach ihrer Entlassung verpflichtete das Regime Lene Voigt, die als kommunistische Sympathisantin angesehen wurde, zur Arbeit in der Druckerei Giesecke & Devrient, eine körperlich fordernde und intensive Tätigkeit, die sie von der Dichterei fernhalten sollte.

1940 kehrte Lene Voigt nach Leipzig zurück, und erneut musste sie, unter Panikattacken und Wahnvorstellungen leidend, in eine Nervenklinik eingewiesen werden, konnte dort allerdings nicht lange bleiben. Die Kriegsjahre sprengten jegliche verfügbare Kapazität von psychiatrischen Einrichtungen. In der Leipziger Universitätsklinik alleine hatte es 25 Aufnahmegesuche täglich gegeben, die meisten mussten abgelehnt werden, da weder genügend Betten noch ausreichend Personal vorhanden war. Hinzu kam eine hohe Sterblichkeit unter den Patientinnen und Patienten, weil Typhus, Ruhr und Tuberkulose in den Anstalten umgingen. Nachdem Voigt 1944 entlassen wurde, versuchte sie, einigermaßen Fuß zu fassen. Sie begann, als Fakturistin bei einem Verlag zu arbeiten.

Nach dem Ende des Krieges und des NS-Terrors war Europa mit dem Wiederaufbau beschäftigt und Lene Voigts Verlage, die ihre Werke gedruckt hatten, waren ebenfalls schwer in Mitleidenschaft gezogen worden. Der Rothbarth Verlag hatte den Bombenangriff auf Leipzig 1945 nicht überstanden und der A. Bergmann Verlag war nach München umgesiedelt, wo er ab Mitte der fünfziger Jahre ihre *Säk'schen Balladen* neu herausbrachte. Davon allerdings bekam Voigt in Leipzig nichts mit, denn Deutschland war seit 1949 geteilt und aus den fadenscheinigsten Gründen verbot auch das DDR-Regime ihre Werke bis 1983.

Zurück zum persönlichen Schicksal der Lene Voigt. Im Juli 1946 musste sie erneut in die Leipziger Universitätsklinik, die nach dem Bombenangriff aufs Gelände der Heilanstalt Dösen ausweichen musste, eingewiesen werden. Bei der Anamnese, die bei der Aufnahme gemacht wurde, hielt man auch Aussagen ihrer Vermieterin fest, nach welchen Voigt vollkommen aufgeregt gewesen sei, sich ständig beobachtet gefühlt habe und felsenfest davon überzeugt war, man hätte ihren ganzen Körper unter Strom gesetzt. Über ihren eigenen Zustand sagte sie: »Wenn ich Sorgen habe, dann verliere ich das Köpfchen.«

Als sie eingewiesen wurde, soll Voigt lediglich 38 Kilogramm gewogen haben – augenscheinlich hatte sie die letzten Tage nichts gegessen und war erneut in einer absolut prekären finanziellen Situation. In der Klinik war sie die ersten Tage unruhig, halluzinierte, sprach unverständlich und geriet immer wieder in eine Art Schockstarre, in der sie bewegungslos vor sich hinstierte. Aufgrund der ersten Diagnose, Schizophrenie, ist anzunehmen, auch wenn hier keine Quellen existieren, dass Voigt die damals geltenden Behandlungsmethoden, wie etwa Elektrokrampftherapie, Fixierung bei Unruhe und Veronal- und Bariturate-Medikamentur, erhielt. Beides waren starke Hypnotika, man versuchte, sie also ruhigzustellen.

Als der Psychiater Dietfried Müller-Hegemann 1954 sich von der Funktion des Direktors der Anstalt verabschiedete, drückte ihm Voigt ein Gedicht mit dem Titel *Wir »armen Irren«* in die Hand. Müller-Hegemann las es, unterhielt sich köstlich und veranlasste eine Neuuntersuchung der Patientin, denn das Gedicht bot eine humorvolle und abgeklärte Differenzierung des eigenen Zustandes, was untypisch für Patientinnen und Patienten mit der Diagnose Schizophrenie war. Man kam zum Entschluss, dass Lene Voigt wohl an einer reaktiven Psychose litt – Schicksalsschläge, Lebensbelastungen, Stresssituationen wurden dabei immer und immer wieder psychotisch verarbeitet, auch die paranoiden Phasen gehören dazu.

Die psychiatrische Einrichtung in Leipzig-Dösen war inzwischen zu einer Heimat für die Dichterin geworden und sie blieb Patientin auch, als es ihr schon viel besser ging. Sie lehnte eine Entlassung kategorisch ab. Die Klinikleitung beschloss, sie mit kleineren Arbeiten zu betrauen. Sie übernahm Buchhalter- und Botendienste und schrieb täglich Gedichte in Schul- oder Musikhefte und verteilte sie ans Personal. Sie wusste genau, dass das DDR-Regime ihre Gedichte aus dem Verkehr ziehen würde, also »veröffentlichte« sie diese nur inoffiziell – und im Westen erschienen sie ja, wie erwähnt, ohne dass Voigt davon wusste. In den Anstaltsjahren entstanden hunderte, später in *Sächsischer Kleinkram* und *1955er Musenkinder* zusammengetragene Gedichte. Sie schrieb beinahe täglich, natürlich in dem Wissen, dass ihre Werke nicht publiziert werden würden. Anfang 1962 schrieb ihr behandelnder Arzt in die Krankenakte, dass Voigt »müder als in den Jahren zuvor« wirke.

Am 16. Juli 1962 verstarb Lene Voigt in der Anstalt und wurde am Leipziger Südfriedhof bestattet. Und heute endlich, Jahrzehnte nach ihrem Tod, auch dank der Wiedervereinigung, beginnt man langsam wieder, das unverwechselbare Werk der Lyrikerin zu würdigen. 1995 gründete sich die Lene-Voigt-Gesellschaft, die sich des Werkes der Dichterin annimmt. In Sachsen ist Lene Voigt heute ein Name, den man kennt. Ihre Mundartgedichte wurden vertont und erscheinen regelmäßig in Anthologien.

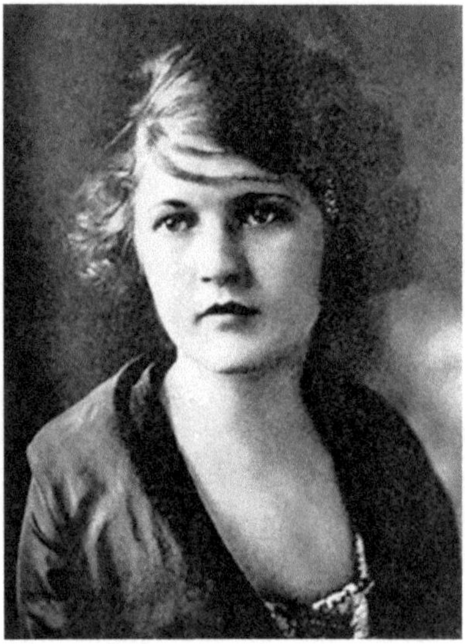

Zelda Fitzgerald
Pressefoto, 1919

»Ich möchte nicht leben, ich möchte zuerst lieben und zufälligerweise leben!«
Zelda Fitzgerald, amerikanische Autorin, Malerin und Tänzerin
(1900 bis 1948)

Diese Tagebuchnotiz zeigt gut, wie zerrissen und wie suchend die in diesem Kapitel behandelte Persönlichkeit war. Ihr Leben spiegelt diesen inneren Taumel wider, war sie doch als Glamourgirl in der Pariser High-Society unterwegs, konnte sich aber zugleich künstlerisch nicht voll entfalten, durchlief schließlich eine Odyssee von psychiatrischen Anstalten. Und ihr Lebensende war hoch tragisch. In der Nacht vom 10. auf den 11. März 1948 starb sie bei einem Brand im Highland Hospital in Asheville, bei North Carolina. Die Schriftstellerin, Tänzerin, Muse und Verkörperung des typischen »Flapper Girls«, so wurden die jungen Frauen der 1920er genannt, die kurze Röcke und kurze Haare zur Mode der Zeit gemacht hatten, hatte sich im obersten

Stock des Gebäudes befunden, eine Flucht war unmöglich gewesen. Ihr Ehemann, ihre große Liebe und zugleich ihr Verderben, F. Scott Fitzgerald, war bereits acht Jahre zuvor, 44-jährig, an seiner Alkoholsucht gestorben. Er war die treibende Kraft dahinter gewesen, dass Zelda ihre letzten Lebensjahre in der geschlossenen Anstalt zu verbringen hatte. Identifiziert werden konnte sie nur anhand ihrer versengten Pantoffeln.

Zelda wurde am 24. Juli 1900 als Zelda Sayre, jüngstes von sechs Kindern, einem Bruder, vier Schwestern, von Anthony Dickinson Sayre (1858–1931) und Minerva Bruckner Machen (1860–1958) in Montgomery, Alabama, geboren. Die Sayres waren eine angesehene und einflussreiche Südstaatenfamilie: Der Vater war Richter im Supreme Court, der 1909 an das Oberste Gericht des Staates Alabama berufen worden war und ein für damalige Verhältnisse stattliches Jahresgehalt von 5000 Dollar erhielt, der Großonkel war ehemaliger Abgeordneter zum Senat, der Großvater väterlicherseits Herausgeber der Lokalzeitung, der Großvater mütterlicherseits war für kurze Zeit Senator in Kentucky. Die strenge väterliche Erziehung war für die aufgeweckte und kreative Zelda nur schwer zu ertragen. Sie nahm Ballettstunden und träumte von einer internationalen Karriere als Tänzerin, nicht unbedingt ein Beruf, der von den Eltern akzeptiert worden wäre, was sie natürlich wusste.

In der Schule saß Zelda mehr oder weniger die Zeit ab. Ihre ältere Schwester tat die schwachen schulischen Leistungen und den schlechten modischen Geschmack Zeldas, sie trug nämlich ausnahmslos Matrosenblusen und Faltenröcke, als umfassende »Ideenlosigkeit« ab. Das änderte sich allerdings nach den Sommerferien 1915, als sie anfing, Rouge und Lippenstift der anderen Schwestern zu verwenden und möglichst hellen Gesichtspuder aufzutragen. Sie studierte Modemagazine und machte sich selbst zur Trendsetterin und auffallenden Erscheinung in Montgomery, dem verschlafenen Südstaatennest. Ihr letztes Schuljahr, im Herbst 1917, begann in einem Wirbel von Partys. Sie wurde zu Verbindungsfesten sämtlicher Colleges in Alabama eingeladen.

Als sie gerade volljährig war, offenbarte sie ihren Eltern 1918, dass sie sich verliebt habe, und zwar in den vier Jahre älteren F. Scott Fitzgerald, einem Leutnant von der Princeton University, der in der nahegelegenen Militärbasis stationiert war. Der junge Scott erzählte Zelda, dass man ihn an die Front berufen habe. Das Schiff konnte jeden Moment auslaufen. Er habe große Angst, nicht mehr lebend heimzukehren, das erzählte er Zelda, deshalb habe er begonnen, an seinem ersten Roman zu schreiben. Als im November der Krieg offiziell zu Ende ging und Scott logischerweise nicht mehr an die Front musste, konnte er seinen Roman in aller Ruhe beenden. Er schrieb euphorisch an Zelda: »... solange ich Deiner Liebe sicher bin, ist nichts unmöglich. Ich bin im Land der Ambitionen und des Erfolgs, und ich hoffe und vertraue darauf, dass mein geliebtes Herz bald bei mir sein wird.«.

Recht rasch und sehr zum Missfallen von Zeldas Vater verlobten sich die beiden. Für Zelda bedeutete Scott die große Welt und er war ein perfekter Kavalier, war sprachgewandt, sah durchaus gut aus. Während Fitzgerald also in New York der Karriere entgegenträumte, blieb Zelda noch in Alabama und erhielt regelmäßig Briefe und Telegramme. Scott, der nicht selten Dinge »aufpolierte«, wenn er etwa meinte, seine Erzählungen hätten großes Interesse geweckt – was, jedenfalls zu Beginn, nicht stimmte –, wollte, dass Zelda rasch nachkommt. Die schrieb ihm: »Liebster – bitte, bitte, sei nicht so deprimiert – Wir heiraten bald, und dann wird es nie mehr einsame Nächte geben – und inzwischen liebe, liebe, liebe ich Dich jede Minute bei Tag und bei Nacht.« Doch es sollte anders kommen. Einige Monate wurde hin und her geschrieben und irgendwann realisierte Zelda, dass nicht alles Gold war, was Fitzgerald so glänzend schrieb. Nein, der lieferte nach seinem ersten Erfolg nicht mehr ab und ersäufte seinen Kummer immer öfter im Alkohol. Der Debütroman stockte auch. Und schließlich informierte Zelda ihn, dass sie die Verlobung aufkündige. Ein herber Schlag für Fitzgerald, der erstmal abtauchte und weiterhin trank, aber im Schmerz Inspiration für den Romanfortlauf fand.

Im Oktober 1919 schrieb er ihr, ob er sie vielleicht wieder besuchen dürfe, weil er sie nicht kampflos aufgeben wolle. Sie schrieb zurück: »Ich bin froh, dass Du kommst – Ich habe es mir so sehr gewünscht (...), aber ich konnte Dich einfach nicht darum bitten ... Es ist herrlich, und ich kann's kaum erwarten. Und noch etwas: Ich erhole mich gerade von einer heilsamen Affäre mit Auburns ›blendendem Abwehrspieler‹, bin also bei bester Stimmung und Gesundheit.«

Die beiden näherten sich erneut an und Scott versprach nun den baldigen Erfolg – bis dahin solle sie auf ihn in Alabama warten. Und schließlich beendete er die Arbeit an seinem Roman *Diesseits vom Paradies* (*This Side of Paradise*) und tatsächlich verkaufte der sich sehr gut. Und mit einigen Erzählungen legte er nach. Im Januar 1920 fuhr Scott zweimal nach Montgomery, und brachte Zelda eine mit Brillanten besetzte Platinarmbanduhr, die er von seinem 2500-Dollar-Honorar für die Verfilmungsrechte der Kurzerzählung *Head and Shoulders* gekauft hatte.

Zelda, gerade neunzehnjährig, verließ daraufhin das Elternhaus in Alabama und reiste zu Scott Fitzgerald nach New York, der nun bereits als neuer Stern am US-amerikanischen Literaturhimmel galt. Am 3. April 1920, dem Ostersamstag, trafen sich die beiden Verlobten um Punkt zwölf Uhr im Pfarrhaus der St.-Patricks-Kathedrale und heirateten. Die Hochzeitsgesellschaft bestand aus nur acht Personen – niemand von Zeldas Familie war gekommen.

Das junge, trendige Ehepaar Fitzgerald stieg in Paris rasch zur absoluten Szeneprominenz hoch, ließ sich oft und gerne fotografieren und konsumierte auf Partys – und davon gab es in den goldenen Zwanzigern reichlich – vor allem viel Alkohol, was recht bald zu einer ernsten Abhängigkeit von Scott führte. Auch die Geburt der Tochter Frances Scott Fitzgerald, genannt Scottie (1921–1986), die ebenso Autorin wurde, änderte daran nichts. Die Kleine wuchs vor allem bei Kindermädchen auf und schien Zelda mehr Bürde als Freude zu sein. Scott schrieb währenddessen ungemein viel, er verdiente gutes Geld und auch Zelda entdeckte ihre schriftstellerischen Ambitionen. Ein guter Bekannter, anfangs vor allem Freund von Scott, war der ebenfalls noch am Beginn seiner Karriere stehende Ernest Hemingway. Allmählich aber vertraute sich auch Zelda ihm an. Sie hatte durchaus ihre Probleme damit, dass Scott der begnadete Autor war und man ihr nur den Musenstatus zubilligte. Sie wollte nicht mehr nur eine Ideengeberin sein. Sie begann also zu schreiben und zu malen, worin sie tatsächlich großes Talent hatte.

Während eines Abendessens mit dem jungen kanadischen Autor Morley Callaghan berichtete sie, dass sie an einem Roman schreibe, Scott Fitzgerald reagierte daraufhin etwas gereizt. Dem erfolgreichen Autor war es nicht recht, dass seine Frau auch schrieb. Einerseits sprach er ihr das Talent ab und meinte, sie wolle es ihm nur gleichtun, andererseits hatte er sehr wohl Angst vor Konkurrenz. Zelda jedenfalls ließ sich vorerst nicht beirren. Sie fertigte im Juni 1929 fünf Prosaskizzen und sandte sie an Harold Ober, Scott Fitzgeralds Literaturagenten. Dieser meldete sich Tage später zurück; was er zu vermelden hatte, war allerdings nicht das, was Zelda gerne gehört hätte. Die *Saturday Evening Post* war bereit, die Texte zu drucken, würde allerdings nur 500 Dollar zahlen, wenn Zelda Fitzgerald als Autorin draufstünde, wenn hingegen Scott Fitzgerald als Autor ausgewiesen wäre, würde man 1000 Dollar zahlen. Also erschienen die Texte unter dem Namen ihres Mannes und das gleiche Spiel wurde mit ihrer Erzählung *A Millionaire's Girl* gemacht. Hier zahlte die *Evening Post* sogar 4000 Dollar dafür, dass ein Autor ausgewiesen wurde, der keinen Strich beigetragen, aber eben die nötige Popularität hatte, auch wenn er seit *The Great Gatsby* im Jahre 1925 kein Buch mehr veröffentlicht hatte. Natürlich litt Zelda unter diesem Umstand.

Ende der zwanziger Jahre verschlechterte sich ihr psychischer Zustand, sie hatte eine Reihe von Nervenzusammenbrüchen, schrie, weinte und war teilweise über Tage hinweg nicht ansprechbar. Scott wiederum hatte seine eigene Baustelle. Er war schwer alkoholkrank, eine Verfassung, die er sich allerdings schönredete und nicht ernst nahm. Auch in den Zwanzigern wären jedoch Partys ohne Alkohol kein Sakrileg gewesen.

1930 wurde Zelda dann in eine Nervenheilanstalt eingewiesen – man diagnostizierte eine schwere Schizophrenie bei ihr. Sie hatte einen krankhaften religiösen Wahn entwickelt, sah sich als Sprachrohr Gottes, der sie auserkoren hatte, zu missionieren und Sünder wie Sünderinnen zu retten. In klaren Momenten schrieb sie an ihrem Roman, der nun den Titel *Save the Last Waltz* (dt.: *Darf ich um den Walzer bitten?*) erhalten hatte und stark autobiografisch geprägt war. Zelda war, als sie den Roman im Februar 1932 finalisierte, in Behandlung beim Schizophrenie-Experten des Johns-Hopkins-Krankenhauses in Baltimore, Dr. Adolf Meyer. Der Mediziner hatte Zelda sogar verordnet, mindestens zwei Stunden täglich zu schreiben. Als Zelda das fertige Manuskript Scott zukommen ließ, zeigte sich der wenig erfreut, dass Zelda so viel Persönliches hatte einfließen lassen. So viel, dass Scott einen bösen Verdacht hegte. Der Plot ist rasch beschrieben: Die junge Alabama Beggs, eine Südstaatenschönheit lernt einen adretten Armeeoffizier, Amory Blaine, kennen und lieben, aber stürzt sich auch in eine Affäre mit dem feschen Franzosen Jacques. Scott nahm die Affäre der Figur Alabama als Indiz dafür, dass auch Zelda fremdgegangen sein musste, und dass sie den Namen Amory Blaine verwendet hatte, dies war nämlich der Name des Protagonisten aus Scott Fitzgeralds Buch *Diesseits vom Paradies*, fand er alles andere als witzig. Er machte kurzerhand aus Amory Blaine David Knight und schickte den Roman an seinen Verleger. Weitere in dem Buch beschriebene und enthüllende Angriffe Zeldas auf ihren Ehemann und skandalöses Material über ihre Ehe wurden in der Folge von Scott und seinem Lektor gekürzt, ohne dass sie als Autorin etwas dagegen tun konnte.

Und so erschien am 14. Juni 1932 Zelda Fitzgeralds erster und einziger Roman. Er wurde in einer bescheidenen ersten Druckauflage von 3000 Stück publiziert, allerdings in weiser Vorausahnung des Verlags, denn nur 1392 Stück verkauften sich, sie nahm rund 121 Dollar ein. Darüber hinaus erntete das Buch durchweg negative Kritiken, die Zelda stark zusetzten. Die *New York Times* etwa schrieb: »Es ist nicht nur so, dass die Verleger es nicht für angebracht hielten, eine fast lächerliche Üppigkeit des Schreibens einzudämmen, sondern sie haben das Buch noch nicht mal richtig lektoriert.« Ihren Traum von der Selbständigkeit musste Zelda damit also aufgeben.

Nach kurzer Zeit in Freiheit musste sie 1935 in die Sheppard-Pratt-Klinik eingeliefert werden. Sie hatte versucht, sich das Leben zu nehmen: Zelda soll ihre eigene Kehle so fest gepackt haben, dass sie blau angelaufen war. In der Klinik fanden sie die Verwandten bei einem Besuch abgemagert, vor dem Bett kniend und betend vor.

Nach einiger Zeit schien es ihr jedoch besser zu gehen und Scott schrieb an seine Tochter, die mittlerweile verheiratet war und hunderte Meilen entfernt lebte: »Deine Mutter sieht fünf Jahre jünger und hübscher aus und hat die alberne Beterei in Gegenwart anderer und all diese Dinge aufgegeben.« Diese Verbesserung dauerte nach der Entlassung allerdings nicht lange an und Wochen nach dem Brief an seine Tochter wurde Zelda auf Scotts Bemühen erstmals ins renommierte Highland-Krankenhaus in Asheville, spezialisiert auf psychische Erkrankungen, gebracht. Scott Fitzgerald schrieb an seinen Agenten Harold Ober: »Zelda behauptet jetzt, in direktem Kontakt mit Christus, Wilhelm dem Eroberer, Maria Stuart und Apollo und den übrigen aus Irrenhauswitzen sattsam bekannten Figuren zu stehen. Das ist natürlich alles andere als komisch, aber nach dem greulichen Erdrosselungsversuch im Frühjahr flüchte ich mich jetzt manchmal in ein ironisches Lächeln über die gegenwärtigen äußeren Aspekte ihrer Krankheit.« Die Pflegekosten von fast 6000 Dollar pro Jahr übernahm Scott.

Im Highland wurde sie von dem progressiven Dr. Carroll betreut, der seinen Patientinnen und Patienten Spazieren, Diäten und körperliche Arbeit verordnete und sein Personal aus Geheilten rekrutierte. So erteilte später auch Zelda ihren Mitpatientinnen therapeutischen Kunst-, Sport- und Tanzunterricht und verzierte gegen ein kleines Taschengeld die Zimmer mit Blumenmustern.

Sie arrangierte sich mit dem Alltag im Krankenhaus, aber glücklich war sie naturgemäß nicht. In einem Brief an ihren Mann schrieb sie: »Ich brauche nichts als Hoffnung, die ich aber nicht finden kann, wenn ich zurück oder nach vorne blicke, also ist es das Beste für mich, einfach die Augen zu schließen.«

Nach über vier Jahren, am 6. April 1940, stand Zeldas Entlassung bevor. Sie würde zur ihrer Mutter ziehen. Den vollen Umfang ihrer Situation begreifend, schrieb sie: »Sobald ich alte Beziehungen aufgefrischt und alle Bäume, unter denen ich früher spielte, wiedergefunden habe, werde ich versuchen, Arbeit zu finden. Natürlich bin ich mir klar darüber, mit welchen Schwierigkeiten ich dabei wahrscheinlich zu kämpfen habe: Eine Frau in mittleren Jahren, ohne Berufsausbildung, Absolventin eines halben Dutzends Heilanstalten. Aber vielleicht habe ich ganz plötzlich eine Glückssträhne.«

Carroll notierte zur Entlassung, dass ihre Krankheit die Tendenz zur zyklischen Wiederholung zeige. Sie könne jederzeit wieder in die »unzurechnungsfähige und suizide Phase verfallen« und ihre »Fähigkeit zu überlegtem Handeln« sei »für immer reduziert.«

Das Ehepaar Fitzgerald hatte sich längst schon entfremdet – die beiden verband nur noch ihr gemeinsames Kind, Tochter Scottie. Zelda bat mehrere Male um die Scheidung, was ihr Mann konsequent ablehnte und das, obwohl er mittlerweile in einer Partnerschaft mit der Klatschkolumnistin Sheilah Graham lebte.

Das letzte Mal sahen sich Zelda und Scott bei einem gemeinsamen Urlaub in Kuba, der im Sommer 1940 in einem heftigen Streit endete. Danach war man nur noch brieflich und per Telegramm in Kontakt. Scottie war bei ihrem Vater, Zelda bei ihren Eltern in Alabama. Von dort erhielt Scott im Sommer 1940 ein Telegramm, in dem Zeldas Mutter schrieb, dass es ihrer Tochter wieder schlechter ginge. Die manischen Phasen waren wieder häufiger geworden und sie trank übermäßig viel. Angesichts dieser Nachricht bestand er drauf, dass Scottie mindestens für zehn Tage nach Alabama müsse: »Vielleicht ist es das letzte Mal, dass du deine Mutter in einer Phase der Zurechnungsfähigkeit antriffst ...«

Unmittelbar vor Scotties Abreise erhielt Scott ein Telegramm von Zelda, in dem sie schrieb: »Bin nicht imstande, durchzuhalten. Bitte überweise telegrafisch Geld, damit ich Freitag nach Asheville zurückkehren kann. Scottie soll mich dort besuchen.« Keine vier Stunden später aber kam ein zweites Telegramm:

»Erstes Telegramm überholt, fühle mich wieder wohl. Freue mich auf Scottie.« Es skizziert gut, wie unstet und sprunghaft Zeldas Zustand in diesen Monaten war – ein auffälliges Merkmal einer bipolaren Störung.

Scottie blieb einige Wochen bei ihrer Mutter und berichtete ihrem Vater über deren Zustand Folgendes: »Ihre Gedanken sind so kompliziert formuliert, dass niemand sie auch nur annähernd versteht, dabei aber so grundlegend falsch, dass sie keinen interessieren können, der einigermaßen Bescheid weiß (damit meine ich nicht mich!) ... Ich frage mich, was aus ihr werden soll, wenn Großmama stirbt.« Und natürlich beschäftigte auch Scott Fitzgerald diese Frage. Zeldas Mutter war zwar robust, aber irgendwann, fürchtete er, müsse Scottie für ihre Mutter sorgen müssen, und ob sie das schaffen würde?

An einem verregneten Nachmittag im November ging Scott Fitzgerald in einen Drugstore und kaufte dort Zigaretten. Plötzlich griff er sich ans Herz und wurde leichenblass. Er erholte sich zwar rasch, klärte den Vorfall aber am nächsten Tag beim Arzt ab und dieser sagte ihm, dass es sich um einen Herzkrampf gehandelt habe. Der Rat, den der Arzt ihm gab: weniger Stress, Entspannung, weniger Zigaretten und weniger Alkohol. Scott mietete sich lediglich eine ebenerdige Wohnung, um sich das Treppensteigen zu ersparen, vom Rest aber machte er nichts.

Am 20. Dezember sagte er einen Arzttermin ab, weil er sich Zeit fürs Schreiben nehmen wollte, als er erneut einen schweren Herzkampf erlitt. Am nächsten Morgen bestellte er seinen Leibarzt zu sich nach Hause. Er wartete, im Lehnstuhl sitzend auf ihn. Dann, ganz plötzlich stand er auf, griff sich ans Herz und brach zusammen. Sekunden später war er tot.

Über seinem Tod wurde Zelda durch Harold Ober informiert. Sie sagte dazu: »Obwohl wir uns nicht mehr sehr nahestanden, war Scott der beste Freund, den ich überhaupt haben konnte ...« Bei den Trauerfeierlichkeiten in Rockville, Maryland, ließ sie sich durch ihren Schwager vertreten, sie selbst hatte sich außerstande gefühlt, zu erscheinen.

Anfang 1942 begann sie mit der Arbeit an ihrem zweiten Roman *Caesar's Things*. Der Roman sollte ein Fragment bleiben.

135 Seiten in sieben Kapiteln, danach war Schluss; ihr Zustand ließ das regelmäßige Schreiben einfach nicht mehr zu.

Dr. Carroll sollte also recht behalten: Zeldas Wahnzustände kamen in regelmäßigen Abständen wieder. Sie steigerte sich wieder in eine manische Hyperreligiosität hinein. Im Mai 1942 schrieb sie ihrer Tochter: »Ich vertraue darauf, dass Dich das Leben nicht so unbarmherzig behandeln wird wie mich, aber sollte es sich später als wider Erwarten schwierig erweisen, dann wirst Du sehr dankbar dafür sein, dass es in Deiner Vergangenheit nichts gibt, was Du zutiefst bereuen müsstest. (...) Nicht etwa aus unterdrücktem Verlangen nach Selbstbestätigung, sondern aus tiefster Frömmigkeit wünsche ich mir, dass Du Gott liebst und betest.« 1943 verfasste sie weitere Dutzende von Briefen, die sie an Bekannte und Freunde ihres Mannes, wie die Schriftstellerin Gertrude Stein oder den Autor und Kritiker Edmund Wilson, schickte. Darin schrieb sie, dass sie für jeden Einzelnen beten und alles versuchen werde, sie vor dem Fegefeuer zu retten, und schloss mit den Worten: »Bete und bereue!« Es war also nur eine Frage der Zeit, ehe sie wieder ins Highland-Krankenhaus kommen würde. Mittlerweile glaubte sie, dass ihr verstorbener Mann Scott Fitzgerald eine Art Messias gewesen sei, und er erschien ihr nun immer öfter. Sie meinte auch, dass sie in direkter Verbindung zu Gott stünde.

Als sie Anfang 1946, sie war erneut in der Nervenheilanstalt, die Nachricht ereilte, dass ihre Tochter Scottie einen Sohn bekommen hatte, reagierte Zelda überglücklich. Nachdem sie im September entlassen worden war, schaute sie Ende 1946, nach einem Besuch bei ihrem Enkelsohn Tim und ihrer Tochter, auch beim befreundeten Ehepaar John und Anna Biggs in Wilmington vorbei. Dort spielte sich Folgendes ab, was den irrationalen, übertriebenen Religionswahn Zeldas gut veranschaulicht: Mrs. Biggs hatte eine Obstschüssel auf den Esstisch gestellt. Als den Zelda sah, schrie sie los: »Du hast Beeren auf den Tisch gestellt! Die haben Dornen. Die Dornenkrone! Christus trug eine Dornenkrone. Du musst sie sofort entfernen!« Die irritierte Mrs. Biggs nahm sie daraufhin weg.

Im März 1947 bekam Zelda zu Hause Besuch von Henry Don Piper, einem jungen Literaturstudenten und Scott-Fitzgerald-Fan, der eine Biografie über ihn plante und deshalb seine Witwe kennenlernen wollte. Er war alsbald schockiert, über ihren konfusen Zustand. Piper notierte später: »Sie hatte die sonderbare Angewohnheit, die Augen zu verdrehen und in die Luft zu starren, wobei sie ständig die Lippen bewegte.«

Ihr alter Jugendfreund Paul McLendon besuchte sie gegen Ende 1947. McLendon wiederum notierte nach dem Treffen: »Wir machten uns auf den Weg, ihre Stimmung war ausgezeichnet (...), es war ein herrlicher Tag, und wir waren sehr unternehmungslustig. Keine zwei Straßen weiter kamen uns drei Kinder entgegen, zwei Mädchen und ein Junge. (...) Als wir noch drei, vier Schritte von ihnen entfernt waren, sahen wir, wie das eine Mädchen das andere knuffte: ›Schau mal, das ist die Verrückte, von der Mama erzählt hat.‹« Beide hatten es gut hören können, Zelda reagierte jedoch nicht – nur die gute Stimmung war danach dahin.

Anfang 1948 musste Zelda ein letztes Mal in die Highland-Klinik, wo sie Insulinbehandlungen erhielt. Insulintherapien wurden ab den 1930er Jahren vermehrt in der Psychiatrie eingesetzt, um Krankheitsbilder wie Psychosen, Manien, Depressionen, aber auch Drogensucht zu behandeln. Zelda litt unter den zusätzlichen Kilos, die sich durch die Therapie angesetzt hatten, denn die Eitelkeit war ihr in all den Jahren geblieben.

Viel Kontakt zu Außenwelt hatte sie in den letzten Jahren nicht mehr, Besuche kamen so gut wie keine. Manchmal kam ihre Tochter, manchmal duldete Zelda auch ihre greise Mutter, die jedoch auch schon auf die Neunzig zusteuerte.

Scottie war es wichtig, ihre Mutter an allem teilhaben zu lassen, so schrieb sie ihr auch, dass sie eine Tochter bekommen habe. »Ich sehne mich danach, das Baby zu sehen. Tim muss sich inzwischen phantastisch entwickelt haben«, antwortete Zelda ihr. Sie war also zum zweiten Mal Großmutter geworden. Ihre Enkeltochter sollte sie jedoch niemals kennenlernen.

Das fatale Feuer am 10. März 1948 brach in der Diätküche des Krankenhauses aus und die Flammen griffen durch den

Schacht des Speiseaufzugs rasch auf das Dachgeschoss über. In dem alten Fachwerkhaus gab es weder Feueralarm noch Berieselungsanlagen – die Feuerleitern waren aus Holz. Zelda hatte praktisch keine Überlebenschance. Neun Frauen starben – sechs im obersten Stockwerk, darunter Zelda Fitzgerald. Nach ihrem Feuertod wurde die Leiche nach Maryland gebracht und am 17. März 1948, dem St. Patrick's Day, zu Grabe getragen. Angeblich, einige Zeitungen wollen es herausgefunden haben, soll Zeldas Leiche tatsächlich nur anhand des linken Pantoffels, der das Feuer einigermaßen überstanden hatte, identifiziert worden sein können.

Heute gilt es wenig Zweifel daran, dass Zelda Fitzgerald wohl an einer schweren bipolaren Störung gelitten hatte, klar daran zu kennen, dass sie Phasen schwerer Depressionen hatte und Wahnzustände, aber nur Tage später plötzlich einen regelrechten Energie- und Kreativitätsschub haben konnte und vollkommen zurechnungsfähig wirkte. Der weltberühmte Dramatiker Tennessee Williams schrieb 1980 das Theaterstück *Clothes for a Summer Hotel*, das die Geschichte des Ehepaars Fitzgeralds behandelt, kurz, nachdem Zelda ins Highland Mental Hospital überstellt wurde. Es wurde der größte Flop in Williams' literarischer Laufbahn.

Zelda Fitzgerald blieb lange im Schatten ihres Mannes und ihre Geschichte verblasste. In ihrer Heimat Alabama war sie jedoch nicht vergessen – 1992 wurde sie in die Alabama Hall of Fame aufgenommen.

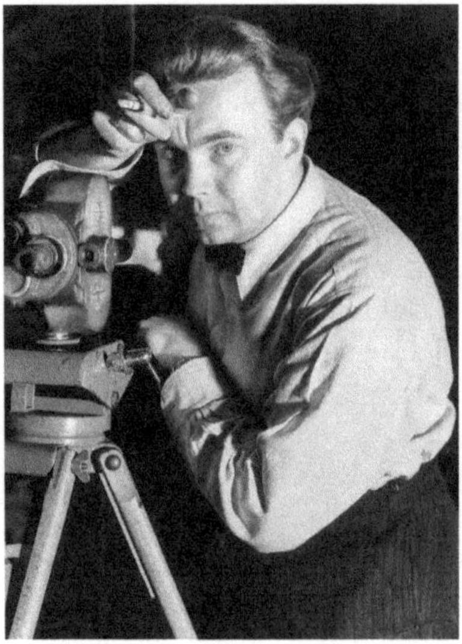

Willy Zielke
Fotografie, 1934
(bereitgestellt von
der Galerie Berinson,
Berlin)

»Personen mit wirklichen oder angeblichen Erberkrankungen, zu denen auch Schizophrenie zählte, wurden als nutzlos, gefährlich für die eigene ›Rasse‹, ja, lebensunwert verachtet.«
Willy Zielke, deutscher Fotograf und Kameramann
(1902 bis 1989)

Willy Zielke – diesen Namen kennen heute wohl nur noch ganz eingefleischte Cineasten. Und sein Name bleibt eng verbunden mit jenem von Leni Riefenstahl (1902–2003), der Lieblingsregisseurin Adolf Hitlers.

Geboren wurde Wilhelm Otto Zielke am 18. September 1902 im polnischen Łódź, das damals noch von den Russen verwaltet wurde. Als der kleine Willy zehn ist, zieht die Familie ins sowjetische Georgien, genauer nach Tiflis, der heutigen Hauptstadt des unabhängigen Staates Georgien.

Schon sehr früh zeigte sich bei ihm eine Begabung für Technik, aber auch für die Kunst. Nach der Schulzeit begann er deshalb ab 1919 auch eine Ausbildung als Eisenbahningenieur an der Universität von Taschkent in Usbekistan. Die Eisenbahn, dieses riesige, schienengebundene Ungetüm, blieb für Willy Zielke sein Leben lang ein Faszinosum. 1921 siedelte er nach München über – Grund dafür war seine zweite Leidenschaft: die Kunst. Er studierte Fotografie und erhielt nach der Beendigung des Studiums einen Lehrposten an der Bayrischen Staatslehranstalt für Lichtbildwesen.

Zielke experimentierte viel mit Licht und entwickelte bald eine ganz eigene Technik, die ihn zu einem der versiertesten Fotokünstler seiner Zeit machte. Mit der Lichtführung und mit selbstgebauten Arrangements überließ er beim Fotografieren nichts dem Zufall.

1929 landeten Arbeiten von ihm bei der Ausstellung »Film und Foto« in Stuttgart, und obwohl ihm die Strömung der Neuen Sachlichkeit eigentlich so gar nicht gefiel – »Am meisten schadete uns allen die Welle der sogenannten Neuen Sachlichkeit. Rasierpinsel, Konservenbüchsen, Lumpen, Schokolade, Zeitungspapier, Bierpfützen und anderer [sic!] Chaos wurde ebenso chaotisch durcheinander fotografiert« –, wurde er dennoch zu deren Vertretern gezählt, da er bei der Wahl seiner Motive doch ähnliche Dinge wählte.

Er war gut gebucht, hatte viele Fotoaufträge, aber insgeheim bereitete er sich schon auf den nächsten Schritt vor, der 1931 folgen sollte: Willy Zielke ging zum Film. Er drehte in kurzer Abfolge als Regisseur, Skriptautor und Kameramann drei heute verschollene Dokumentarfilme: *Bubi träumt* (1931), *Anton Nicklas, ein Münchner Original* (1931) und *München – Willy Zielke zeigt eine Stadt* (1932). Wie diese kurzen Dokustreifen gestaltet waren, lässt sich heute leider nicht mehr rekonstruieren, da es auch keine relevanten Filmkritiken gibt. Im Sommer 1932 drehte er dann den Film *Arbeitslos – Ein Schicksal von Millionen,* der Produzent Ernst Schweizer war von Zielkes *Bubi träumt* beeindruckt gewesen und hatte ihn mit der Regie beauftragt. Das Arbeiterepos musste nach der Machtübernahme der NSDAP Rudolf Heß vorgeführt werden, dem Stellvertreter Hitlers, und der bat Zielke höflich, aber bestimmt, den Film »im Sinne des Nationalsozialismus« zu bearbeiten, andernfalls würde die erste Filmversion Probleme mit der Zensurfreigabe haben. Erst mit den geforderten Schnitten und Änderungen konnte eine Freigabe erzielt werden. *Arbeitslos* feierte am 23. März 1933 Premiere und Zielke bearbeitet den Film noch weiter, weil er auch nach der Freigabe nur in wenigen Kinos zu sehen war. Schließlich sollte er 1934 nochmals, zusammengeschnitten auf 33 Minuten, unter dem Titel *Die Wahrheit – Ein Film vom Leidensweg des deutschen Arbeiters* herauskommen. Zielke suggerierte nun, dass die Arbeitslosigkeit von einst durch die SA und die NSDAP überwunden werden konnte, eingearbeitet wurden NS-Wahlplakate, Hakenkreuzfahnen und eine Hitler-Rede. All das allerdings war vergebene Liebesmüh. Die neue Version erhielt wider Erwarten keine Freigabe.

Durch die Dreharbeiten lernte Zielke allerdings Albert Gollwitzer kennen, den Direktor des Reichsbahnausbesserungswerks, was für eine Berufsbezeichnung. Mit großzügigem Budget beauftragte der Willy Zielke mit einem Kurzfilm zum Jubiläum des hundertsten Geburtstags der Reichsbahn. Aus dem Kurzfilm wurde ein Langfilm und das Budget wurde um ein Vielfaches überschritten. 1935 erschien *Das Stahltier.* »Ich war bei der Aufnahme zu diesem Film bemüht, die Schönheit der Technik, den Zauber der völkerverbindenden Schienen, die Schnelligkeit der Bewegung unserer Generation vor Augen zu führen«, erläuterte Zielke dazu.

Vollkommen unerwartet wurde der Film vor der Premiere von der Filmprüfungsstelle verboten. Er, so hieß es »schädige das deutsche Ansehen«. Und außerdem gebe es eine »Glorifizierung der Verdienste englischer und französischer Eisenbahnpioniere zum Nachteil der Deutschen«, hieß es weiter. Und auch die Reichsbahn selbst wollte von dem viel zu avantgardistisch geratenen Film nichts mehr wissen. Willy Zielke zweifelte an sich. Er konnte auf drei Filme, die nur einem kleinen Kreis bekannt waren, und zwei verbotene zurückblicken.

Eine, die das Filmschaffen Zielkes währenddessen genau beobachtet hatte, war Leni Riefenstahl und sie nahm Kontakt zu ihm auf und engagierte ihn als Kameramann für ihren

Propagandafilm *Tag der Freiheit – Unsere Wehrmacht* (1935) und für den Prolog zu ihrem *Olympia. 1. Teil – Fest der Völker.* Um sich auf die Mitarbeit mit der gefeierten Regisseurin vorzubereiten, sah sich Willy Zielke ihren Parteitagsfilm *Triumph des Willens* (1935) an und notierte knapp: »Eine Aneinanderreihung langweilig gefilmter Märsche.«

Für den Olympia-Film schuf Zielke Zeitlupenaufnahmen von nackten und halbnackten Komparsen, die dem Idealbild des deutschen Athleten entsprechen sollten. Die Aufnahmen wurden von Riefenstahl aber, ohne das mit Zielke abzusprechen, entfernt. Die Beweggründe hierfür sind nicht ganz klar, jedoch heißt es in kritischen Biografien, dass die Regisseurin ungern die Lorbeeren teilen wollte. Zielke war darüber fuchsteufelswild und sah seine künstlerische Freiheit mit Füßen getreten. Er tobte und erlitt schließlich einen schweren Nervenzusammenbruch. Sein lautes Auftreten hatte Folgen. Er wurde in die Psychiatrie eingeliefert, beschuldigte dort immer und immer wieder Reifenstahl und seinen Kamerakollegen Walter Frentz, an seinem Zustand schuld zu sein. Zielke wird einen halben Tag lang durchuntersucht und bald gibt es auch schon eine psychiatrische Diagnose: Schizophrenie. Schnell ordnet man eine Zwangssterilisierung an und entmündigt Zielke. Und er war nicht der Einzige: Solche Sterilisationen wurden aufgrund des »Gesetzes zur Verhütung erbkrankten Nachwuchses« durchgeführt.

Bis 1942 fristete er nun in der geschlossenen Heil- und Pflegeanstalt Eglfing-Haar ein trostloses Dasein. Er durfte nicht fotografieren, bekam keinen Besuch und musste regelmäßige »Therapien«, höchstwahrscheinlich wurde etwa Insulin zur »Behandlung« verwendet, und Experimente, so auch mehrwöchige Isolation, über sich ergehen lassen. Er bekam jedoch durchaus mit, dass Riefenstahl für ihr Olympia-Epos gefeiert wurde und dass sie sich mit der innovativen Bildästhetik schmückte, die Zielke entworfen hatte. Ein Gutteil des Prologs war von ihm gefilmt worden, sein Name fand sich aber nicht im Abspann. Im Übrigen waren am Olympia-Epos nicht weniger als 46 Fotografen und Kameramänner beteiligt, von denen keiner offiziell namentlich erwähnt worden war.

Riefenstahl eignete sich, wie später erst bekannt wurde, außerdem zahlreiche Fotografien von Zielke an, die am Filmset entstanden waren (etwa ein Foto eines griechischen Tempels), übernahm die Rechte daran und verkaufte einige davon für gutes Geld. Da es sich bei der Masse von Fotografen, die beim Olympia-Epos mitmischten, gar nicht mehr sagen lässt, welche Fotos von Riefenstahl und welche von jemand anderem stammen, entschieden sich später zahlreiche Auktionshäuser, ganz einfach die Regisseurin als Urheberin zu vermerken.

Willy Zielke hatte schließlich Glück im Unglück. Ab Herbst 1939 wurden im Zuge des Führererlasses »Aktion T4« über 2000 Menschen aus Haar in diverse Konzentrationslager gebracht, wo sie den Tod in den Gaskammern fanden, später brachte man die als »unwertes Leben« bezeichneten Patienten in »Hungerhäuser«, wo man sie durch Nahrungsmittelentzug aushungern ließ oder durch Benzinspritzen tötete. Regelmäßig fuhren die berüchtigten grauen oder roten Busse der »Gemeinnützigen Krankentransgesellschaft« im Anstaltsgelände vor und brachten die Patienten in eine der sechs Tötungsanstalten, die im Gebiet des Deutschen Reiches eingerichtet worden waren: Grafeneck auf der Schwäbischen Alb, Brandenburg an der Havel, Sonnenstein bei Pirna in Sachsen, Hartheim bei Linz in Österreich, Bernburg an der Saale und Hadamar in Hessen. Kindern und Jugendlichen, die unter geistigen Beeinträchtigungen, Psychosen oder Erbkrankheiten litten, wurde, so hieß es von der Regimespitze, oftmals auf »Bitten und Flehen« der Eltern der »Gnadentod«, mit Medikamenten wie Morphium oder Scopolamin gewährt.

Willy Zielkes Zitat zu Beginn dieses Kapitels beschreibt seine eigene damalige Situation. Eine, in der auch er offen als lebensunwert bezeichnet wurde. Karl Brandt, Hitlers Begleitarzt, der 1946 im Nürnberger Ärzteprozess angeklagt und zum Tode verurteilt wurde, verteidigte seine Beteiligung am Euthanasieprogramm damals mit folgenden Worten: Bei der Euthanasie sei es nicht um Beseitigung eines Menschen überhaupt gegangen, »sondern es hat sich darum gehandelt, ihn frei zu machen von dem Leiden, das auf ihm lag«. Zielke allerdings überlebte diese

Tötungsmaschinerie, weil er wieder von Riefenstahl gebraucht wurde: Sie heuerte ihn als Kameramann für ihren Spielfilm *Tiefland* an, dessen Dreharbeiten im Herbst 1941 begannen. Zielke drehte Dutzende Szenen in Kitzbühel und in Prag ab, von denen aber nur einige wenige in den Film kamen. Seine Mitarbeit an *Tiefland* war wohl auch das Ergebnis eines Zwangs. Riefenstahl, die um die enorme Kreativität und den Innovationsgeist Zielkes nur zu gut Bescheid wusste, soll ihm mehr oder weniger das Messer angesetzt haben, sinngemäß wohl: Entweder du arbeitest an diesem Film mit oder du bleibst in der Anstalt und wartest auf den Tod. Eingefädelt war die Sache vermutlich von Zielkes Schwager, der mittlerweile sein Vormund war und ständigen Kontakt zu Leni Riefenstahl unterhielt. Zielke wurde für die Mitarbeit an dem Film nicht bezahlt, sondern erhielt Essensmarken und lebte auf dem Tiroler Anwesen Riefenstahls, das er nur mit ihrer Erlaubnis verlassen durfte.

Die Journalistin Nina Gladitz behauptete schon in den 1980er Jahren, dass Riefenstahl für *Tiefland* hundert Sinti als Komparsen rekrutiert hatte, die nach den Dreharbeiten alle in Auschwitz den Tod fanden. Dagegen klagte Riefenstahl damals und gab an: »Wir haben alle Zigeuner, die in *Tiefland* mitgewirkt haben, nach Kriegsende wiedergesehen. Keinem einzigen ist etwas passiert.« Nachdem aber dreiundvierzig von ihnen namentlich auf den Opferlisten von Auschwitz erschienen, ruderte Riefenstahl zurück und sagte nun, dass sie niemals etwas von einer Deportation gewusst habe. In jedem Fall skizziert diese Causa sehr gut, dass Riefenstahls Geschichte, die sie nach dem Weltkrieg gerne erzählte, nämlich eine unpolitische Filmemacherin gewesen zu sein, der es einzig um die Kunst gegangen sei, falsch ist. Sie rekrutierte wissentlich Inhaftierte für ihre Zwecke, ohne sich um deren weiteres Schicksal zu kümmern. Ähnlich ging sie schließlich auch mit Zielke um.

Nach dem Kriegsende zog Zielke sich für einige Zeit komplett vom Film zurück. Nach 1945 erwirkte er mit einem Ansuchen die Aufhebung seiner Entmündigung. Sein Schwager war nun nicht länger sein Vormund. Zielke arbeitete ab den 1950ern erst wieder als Kameramann, manchmal unter dem Pseudonym

Victor Valet. Seine letzte Filmarbeit war der Lehrfilm *Aluminium – Porträt eines Metalls* aus dem Jahre 1959. Danach zog er sich ins Privatleben zurück und geriet öffentlich in Vergessenheit. Er erhielt eine kleine Künstlerpension und 1987, mittlerweile war er Ende achtzig, eine Entschädigungszahlung über 5000 DM von der Bundesrepublik Deutschland für die während der NS-Herrschaft vorgenommene Zwangssterilisation. Zu dieser äußerte er sich niemals öffentlich, es schien beinahe so, als hätte er persönlich damit abgeschlossen. Dass Zielke an einer psychischen Erkrankung gelitten hat, darf aus heutiger Sicht bezweifelt werden. Sein Nervenzusammenbruch, dem ein sehr lauter Wutanfall vorausgegangen sein soll, scheint vielmehr die Folge von Überarbeitung und der Meinung, künstlerisch nicht ernst genommen und übergangen worden zu sein, gewesen sein. Da man sich seitens des Regimes gerne jeden Querkopf oder Kreativdenker möglichst weit unten halten wollte, sperrte man Zielke also lieber weg.

Am 16. Juni 1989 starb Willy Zielke in seiner kleinen Wohnung, im niedersächsischen Bad Pyrmont. Erst in den letzten zehn, vielleicht fünfzehn Jahren setzte man sich in kleineren Werkretrospektiven mit den Arbeiten dieses Erneuerers auseinander.

Kurt Gödel
Fotografie, 1925

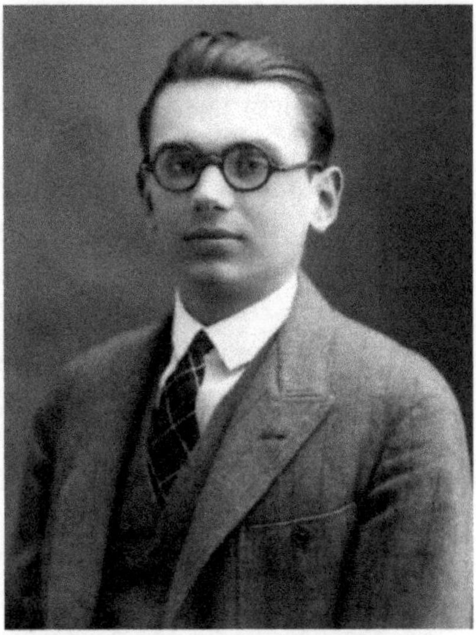

»Ich glaube nicht an Naturwissenschaft.«
Kurt Gödel,
österreichisch-amerikanischer Mathematiker
(1906 bis 1978)

Ein mit Kurt Gödel, dem großen Logiker, befreundeter Psychologe meinte in Hinsicht auf diesen einmal: »Eine paranoide Person ist auf irrationale Weise normal. (...) Paranoides Denken zeichnet sich nicht durch Unlogik, sondern durch eine fehlgeleitete Logik, eine außer Kontrolle geratene Logik aus.« Dieses Zitat bringt die Vita Gödels perfekt auf den Punkt – die Lebensgeschichte eines Mannes, der alles logisch zu hinterfragen begann, selbst dann, wenn es sich um die trivialsten Alltäglichkeiten handelte. Dieser brillante Geist, womöglich der bedeutendste Logiker und Mathematiker des zwanzigsten Jahrhunderts, war in den letzten Jahren seines Lebens zunehmend dem paranoiden Wahn verfallen, die Gesellschaft wolle ihn vergiften. Bis auf wenige Personen, die er an sich heranließ, misstraute er jeder und jedem.

Kurt Gödel erblickte am 28. April 1906 im damals österreichisch-ungarischen Brünn, das ab 1918 tschechoslowakisch wurde, das Licht der Welt. Sein älterer Bruder Rudolf (1902–1992) arbeitete später erfolgreich als Arzt. Gödels Eltern Rudolf (1874–1929) und Marianne (geb. Handschuh, 1879–1966) waren beide deutschstämmig. Früh erhielt der kleine Kurt den Beinamen »Herr Warum«, da er nach allem fragte, was ihm so in den Sinn kam. Zumeist war er mit den Antworten nur begrenzt zufrieden und versuchte, sich alsbald selber das nötige Wissen anzulesen. So war er erst sieben Jahre alt, als er am Rheumatischen Fieber erkrankte und, da er selbst nachlas, dass diese Erkrankung oft zu bleibenden Herzschäden führen konnte, ab diesem Zeitpunkt davon überzeugt war, herzkrank zu sein. Müßig zu erwähnen, dass er es tatsächlich nie war. Der manischen Hypochondrie blieb er allerdings treu.

Er absolvierte die Evangelische Volksschule in Brünn und ging anschließend, von 1916 bis 1924, ans Deutsche-Staats-Realgymnasium. Gödel war ein außergewöhnlich guter Schüler und schloss auch das letzte Jahr mit einem Notendurchschnitt von 1,0 ab. Besonders seine Leistungen in Mathematik und den Sprachen wurden hervorgehoben. Die Sprachen interessierten ihn auch, da er in ihnen eine schön nachvollziehbare Logik im Aufbau vorfand.

1924 folgte er seinem Bruder nach Wien, um dort an der Universität mit dem Studium zu beginnen. Einzig, er konnte sich nicht zwischen theoretischer Physik, Mathematik und Philosophie entscheiden und besuchte zu Beginn überall Vorlesungen. Er wurde außerdem Teil des Wiener Kreises um die Philosophen und Mathematiker Moritz Schlick, Hans Hahn und Rudolf Carnap. Der Kreis, der sich zwischen 1924 und 1936 regelmäßig in der Universität traf, war eine Gruppe aus Geistes- und Naturwissenschaftlern. Als Gödel ein Seminar von Schlick über Bertrand Russells Buch *Einführung in die Mathematische Philosophie* besuchte, stand für ihn schließlich fest, dass sein Interesse fortan der mathematischen Logik, die er als Fundament aller anderen Wissenschaften ansah, gelten sollte.

Zur Basis seiner eigenen Forschung wurde das 1928 veröffentlichte Werk *Grundzüge der theoretischen Logik* von David

Hilbert und Wilhelm Ackermann. Nun nahm Gödel seine eigene Dissertationsschrift in Angriff und finalisierte diese schon ein Jahr später unter seinem Doktorvater Hans Hahn. Der Titel der Promotion: *Über die Vollständigkeit des Logikkalküls.* Es ergab sich, dass Gödel am 7. September 1930 an einer Konferenz über die Grundlagen der Mathematik in Königsberg teilnahm. Er war ein unbekannter Doktorand, den es jedoch wenig beeindruckte, dass er auf die genialsten Mathematiker seiner Zeit traf. In wenigen Worten sagte er, als man ihm Redezeit gewährte, dass er die Unvollständigkeit der Arithmetik bewiesen hätte. Niemand schenkte dem auch nur irgendeine Art von Beachtung. Und Kurt Gödel war es dennoch egal, denn er wusste, dass er recht hatte.

Zwei Jahre später folgten seine »Unvollständigkeitstheoreme« in *Über formal unentscheidbare Sätze der Principia Mathematica und verwandter Systeme* – in dieser wissenschaftlichen Schrift erwähnte er nun auch das »berechenbare Axiom-System«, später auch als »Gödel-Axiome« bekannt geworden. Die beiden zentralen Annahmen waren erstens: Wenn ein logisches oder axiomatisch-formales System konsistent ist, kann es nicht komplett sein. Und zweitens: Die Konsistenz der Axiome kann nicht in ihrem System bewiesen werden. Um eine Dekodierung des Systems vorzunehmen, entwickelte Gödel eine eigene Nummerierung, die heute auch Gödel-Nummern genannt wird. Jede Nummer entspricht dabei einem Symbol einer mathematischen Notation, also Kennzeichnung. Eine Folge von natürlichen Zahlen kann einer Folge von Symbolen entsprechen. Die Folge der natürlichen Zahlen kann wiederum auch einzelnen natürlichen Zahlen entsprechen, was ihre Bearbeitung in den Theorien der Arithmetik erleichtert.

1932 publizierte er seine Habilitationsschrift und arbeitete ab 1933 als Privatdozent an der Universität. Ein Einfluss des aufkommenden NS-Wahns war auch in den Akademikerkreisen spürbar geworden. Nach und nach entschlossen sich viele, vor allem jüdisch-stämmige Wissenschaftler aus dem Wiener Kreis, zur Flucht in die USA. Moritz Schlick und Kurt Gödel blieben als einige wenige. Noch. Gödel war zuvor schon einige Male in

Übersee gewesen, 1933 erstmals, wo er auch Albert Einstein kennenlernte. Mit Einstein sollte ihn ab da eine lebenslange Freundschaft verbinden. Er hielt in den Folgemonaten etliche Vorlesungen am IAS (Institute for Avanced Study) der Universität Princeton.

Dann kehrte er nochmals nach Wien zurück, auch, weil seine Freundin, Adele Nimbursky (geb. Porkert), dort war. Ihre Beziehung, die mittlerweile schon mehr als acht Jahre hielt, wurde von Gödels Mutter nicht begrüßt. Nimbursky war sieben Jahre älter, hatte das falsche Aussehen, ein Feuermal quer über eine Gesichtshälfte, hatte die falsche Konfession, war schon einmal verheiratet und wieder geschieden und hatte eine Vergangenheit als Revuetänzerin, auch wenn sie immer betont hatte, Balletttänzerin gewesen zu sein. Gödel schreckte das alles nicht ab.

Bereits durch seine Arbeit und Reisen mental erschöpft, musste Gödel sich 1934 und 1935 wegen Depression und psychischer Probleme in ein Sanatorium begeben. Besonders schwer traf ihn dann, als am 22. Juni 1936 der Student Johann Nelböck Gödels Freund und Kollegen Moritz Schlick erschoss, der gerade die Treppen zum Vorlesungssaal hinaufgehen wollte. Zuvor soll es eine heftige Auseinandersetzung gegeben haben. Fest steht, dass Nelböck, der schon mehrmals wegen schizoider Zustände in Behandlung gewesen war, Sympathisant der Nationalsozialisten war. Gödel erlitt hierauf einen Nervenzusammenbruch und paranoide Attacken und entwickelte die irrationale Angst, vergiftet zu werden. Mehrere Monate wurde er daraufhin in einer Nervenheilanstalt behandelt. Schon 1929, als sein Vater verstarb, hatte Gödel mit starken paranoiden Attacken reagiert. Diesmal aber war das rationale Weltbild des Logikers erschüttert: Der Tod erschien Gödel als gänzlich irrational und unerklärlich. Er suchte nach Indizien, um sich eine Theorie dafür zurechtzulegen. Auch bei allen anderen Todesfällen in seinem Umfeld in den kommenden Jahrzehnten bleibt bei ihm immer ein großes Unverständnis zurück.

Als Österreich am 12. März 1938 durch den Anschluss an Hitler-Deutschland Teil des Deutschen Reiches wurde, galten auch an der Universität Wien neue Regeln. Der Titel Privatdozent existierte plötzlich nicht mehr und so bewarb sich Gödel um eine neue Position, dieses Unterfangen blieb allerdings erfolglos. Die neue Universitätsführung sprach sich gegen ihn aus, da er, selbst kein Jude, jedoch während seiner Jahre im Wiener Kreis auch freundschaftlich mit zahlreichen jüdischen Intellektuellen verbunden gewesen war. Er entschloss sich daraufhin, dem Ruf Princetons nach Amerika zu folgen.

Zuvor, am 20. September 1938, heiratete er allerdings noch Adele. Ein Bekannter Gödels meinte über seine Frischangetraute, sie sei der »Waschweibtyp« und würde auf dem elitären Terrain der Princeton-High-Society sicherlich scheitern. Kurt Gödel war das alles egal, er hinterfragte solche in seinen Augen profanen Dinge nicht. Die Gödels wählten 1940, um der beschwerlichen Atlantiküberfahrt zu entgehen, den nicht minder aufwendigen Weg mit der Transsibirischen Eisenbahn zum Pazifik, fuhren per Schiff über Japan nach San Francisco und von dort mit dem Zug nach Princeton. Am 4. März 1940 kamen Kurt und Adele Gödel in ihrer neuen Heimat an.

Neben Adele blieb Gödels Mutter eine der wenigen zentralen Figuren in seinem Leben, wie auch Albert Einstein, mit dem er in den folgenden Jahrzehnten regelmäßig ausgedehnte Spaziergänge unternahm. Dabei redeten die beiden über Gott und die Welt, über ihre Theorien, ihre Weltbilder. Einstein sagte einmal zum Institutskollegen und ebenfalls Gödel-Vertrauten Oskar Morgenstern, dass ihm seine eigene Arbeit immer weniger bedeute, dass er nun vermehrt nur deshalb ins Institut komme, um das »Privileg« zu haben »mit Gödel wieder heim zu spazieren«. Die Freundschaft beruhte also auf inniger Gegenseitigkeit.

Ab 1946 war Gödel ordentlicher Mitarbeiter an der Universität geworden, forschte weiterhin am Institut für Mathematik, und 1947 bewarb er sich, auf Anraten seiner Freunde Morgenstern und Einstein, um die US-amerikanische Staatsbürgerschaft. Er hatte dafür die amerikanische Verfassung grundlegend gelesen und eröffnete dem Richter Philip Forman, der für seine Einbürgerung zuständig war, sogleich, dass er »Unstimmigkeiten« in der Verfassung vorgefunden habe, die eine mögliche »Diktatur« in den USA nicht ausschließen konnten. Der Richter fragte ihn daraufhin, sichtlich irritiert, ob er glaube, dass Derartiges, was in Nazi-Deutschland passiert war, auch hier passieren könnte. Gödel antwortete mit einem klaren »Ja!«. Und angesichts der auffälligen Faszination heutiger Amerikaner für die Nazi-Zeit dürfte er nicht allzu falsch gelegen haben. Einstein und Morgenstern, die Gödel begleitet hatten, versuchten immer wieder, ihn daran zu hindern, sich um Kopf und Kragen zu reden. Aber Forman, der Einstein gut kannte, weil er seinerzeit auch dessen Staatsbürgerschaftsverfahren geleitet hatte, wunderte sich zwar über diesen Kurt Gödel, ging dann jedoch wohlwollend zu unverfänglichen Fragen über, sodass Gödel schließlich offiziell US-Staatsbürger wurde, auch wenn er sich weiterhin als Österreicher bezeichnete.

1951 erhielt Gödel, gemeinsam mit Julian Schweiger, den ersten vergebenen Albert-Einstein-Award, eigentlich ein Physikpreis, eine von zahlreichen Auszeichnungen, die er für sein wissenschaftliches Werk erhalten hatte. Einstein hatte natürlich eine Mitbestimmung bei der Preisvergabe und Gödel bekam ihn, obwohl er kein Physiker war – er hatte in Wien allerdings drei Jahre Physik studiert, ehe er sich der Mathematik zuwandte. Durch den engen Kontakt mit Einstein war diese Liebe bei Gödel wieder entfacht worden, und er befasste sich eingehend mit Einsteins Relativitätstheorie und erarbeitete ab 1949 ein bemerkenswertes Modell, das die Einstein'schen Feldgleichungen der allgemeinen Relativitätstheorie erfüllte. In dieser ersten offiziellen »Lösung« der allgemeinen Relativitätstheorie, auch »Gödel-Universum« genannt, bestätigte er auch indirekt die Möglichkeit von Zeitreisen.

Zu Beginn der 1940er arbeitete der bekennende Christ Gödel aber auch seinen erst über zwanzig Jahre später veröffentlichten »ontologischen Gottesbeweis« aus. Er ging dabei, Descartes folgend, der Frage nach, ob es Gott gebe oder nicht, und kommt zu der Schlussfolge, dass es ihn geben könnte, da positive Eigenschaften konsistent seien, was so viel heißt wie, dass Individuen positive Eigenschaften haben können, die man als »göttlich« ansehen könnte. Selbst also eine Glaubensfrage konnte und wollte Gödel nicht unlogisch betrachten. Gödel hatte schon mit Einstein gerne über Gott spekuliert. Er lebte gerne christliche Werte, aber, dass er auch die Existenz Gottes zu beweisen versuchte, erzählte er Einstein jedoch nicht. Erst 1970 wurde die Arbeit in seinem *Collected Works* abgedruckt. Auch in seinen letzten Lebensjahren beschäftigte sich Gödel wieder umfassend mit Glauben, Existenz und ja, auch dem Sterben, das ihn aufgrund der Unberechenbarkeit immer irritierte.

Die Freundschaft zwischen Einstein und Gödel wurde von den wenigsten wirklich verstanden, aber sie existierte über Jahre, so gegensätzlich die beiden Männer auch waren. Nachdem Einstein erfuhr, dass er ein Aneurysma der Bauchschlagader hatte, das man nicht entfernen konnte, und das früher oder später zu seinem Tod führen würde, nahm er das zur Kenntnis, legte aber Wert darauf, dass Gödel, der ständig von hypochondrischen Ängsten geplagt wurde, ja, nach wie vor meinte, schwer herzkrank zu sein, nichts davon erfahren sollte. Und als Einstein dann 1955 verstarb, begriff Gödel nichts: Einsteins Tod erschien ihm wieder einmal unlogisch. Er fiel in ein tiefes emotionales Loch, auch, weil er davon ausgegangen war, dass Einstein stets gesund war. Er schrieb seiner Mutter, dass er Einsteins Tod nicht verstehe, und erst nach intensiver Auseinandersetzung konnte er ihn in einem weiteren Brief aufarbeiten: »Der Tod Einsteins war für mich natürlich ein großer Schock, denn ich hatte ihn nicht erwartet. (...) Sicherlich habe ich rein persönlich durch seinen Tod sehr viel verloren, umso mehr, als er gerade in letzter Zeit noch netter zu mir wurde, als er schon früher immer war, und ich das Gefühl hatte, als wollte er mehr aus sich herausgehen als bisher. (...) Es ist mir natürlich in der letzten Woche gesundheitlich wieder schlechter gegangen, besonders, was Schlaf und Appetit betrifft. Aber ich habe ein paar Mal ein starkes Schlafmittel genommen und bin jetzt wieder so ziemlich am Damm.« Der Tod Einsteins führte auch wieder zu einer gesteigerten Hypochondrie bei Gödel, der nun meinte, allerlei Gebrechen und Erkrankungen bei sich festzustellen.

Doch er war nicht ganz allein nach Einsteins Tod. Sein Freund Oskar Morgenstern blieb ihm noch erhalten, ihn und seinen

Schüler, den chinesischen Logiker Hao Wang, der später den akademischen Nachlass Gödels verwalten sollte, erkor er in der Folge zu seinen wenigen Vertrauenspersonen. Ab diesem Zeitpunkt manövrierte sich der Logiker in eine zunehmende Isolation, als Privat- aber auch als Berufsmensch. Sein Misstrauen gegenüber Menschen, Erneuerungen, sozialen Gefügen wuchs stetig. Als Karl Menger, ein alter Bekannter aus der Wiener-Kreis-Zeit und nun an der Universität Notre Dame, im amerikanischen Indiana tätig, Gödel in Princeton besuchte, fragte der ihn: »Wo ist eigentlich Artin jetzt?« Damit war der Allgebraiker Emil Artin gemeint. Menger antwortete: »In Princeton, ich habe erst gestern mit ihm gesprochen.« Gödel soll verwundert gesagt haben: »Ich dachte, er wäre schon längst fortgezogen. Ich habe ihn seit Jahren nicht mehr gesehen.«

Die Isolation am Institut tat ihr Zusätzliches zur Manie und der extremer werdenden Paranoia Gödels. Die offene Feindseligkeit, sicherlich bedingt durch seine ewig nachfragende und skeptische Grundhaltung allem und jedem gegenüber, mit der ihm zahlreiche seiner Kolleginnen und Kollegen mittlerweile begegneten, bestärkte ihn in der Annahme, dass man ihm schaden und Böses antun wolle. Er glaubte auch, und dies fast bis zu seinem Tod, dass man ihn jederzeit in Princeton feuern würde, da es Tausende besser geeignete Wissenschaftlerinnen und Wissenschaftler als ihn gebe. Aus dieser Angst heraus versuchte er, fehlerlos zu werden, seinen Feinden keinerlei Angriffsfläche zu bieten. Er las quer über die Wissenschaften, vertiefte sich darin, studierte alles, was er noch nicht wusste. Er vertiefte sich in die Schriften Leibniz' und meinte eines Tages zu Menger, dass er glaube, dass einige der »bedeutendsten Schriften« von Leibniz »nicht nur unveröffentlicht« geblieben seien, »sondern ihre Manuskripte« auch »vernichtet worden« seien. Als Menger fragte, wer so was denn hätte tun sollen, antwortete Gödel sarkastisch: »Natürlich diejenigen, die nicht wollen, dass die Menschen klüger werden. (...) Wer ist durch die Lektüre der Schriften Voltaires schon klüger geworden?«

Viele Kolleginnen und Kollegen mieden Gödel derweil, da er Institutssitzungen stets in die Länge zog, weil er sämtliche

Entscheidungen hinterfragte oder Abstimmungen blockierte. Er blieb sein Leben lang dieser Sheldon-Cooper-hafte »Herr Warum«. Man entschloss sich schließlich, die Logiker, was damals faktisch nur Gödel betraf, aus dem Institut für Mathematik auszugliedern. Er war nun ein Ein-Mann-Institut und konnte selbst entscheiden, was immer er auch wollte, und seine ehemaligen Mathematikerkolleginnen und -kollegen hatten ein wesentlich einfacheres Leben. Und auch, wenn man es nicht vermuten sollte, so machte Gödel der Umstand schon zu schaffen, immer mehr zu einer Persona non grata am Institut geworden zu sein. Und für den Großteil seiner Kollegen war er auch tatsächlich ein kauziger Sonderling, mit dem Smalltalk oder überhaupt irgendeine Form der entspannten Unterhaltung nicht möglich war. Zu John Bahcall, einem neuen Kollegen an der Fakultät in Princeton, der sich Gödel als Physiker vorstellte, meinte er nur kurz und knapp: »Ich glaube nicht an Naturwissenschaft.«

Zwischenmenschliche Kontakte mit den Kollegen und Kolleginnen waren Gödel abseits der Forschung lange nicht wichtig. Anfang der 1970er bemühte er sich jedoch, auch auf Anraten seiner Ehefrau, die seine selbstgewählte Isolation an der Universität mit Besorgnis verfolgte, etwas unter die Leute zu gehen. Im Herbst 1973 überraschte Kurt Gödel somit alle, als er auf einer Institutsgartenparty auftauchte – und obwohl dort auch Swetlana Allelujewa, eine renommierte Memoirenschreiberin und ihres Zeichens Josef Stalins Tochter, zugegen war, erntete die meisten Blicke der schrullige Logiker. Aber so ganz gefiel sich Gödel dann auch nicht als Partygänger. Es sollte die erste und einzige seines Lebens bleiben. Etwa um diese Zeit versuchte auch der Soziologe und Journalist Burke D. Grandjean lange und vergeblich, Gödel zu interviewen. Am 19. August 1975 adressierte Gödel einen Brief an Grandjean, den er jedoch niemals abschickte. Darin schrieb er knapp und schroff: »Sehr geehrter Herr Grandjean, bezüglich Ihrer Anfragen möchte ich zunächst einmal feststellen, dass ich mein Werk nicht als ›eine Facette der intellektuellen Atmosphäre des frühen zwanzigsten Jahrhunderts‹ ansehe, sondern eher als das Gegenteil.«

Nach dem Tod seiner Mutter, 1966, war es nur noch eine kleine Gruppe an Menschen, denen Gödel sich anvertraute. Oskar Morgenstern rief er in regelmäßigen Abständen an. Ihm teilte er mit, dass er glaube, seine Frau hätte sein ganzes Geld verprasst, und dass seine Feinde am Institut stetig mehr werden würden. Auch zwei Wochen vor dem Krebstod Oskar Morgensterns am 26. Juli 1977 hatte Gödel ihn noch aufgeregt angerufen. Morgenstern notierte hierzu in sein Tagebuch: »Heute ... rief mich Kurt Gödel neuerlich an ... und sprach mit mir etwa 15 Minuten ... Er fragte mich kurz nach meinem Befinden und versicherte, es sei ganz klar, dass meine Krebserkrankung nicht nur gestoppt, sondern zurückgehen werde ... Dann ging er zu seinen eigenen Problemen über. (...) Er versicherte mir auch, dass bereits vor zwei Jahren zwei Männer erschienen seien, die vorgaben, Ärzte zu sein ... Sie waren Schwindler und versuchten, ihn ins Krankenhaus zu bringen. (...) Es ist schwer zu beschreiben, was eine solche Konversation für mich bedeutet. Hier ist einer der brillantesten Männer unseres Jahrhunderts, er ist mir sehr zugetan ... leidet ganz klar an einer Form von Paranoia, erwartet Hilfe von mir ... die ich ihm nicht geben kann.«

Auch wenige Stunden nach dem Tod Morgensterns hatte Gödel bei ihm zu Hause angerufen. Als man ihn daraufhin über das Ableben informierte, legte er wortlos den Hörer auf und starrte einige Minuten vor sich ins Leere. Nachdem dann auch seine Frau Adele schwer erkrankte und für einige Monate in stationäre Behandlung musste und ihr Mann die Herbst- und Wintermonate 1977 für sich alleine zu sorgen hatte, verschlechterte sich dessen Zustand rapide. Adele war schließlich der einzige Mensch, der wegen seiner Angst vor Vergiftung für ihn kochen durfte und dessen Essen er aß. Hao Wang hatte Adele zugesichert, in diesen Monaten immer wieder nach Gödel zu sehen. Seine Frau besuchte er, natürlich aus Angst vor der dortigen Ärzteschaft, kein einziges Mal. Er telefonierte stattdessen mit ihr, beinahe täglich, überhaupt liebte Gödel es zu telefonieren. Es war seiner Meinung nach wesentlich unkomplizierter, als persönlich mit Menschen zu sprechen. Selbst mit Kollegen am Institut, die ihr Büro gleich neben seinem hatten, telefonierte er lieber.

Vor einer großen Vortragsreise im Winter 1977 besuchte Hao Wang Gödel zu Hause, der wollte ihm jedoch nicht öffnen, und so legte Wang dem Logiker ein von seiner Frau extra für Gödel zubereitetes Hühnchen vor die Türe. Was mit dem Hühnchen passierte, ist unklar, als Wang gut eineinhalb Monate später wieder vorbeikam, wirkte alles etwas runtergekommen, Müll stapelte sich in den Containern. Diesmal ging die Türe auf, als Wang klopfte, und Gödel musterte ihn misstrauisch von oben bis unten. Nachdem er sich weigerte, ihn hereinzulassen, ging Hao Wang unverrichteter Dinge. Erst am 17. Dezember 1977, zwei weitere Wochen später, verschaffte er sich dann Zutritt zur Wohnung und fand einen ungepflegten, abgemagerten Kurt Gödel vor, der aber im Vollbesitz seiner geistigen Fähigkeiten zu sein schien. Er sagte Wang: »Ich habe die Kraft verloren, positive Entscheidungen zu treffen. Ich kann nur noch negative treffen.«

Als Adele am 29. Dezember aus dem Krankenhaus heimkehrte und ihren Mann sah, setzte sie ihre ganze Überredungskunst ein, ihn dazu zu bewegen, sofort ins Krankenhaus in Princeton zu gehen. Seine Pedanterie und krankhafte logische Präzision hatten schon im Juli 1977 zu Problemen geführt. Gödel hatte sich in stationäre Behandlung in Princeton begeben wollen, behauptete dann aber, dass er keinen Anspruch darauf hätte, da derartige Leistungen ja seine Versicherungspolice gar nicht decken würde, weshalb er sich schließlich weigerte, dass man ihn eingehender untersuchte.

Aus Angst vor einer Vergiftung hungerte er sich im Krankenhaus nach seiner Einlieferung quasi freiwillig zu Tode. Angeblich wog Kurt Gödel zum Zeitpunkt seines Todes nur noch knapp dreißig Kilogramm. Er verstarb am 14. Januar 1978 um 13 Uhr, zusammengekrümmt in Embryonalstellung. Laut Totenschein des Mercer County Courthouse in Trenton starb er an »Unterernährung und Auszehrung«, verursacht durch eine schwere »Persönlichkeitsstörung«.

Wie ausgeprägt auch Gödels Angst war, man könne sein geistiges Eigentum stehlen, zeigt der Umstand, dass er den Großteil seiner Schriften in der Gabelsberger-Kurzschrift, einem seltenen und recht schwer zu entziffernden Kursiv-Kurzschriftensystem niedergeschrieben hatte. Und so dauerte es auch Jahre, bis sein Nachlass vollständig aufgearbeitet werden konnte.

Am 19. Januar wurde der Mathematiker und Logiker im allerkleinsten Kreis am Friedhof von Princeton beerdigt. Einer der Trauerredner, Simon Kochen verglich Gödel dabei mit Franz Kafka und sagte: »Das Werk beider Männer weist gewisse Züge von *Alice im Wunderland* auf.« Ein Vergleich, mit dem Kochen sicherlich nicht so falsch lag. Kurt Gödel war ein Stück weit an der Unlogik des Weltenmechanismus gescheitert. Hao Wang schrieb später, dass Gödel vergebens auf eine Form der transzendenten Erfahrung gewartet hatte: »Er sehnte sich vergebens nach einem Offenbarungserlebnis (einer Epiphanie oder plötzlichen Erleuchtung), das es ihm ermöglicht hätte, die Welt in einem anderen Licht zu sehen.« Platon, Descartes und Husserl hätten schließlich auch »derartige Erlebnisse gehabt«, sagte er abschließend.

Lucia Joyce
Profilfoto, um 1925

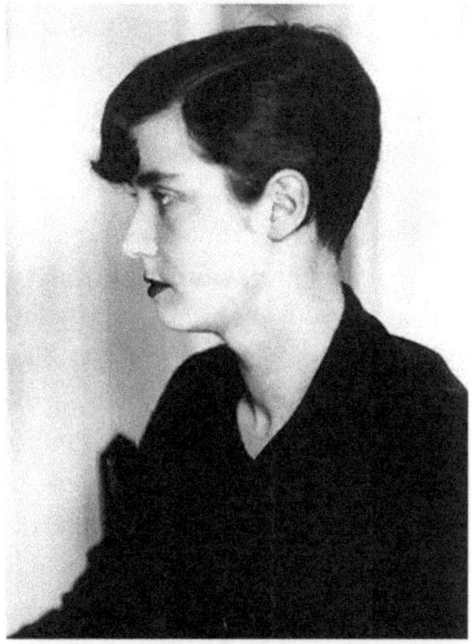

»Ich weiß eigentlich gar nicht,
was ich schreibe, Vater. (...) Wer weiß,
was das Schicksal für uns bereithält?«
Lucia Joyce, italienisch-irische Tänzerin
(1907 bis 1982)

Und noch eine Tochter eines großen Literaten, allerdings waren die Vorzeichen andere als bei Adèle Hugo (siehe Kapitel auf S. xy). Fast genau hundert Jahre, nachdem ihr Vater, James Joyce geboren wurde, starb seine Tochter Lucia – im St.-Andrew's-Sanatorium, in dem sie über dreißig Jahre dahinvegetiert hatte. 24 verschiedene Ärzte soll ihr Vater konsultiert und Tausende von Pfund für ihre Genesung ausgegeben haben. Besserung gab es jedoch keine. Aber wer war diese Lucia Joyce, die Tochter des großen irischen Autors, eigentlich? Und warum ist ihre Geschichte heute weitgehend unbekannt? Nun, all diesen Fragen wird im Folgenden auf den Grund gegangen.

Es war alles andere als eine leichte Zeit für die Jungfamilie Joyce. 1904 waren James Joyce und seine Freundin Nora

Barnacle Hals über Kopf aus Irland weggezogen, um in Triest in Italien ein neues Leben aufzubauen. Triest wurde schließlich der neue Lebensmittelpunkt. 1905 wurde ihr erstes Kind Giorgio geboren und Stanislaus Joyce, der seinem Bruder James von allen Geschwistern an nächsten stand, zog ebenfalls aus Irland in den Haushalt der Kleinfamilie. Die Joyce-Brüder verdienten ihr Geld als Englischlehrer in der Berlitz-Schule. Die finanzielle Situation war aber von Anfang an prekär. Im Juli 1906 entschieden sich James und Nora, mit ihrem Sohn nach Rom zu ziehen, wo sie sich eine Verbesserung der Lebensumstände erwarteten. James Joyce nahm einen Posten als Bankangestellter in der Bank Nast-Kolb und Schumacher an, die Arbeitszeiten von halb neun bis halb acht waren allerdings wenig familienfreundlich und die Wohnung, in der die Kleinfamilie lebte, war winzig und die Umgebung laut.

Im Dezember 1906 meinte Joyce, fast resignierend: »Keine Feder, keine Tinte, kein Tisch, kein Zimmer, keine Ruhe, keine Lust. (...) Meine Fantasie ist so schwach, dass leider alle Dinge, über die ich schreiben wollte, sich zu unfassbaren Bildern verflüchtigt haben.« Genau in diese Zeit fällt die zweite Schwangerschaft Noras.

James Joyce war zum Zeitpunkt der Geburt seiner Tochter ein wirklich nur in Insiderkreisen bekannter 25-jähriger Jungautor, der zwar reichlich Talent besaß, aber etwas anderes gar nicht: Geld. Er hatte seinen Gedichtband *Kammermusik* beendet und bemühte sich lange um eine Veröffentlichung, hatte die meisten Kurzgeschichten für sein Buch *Dubliner* fertig und über tausend Seiten eines autobiografischen Künstlerromans (*Porträt des Künstlers als junger Mann*, der schließlich 1916 in Buchform erschien, nachdem er zwischen 1914 und 1915 als Fortsetzungsroman in der Zeitschrift *The Egoist* gedruckt worden war). Doch der akute Geldmangel, die Tatsache, dass es noch keine nennenswerten Erfolge gab und die Beengtheit der Wohnung führten nicht nur zu Konflikten mit Nora, sondern bei Joyce schließlich auch zu einem schweren rheumatischen Fieber, das die Augen stark beeinträchtigte. Im März 1907 war die Kleinfamilie nach dem Kurzabenteuer Rom wieder nach Triest zurückgekehrt. Joyce war wieder an der Berlitz-Schule tätig und unterrichtete Privatschüler (einer von ihnen Ettore Schmitz, der sich als Autor später Italo Svevo nannte und Werke wie *Senilità* und *Ein gelungener Scherz* verfasste), da musste er mehrere Wochen ins Städtische Spital Triest – der Grund war, wie schon erwähnt, schweres rheumatisches Fieber, das die Augen massiv angegriffen hatte. Er diktierte dort, weil Schreiben in seinem Zustand nicht möglich war, seinem Bruder Stanislaus die letzte Geschichte des *Dubliners*-Bandes, nämlich *Die Toten*, und erlebte die Geburt seiner Tochter im selben Krankenhaus.

Anna Lucia Joyce, wurde am 26. Juli 1907 geboren – und zwar auf der Armenstation des Krankenhauses, die Mutter erhielt als Almosen zwanzig Kronen, verschwindend wenig, etwa zwei, drei Euro nach heutigen Maßstäben. Von ihrem Vater wurde die Tochter nach der Märtyrerin aus Syrakus benannt, die auch Schutzheilige der Sehkraft war.

Die nächsten Jahre, nun mit zwei Kindern und nicht allzu viel Einkommen, waren sehr prekär für die Kleinfamilie Joyce. Dennoch wollte sich James Joyce seine Extravaganz beibehalten und als Geschäftsmann durchstarten. Mithilfe von Geschäftsleuten aus Triest betrieb er ab 1909 das erste Kino Irlands, und er wollte irische Tweedstoffe in Italien in Umlauf bringen. Das bedeutete, dass er wenig zu Hause war, weil er zwischen Irland und Italien hin und her pendelte. Und er wollte nun endlich seinen Erzählband *Dubliners* herausbringen. Nora warf Joyce Egozentrik vor, sah, wie er das Ersparte manchmal sorglos verprasste, und war einige Male knapp daran, nach Galway zur Verwandtschaft zu flüchten. Nur Stanislaus Joyces Überredungskunst ließ sie bleiben, was James rasend vor Eifersucht machte. Als es dennoch zu einer kurzen Trennung der beiden kam, bettelte er in Dutzenden Briefen, dass Nora zurückkommen möge (suchte dabei allerdings weniger die Fehler bei sich): »Unsere Kinder (so sehr ich sie liebe) dürfen nicht zwischen uns kommen. Wenn sie gut geraten und edelmütig sind, dann haben sie das von uns, Liebe.«

Um wieder mehr Zeit mit Nora verbringen zu können und um sie zu entlasten, holte Joyce seine Schwestern Eva und Eileen (er hatte insgesamt sechs Schwestern) nach Triest. Sie sollten

Nora im Haushalt helfen und die Kinder betreuen. Die Wohnung in der Via Scussa war nun mehr als voll und Lucia hatte in ihren ersten Lebensjahren nicht nur eine Mutter. Ihrer Tante Eva, der leidenschaftlichen Kirchengängerin, war es währenddessen gar nicht recht, dass Joyce sich weiterhin weigerte, die Mutter seiner Kinder zu heiraten. Sie kehrte nach zwei Jahren nach Irland zurück. Später meinte sie einmal, nach Lucia gefragt: »Ich habe niemals ein anderes Kind so in mein Herz geschlossen wie sie.«

Lucias erste Lebensjahre waren von ständigem Umziehen geprägt. Mit dreizehn hatte sie bereits in drei verschiedenen Ländern gelebt – der Erste Weltkrieg hatte die Joyce-Familie dazu gezwungen, von Triest nach Zürich zu gehen. Im Spätsommer 1915 bezog man eine Mietwohnung in Zürich, wo man vorerst blieb und wo sich eine Art Normalität einstellte. Lucia und Giorgio lernten in der Schule nun Deutsch, beherrschten auch bald Schwyzerdütsch. Lucia fand rasch Freunde – generell waren beide Kinder untertags oft alleine zu Hause, da Eileen zurück in Irland war und Nora arbeiten ging. Joyce konnte erstmals von der Schriftstellerei leben, da er von Mäzeninnen (Harriet Weaver, der Herausgeberin der Zeitschrift *The Egoist*, und Edith McCormick, der Tochter von John D. Rockefeller) finanziell unterstützt wurde. Und er hatte einen neuen Roman begonnen, Titel: *Ulysses*.

Nach dem Krieg, 1920, siedelte man sich in Paris an. Eine Metropole, künstlerischer und kultureller Hotspot, die der heranwachsenden Lucia von Beginn an gefiel. Sie war ein temperamentvoller Teenager mit einer Portion Sarkasmus. Regelmäßig machte sie ihren Eltern Szenen – bevorzugt mit ihrer Mutter auf Englisch und mit ihrem Vater auf Italienisch, inklusive Herumgeschreie und Zubodenwerfen. Nora konnte mit dieser Wesensart ihrer Tochter schwer umgehen – James hingegen fand nichts dabei. Als Lucia immer unglücklicher zu werden schien, weil die französische Sprache sich als schwerer entpuppte als erwartet, unterbrach Joyce seine literarische Arbeit und bat den US-Anwalt und glühenden Joyce-Bewunderer John Quinn, einen Platz für Lucia in einer Privatschule zu finden. Sie bekam diesen und konnte ihre Französischkenntnisse nun erheblich verbessern. Während Giorgio immer eigenständiger wurde und in der American Trust Agency zu arbeiten begann, blieb Lucia an die Eltern gebunden. Und bei diesem ganzen Sprachwirrwarr, das sie schon beherrschte, fand sie die eine Ausdrucksform, die ihr am meisten zusagte: das Tanzen.

Im Paris der 1920er Jahre tanzte die hübsche Lucia in zahlreichen Theater- und Musikprojekten und war ein Paradebeispiel für die pulsierende, künstlerisch-avantgardistische und kosmopolitische Jugendgeneration der Zeit. In den wenigen Fotografien, die von ihr geblieben sind, sieht man eine junge Frau mit blonder Langhaarperücke (tatsächlich hatte sie schwarze trendig-kurze Haare), leichtem Silberblick und dunklem Lippenstift, die sich kokett in einer Tanzperformance in Szene setzt. Besonders der Vater, James Joyce fand die Ästhetik der Aufnahmen großartig und nannte seine Tochter eine wahre Femme fatale. Lucia, so meinte er, war auf dem besten Weg, eine große Tänzerin und Performerin zu werden.

Das Leben der gesamten Familie änderte sich, als am 2. Februar 1922 Joyces' Buch *Ulysses* erschien. Mit einem Schlag war die Familie bekannt in der Öffentlichkeit und sie konnte eine größere Wohnung beziehen. Auch Lucia fühlte sich nun der Kunst und dem Tanz verpflichtet. Im Bekannten- und Verwandtenkreis war vor allem ihre Charlie-Chaplin-Performance immer wieder ein Renner. Am Weihnachtsabend 1922 schrieb sie: »Ich machte mich als ›Charlie‹ zurecht, wir hatten viel Spaß, und es war ein großer Erfolg für mich. Wir tanzten, sangen und ich weiß nicht, was sonst noch alles.«

Vater und Tochter waren auf einer Wellenlänge. Joyces Nichte Bozena Bertha berichtete nach einem Besuch 1926, dass sich Lucia zu Hause zur Musik bewege und Joyce, inspiriert von ihren Bewegungen, schrieb, was ihm in den Sinn kam. »Wichtig ist nicht, was wir schreiben, sondern wie wir schreiben«, meinte er.

Im selben Jahr wurde Lucia Elevin an Margaret Morris' bekannter Pariser Tanzschule. 1927 ging sie mit der Tanztruppe *Le Six de Rhythme et Couleur* auf Tournee. Sie hatte, als sie sechs Monate später zurückkehrte, einen ausgeprägten Freiheitsdrang und teilte den Eltern mit, ausziehen zu wollen.

Joyce wollte das allerdings nur erlauben, wenn seine Schwester Eileen (die er erst gar nicht fragte) für eine gewisse Zeit mit Lucia zusammenwohnen würde, was aber sowohl seine Tochter als auch seine Schwester dankend ablehnten. Die eine wollte nicht Kindermädchen spielen, die andere wollte kein Kindermädchen haben.

Ende 1928 wurde bei Nora Gebärmutterhalskrebs vermutet. Mit nur kleineren Unterbrechungen blieb sie daher von November 1928 bis Februar 1929 im Krankenhaus. Joyce ließ sich ein Bett in ihrem Krankenzimmer aufstellen und kämpfte erneut mit seinem immer wiederkehrenden Augenleiden. Damit die immerhin nun schon über zwanzigjährigen Kinder nicht alleine blieben, wurden sie bei der wohlhabenden und frisch geschiedenen US-Amerikanerin Helen Kastor-Fleischmann, einer glühenden Bewunderin des schriftstellerischen Werkes James Joyces, einquartiert. Lucia litt enorm unter der Situation und es sollte noch schlimmer kommen: Giorgio, der mittlerweile eine Karriere als Sänger plante, begann eine Affäre mit Fleischmann. Lucia reagierte wutentbrannt darauf, schrie und weinte und nannte ihren Bruder einen Gigolo. Und dennoch: 1930 heirateten die beiden und Lucia blieb weiter alleine.

William Bird, einem Verleger und Zechkumpanen ihres Vaters gestand sie, sie war Mitte zwanzig: »Mr. Bird, ich bin sexuell ausgehungert, das macht mich fertig!« Ja, mit den Männern hatte Lucia Joyce wenig Glück: Mit Alexander Calder, ihrem Zeichenlehrer, hatte Lucia eine kurze Affäre, ehe dieser sich gegen sie entschied und mit einer anderen verlobte. Und auch mit dem verheirateten Künstler Albert Hubbell gab es eine intensive, aber kurze Affäre, bevor der zu seiner Ehefrau zurückkehrte. Dann trat Samuel Beckett ins Leben der 25-Jährigen. Der Ire Beckett, der sich ab 1932 immer öfter im Pariser Joyce-Haus einfand, wurde von ihr umschwärmt. Als Joyce den jungen Beckett eines Abends zum Bal Bulier mitnahm, wo Lucia tanzte, endete dies in einer Zäsur. Lucia Joyce, die, entgegen den Erwartungen ihres Vaters, nicht Ballkönigin an diesem Abend wurde, beendete aus Enttäuschung ihre Tanzkarriere. Für immer. Joyce gab den »Negertänzen«, die gerade Mode waren, die Schuld. Er meinte natürlich die farbige Entertainerin Josephine Baker, die mit ihren freizügigen Tänzen die französische Tanzszene revolutionierte. Die allerdings hätten seiner Meinung nach die Tanzkunst abgewertet. Jetzt half wirklich nur noch ein Mann an der Seite seiner Tochter, das jedenfalls dachte Joyce.

Deshalb ging Beckett mit Lucia nun öfters ins Theater, sagte ihr eines Tages aber unverblümt, dass er gar kein Interesse an ihr hätte, sondern vielmehr ihrem Vater einen Gefallen tun wollte, denn der war sein großes Vorbild und seine Inspiration. Beckett gestand seiner Bekannten Peggy Guggenheim später, dass er sich damals »innerlich tot« gefühlt hatte und keine menschlichen Gefühle zulassen konnte, weswegen er sich auch nicht in Lucia hatte verlieben können. Das konnte sie jedoch nicht wissen und sie verwand die Abweisung nicht gut. Nora sah ihre Tochter ungern leiden und stachelte Joyce daher an, den jungen Samuel Beckett nicht mehr willkommen zu heißen.

Nach einigen Wochen hatte Lucia Beckett scheinbar überwunden und blickte sich nach anderen potentiellen Ehemännern um. Paul und Lucie Léon, enge Freunde der Joyces, wollten der gekränkten Lucia etwas helfen und Paul überredete seinen Schwager Alex Ponisovsky, der James Joyce Russischstunden gab, sich ihrer anzunehmen. Der war gerade von seiner Freundin verlassen worden, willigte ein und machte Lucia Anfang März 1932 einen Heiratsantrag, den diese, zur Verwunderung vieler, auch tatsächlich annahm. Das Ehepaar Léon übte Druck auf den jungen Ponisovsky aus und Joyce versuchte, den jungen Mann mit der Aussicht auf eine üppige Mitgift zum nächsten Schritt zu locken. Oft rief Paul seinen Schwager mittags an und sagte: »Übrigens – ich meine, du solltest deiner Verlobten heute ein paar Blumen schicken. Ich glaube, du hast nicht daran gedacht.« James Joyce bestand schließlich auf einer offiziellen Verlobungsfeier im Restaurant Drouand an der Place Gaillon. Das Fest war so unterhaltsam wie eine Beerdigung. Alex Ponisovksy wollte eigentlich schon längst aus der ganzen Sache heraus, wusste aber nicht, wie, und Lucia wirkte den Abend über abwesend und sprach so gut wie nicht. Als die »Feier« zu Ende war, ging Lucia in die Wohnung der Léons und legte sich aufs Sofa, wo sie vollkommen katatonisch liegen blieb. Ohne es auszusprechen, wusste jeder, dass die Verlobung das geringste Problem war, das der Familie Joyce nun bevorstand.

Lucia fing sich jedoch und entschied, die Männer erst einmal aufzugeben. Sie ließ sich am Auge operieren, um ihren Strabismus – so wird die Schielen genannte Augenfehlstellung medizinisch bezeichnet – zu beheben, was nur begrenzt gelang, und stürzte sich in eine lesbische Beziehung. Es war eine Phase, in der sie unberechenbar agierte, sie hatte Wutausbrüche, schrie, tobte, warf Dinge durch die Gegend, was ihre Mutter Nora beunruhigte, worin sich ihr Vater allerdings selbst erkannte. Sie bezeichnete sich vor anderen als Künstlerin und experimentelle Tänzerin.

Auf ärztlichen Rat wurde Lucia schließlich ins Sanatorium L'Hay-les-Roses gebracht und den Eltern wurde nahegelegt, fürs Erste den Kontakt zur Tochter nicht zu suchen, diese bräuchte jetzt dringend Abstand und Ruhe. Man vermutete eine Persönlichkeitsstörung hinter ihren Ausbrüchen. Nachdem sich Lucias Zustand aber nicht so besserte, wie es ihr Vater erwartet hatte, und da er seine geliebte Tochter nicht in einer Anstalt verrotten sehen wollte, schmiedete der Autor einen Plan: Joyce musste sich in Zürich bei Dr. Vogt einer Augenbehandlung unterziehen. Er wollte, dass Lucia ins nahegelegene Feldkirch geschmuggelt würde, damit er in ihrer Nähe sein konnte, da er der Meinung war, dass seine Tochter unter dem »elterlichen Entzug« litt. Eingeweiht in den Plan war Maria Jolas (1893–1987), eine gute Freundin der Familie. Sie sollte in Feldkirch auf Lucia aufpassen.

In der Nacht vor der Reise in die Schweiz (Zürich), beziehungsweise Österreich (Feldkirch), trank Joyce, sehr zum Leidwesen seiner Frau viel zu viel. Die Angst davor, in absehbarer Zeit zu erblinden, ließ ihn frusttrinken. Am 3. Juli schmuggelte Joyce Lucia und ihre Pflegerin aus der Klinik nach Feldkirch. Er ließ sie dort in der Obhut von Maria Jolas und ihrem Mann Eugene Jolas, selbst fuhren er und Nora dann nach Zürich weiter, wo Dr. Vogt die wenig erfreuliche Nachricht hatte, dass das Augenlicht auf Joyces rechtem Auge wohl nicht mehr zu retten sei. Es wurden mehrere Augenoperationen am rechten wie am linken Auge geplant, zwischendurch ließ sich James Joyce immer über Lucias Zustand unterrichten. Die Briefe, die ihm Maria Jolas schrieb, erschienen ihm jedoch zu aufgesetzt. Er konnte die »heile Welt« und »die ruhige und brave Lucia«, die ihm scheinbar vorgegaukelt wurde, nicht glauben. Vom 10. August bis zum 6. September 1932 machte das Ehepaar Joyce deswegen Urlaub in Feldkirch. Sie stiegen im Hotel Löwen ab. Die dringende Operation am rechten Auge war aufgeschoben worden, da der Augendruck viel zu hoch war. Joyce nutzte die Zeit, um an *Finnegans Wake* weiterzuschreiben, und Lucia, die, um sich nicht einsam zu fühlen, die Anwesenheit ihrer Eltern durchaus genoss, ja, die arbeitete an einem »dekorativen Alphabet«. Ein Projekt an dem sie schon lange feilte. Alle 26 Buchstaben des Alphabets wurden kunstvoll verziert, verschnörkelt, fantasievoll von ihr gestaltet. Joyce konnte seine Beziehungen spielen lassen und einige von Lucias Zeichnungen publizieren. Unterdessen bemerkte er natürlich, dass ihr Zustand irritierend war. Sie saß über Stunden wortlos zeichnend am Schreibtisch und sprach generell wenig.

Dennoch, mit ihrer Geisteskrankheit konnte oder wollte Joyce nicht umgehen, vorerst jedenfalls. An seine Gönnerin Harriet Weaver schrieb er: »Ich bin mir sicher, dass sie ganz schön lügt und ziemlich häufig Komödie spielt, aber das tun die meisten Mädchen auf die eine oder andere Weise.« Er hatte nun seine eigene verquere Therapie für seine Tochter: Joyce gab Lucia 4000 Francs, damit sie sich einen Pelzmantel kaufen konnte, denn so ein Mantel, das meinte jedenfalls Joyce, steigere erstens ihren Minderwertigkeitskomplex und wäre zweitens besser als ein Besuch bei einem Psychoanalytiker. Also wurde der Mantel gekauft und viel Hoffnung darin gesetzt, aber der weiche Pelz hatte nicht den gewünschten Effekt. Lucias Ego steigerte sich nicht und Joyce musste sich eingestehen, wenn auch im Stillen, dass Therapiestunden billiger gekommen wären.

Als im Jahre 1933 der District Court der Vereinigten Staaten den *Ulysses* nach Jahren des Prozessierens für »nicht obszön« (Stein des Anstoßes war einerseits der sexuell aufgeladene Schlussmonolog der Figur der Molly Bloom, als auch die

Mehrfachnennung des Wortes »Fuck«) befand und das Buch somit in den USA offiziell erscheinen durfte, läutete bei James Joyce den ganzen Tag über das Telefon vor lauter Glückwunschanrufen, bis Lucia eine Schere nahm, kreischte: »Ich bin hier die Künstlerin!« und das Telefonkabel durchschnitt. Als James Joyce es am nächsten Tag reparieren ließ, hielt das wenige Stunden, dann hatte es seine Tochter erneut zertrennt. Ab nun häuften sich derartige Zwischenfälle und Lucia wurde immer öfter stationär behandelt, ohne dass sich ihr Zustand verbesserte. Die Diagnose der Persönlichkeitsstörung seiner Tochter, die von den Ärzten genannt worden war, stieß bei ihrem Vater allerdings auf taube Ohren. James Joyce glaubte kein Wort davon. »Was auch immer für ein Funke oder eine Gabe in mir ist, ist an Lucia weitergegeben worden und hat in ihrem Kopf ein Feuer entfacht«, meinte Joyce zwar 1934, hoffte aber auch, dass sich dieses Feuer irgendwann löschen lassen würde.

Die meisten der autobiografischen Dokumente der Familie, die diese Zeit bezeugten, wurden später vernichtet, gerade so, als wollten die Nachfahren James Joyces die Existenz der Lucia Joyce, jedenfalls ihr Ende und ihre Erkrankung, leugnen. Ihre Zornesausbrüche in denen sie herumschrie und gröbste Beleidigungen aussprach, führten dazu, dass einige Bekannte der Familie nicht mehr in ihre Nähe wollten. »Leider scheint sie sich auch viele Leute, einschließlich ihrer nahen Verwandten, zu Feinden gemacht zu haben, und wie gewöhnlich bin ich es, der inmitten des Regens beide Hände über sie hält, obwohl mir die geistige Kraft fehlt zu entscheiden, ob sie nun mit ihrer groben Direktheit recht hat oder nicht«, das schrieb Joyce Ende 1933 an Harriet Weaver, die Geisteskrankheit seiner Tochter erkannte er dennoch nur schwer an.

Der Verfall der Lucia Joyce hatte nun also ab 1932 definitiv begonnen. Der Geisteszustand der ehemals lebenslustigen jungen Frau änderte sich rapide. Sie wirkte zunehmend verwirrt, auch schlagartig aggressiv, jähzornig, dann wieder ganz in sich versunken und katatonisch.

Im Spätsommer 1934 wurde Lucia erneut eingewiesen und vom renommierten Psychiater Dr. Forel untersucht. Was folgte, waren etliche Briefe Lucias an ihren Vater, alle voll von vorwurfsvollen Bitten, von diesem furchtbaren Ort und dem furchtbaren Doktor weggeholt zu werden. Im September 1934 beschloss Joyce, seine Tochter aus dem Pariser Sanatorium Les Rives bei Dr. Forel in die Cure libre bei Dr. Loy in Genf zu bringen. Einen Tag vor der geplanten Überstellung zündete Lucia ihr Zimmer an. Das Feuer konnte zwar rechtzeitig gelöscht werden, aber nun war sowohl Forel als auch Loy klar, dass sie eine ständige klinische Überwachung brauchte, die man hier nicht gewährleisten konnte. Und so wurde bestimmt, sie in die bekannte Züricher Heilanstalt Burghölzli zu Prof. Naegeli zu bringen. Lucia blieb nur eine Woche in Burghölzli und war einigermaßen unruhig, da sie diese Nervenheilanstalt natürlich aus etlichen Geschichten kannte, und jetzt selbst hier zu sein, fühlte sich für sie nicht gut an. Sie hatte Angst vor dieser neumodischen Psychoanalyse, die in der Anstalt propagiert wurde, sowie vor der Konfrontation mit »Verrückten« und vor dem Angebundenwerden am Bett.

Am 28. September überstellte man sie ins Privatsanatorium Küsnacht, das Dr. Brunner leitete, wo der renommierte Psychiater Carl Gustav Jung (1885–1971), der sich ihres Falles annahm, eine schwere Schizophrenie diagnostizierte. Jung war sich nach der Lektüre des *Ulysses* im Übrigen auch sicher, dass James Joyce ebenfalls an einer Form der Schizophrenie litt. Joyce und seine Tochter wären, so Jung »zwei Menschen am Grund eines Flusses«, der einzige Unterschied zwischen dem Erfolgsautor und seiner Tochter sei allerdings, dass James Joyce »tauchen« und Lucia »untergehen« würde. Jung schrieb in einem Brief an eine Bekannte über das Vater-Tochter-Verhältnis: »Sie war bestimmt seine ›femme inspiratrice‹, was seine hartnäckige Weigerung, ihr offiziell die Zurechnungsfähigkeit absprechen zu lassen, erklärt.«

Joyce schaute natürlich, dass er sie oft besuchen konnte, und verstrich einmal längere Zeit, dann schrieb man sich. Im Oktober des Jahres 1934 verfasste Lucia etwa einen Brief an ihren Vater, wo sie ihn fast ein wenig aufzumuntern versuchte: »Mein lieber Vater! Ich habe Dich sehr lieb. Vielen Dank für den hübschen Stift (Anm.: Joyce hatte ihr einen teuren Zeichenstift geschenkt). Zürich ist doch sicher nicht der schlimmste Ort auf der Welt? Vielleicht kannst Du eines Tages mit mir ins Museum gehen, Vater. Ich glaube, dass Du einen Haufen Geld für mich ausgibst. Vater, wenn Du nach Paris zurückgehen willst, wäre es schon gut, wenn Du das tätest. Liebster Vater, ich habe ein schönes Leben gehabt. Ich bin verwöhnt. Ihr müsst mir beide (Anm.: Vater und Mutter) verzeihen. Ich hoffe, dass Du wieder herkommst. (...) Ich weiß eigentlich gar nicht, was ich schreibe, Vater. (...) Wer weiß, was das Schicksal für uns bereithält. (...) Du siehst, ich schreibe immer noch dummes Zeug. (...) Lucia«

Joyce wollte nach wie vor nicht anerkennen, dass seine Tochter, wie man ihm sagte, unheilbar sei. Er glaubte vielmehr, dass sie hellseherische Fähigkeiten besaß, und sah sich darin bestärkt, wenn etwas genau oder ähnlich, wie sie es vorausgesagt hatte, auch eintrat. An Zufälle wollte er nicht glauben. Seinem Sohn Giorgio (später George genannt) schrieb er zwar regelmäßig, dieser lebte mit seiner wesentlich älteren Ehefrau Helen überwiegend in Deutschland, aber schrieb ihm wenig über Lucias Zustand. Giorgio war nämlich schon früh der Überzeugung gewesen, dass etwas mit seiner Schwester nicht stimme. Die Beziehung der Geschwister war schon länger abgekühlt, Giorgio hatte ihre die »Szenen« nicht verziehen und er meinte auch, dass James Joyce seine beiden Kinder nicht ganz ausgewogen behandelte.

Joyce arbeitete in dieser Zeit gelegentlich an seinem *Finnegans Wake,* bedingt durch die Situation seiner Augen jedoch nicht so viel, wie er es gerne gehabt hätte, tatsächlich hielt ihn aber vor allem der Gesundheitszustand seiner Tochter von der Arbeit ab. Ende 1934 rechnete er einmal durch: Lucia hatte bis dato vierzehn Ärzte, zwölf Krankenschwestern, acht Begleiterinnen gehabt und war in drei Heilanstalten gewesen und die Pflege hatte über 4000 Pfund verschlungen.

In einem Vier-Augengespräch mit Lucia, von dem Joyce später Nora berichtete, kam diese mit einer neuen Idee: Sie wollte, dass sich Joyces jüngere Schwester Eileen um sie kümmern sollte, weil ihre Mutter mit der Versorgung der Tochter nicht mehr zurechtkam. Sie sagte: »Ich glaube, es würde mir guttun, mit ihr zusammen zu sein, im Haushalt zu helfen. Nicht unbedingt in Dublin. In Bray zum Beispiel. In Bray muss es sehr hübsch sein.« Bray liegt etwa zwanzig Kilometer südlich von Dublin und verfügt über eine schöne Küste, Eileen lebte dort.

Und so kam Lucia zuerst einmal zurück nach Paris und sollte dann mit ihrer Tante nach Irland weiterreisen, wo sie zu Ruhe kommen sollte. Am 14. Februar 1935 flatterte eine Einladung von Harriet Weaver aus London ein – sie wollte, dass Lucia auch einige Wochen bei ihr verbringe. Eine Woche später traf sie mit ihrer Tante dann bei Weaver ein.

Nach einigen Tagen bekam Joyce ein kurzes briefliches Update von Weaver zu lesen, das sicherlich wie Balsam wirkte: »Sie (Anm.: Lucia) ist natürlich sehr depressiv, obwohl keineswegs die ganze Zeit über, und wie sie selbst sagt, fehlt es ihr an Konzentration, aber dass irgendjemand sie geisteskrank nennen könnte, erschient mir (bis jetzt) absurd.« Ihre Einschätzung sollte sich allerdings ändern, als Eileen für einige Tage nach Dublin reiste und Weaver alleine mit Lucia war. Nun beleidigte sie ihre Gastgeberin wüst, zerstörte Geschirr, verließ das Haus, blieb zwei Nächte ganz weg. Als Weaver diese Vorkommnisse Joyce schilderte, reagierte dieser beinahe beleidigt. Ja, er gab sogar indirekt Harriet Weaver die Schuld an dem Verhalten seiner Tochter. Weaver war schockiert von Joyces Reaktion. Paul Léon, der von dem Disput zwischen Weaver und Joyce erfahren hatte, schrieb im April 1935 nach London: »Mr. Joyce traut nur noch einem einzigen Menschen, und dieser Mensch ist Lucia. Alles, was sie sagt oder schreibt, ist etwas, wovon er sich leiten lässt.«

Lucia kam daraufhin zu ihrer Tante zurück nach Bray, wo es mit ihrem unsteten Verhalten weiterging. Sie verließ das Haus von Eileen, schrieb ihrer Mutter einen Brief, in dem sie von Gasherden faselte und konkrete Selbstmorddrohungen aussprach. Während ihre Tante nicht auf sie aufpassen konnte, weil sie im Krankenhaus lag, setzte das Ehepaar Joyce den greisen Michael Healy, einen Freund der Familie Joyce, (er starb hoch betagt noch im November desselben Jahres) auf Lucia an und der verfolgte sie nun sechs Tage lang durch Dublin. Die Odyssee endete auf einer Polizeistation, wo man die verwirrt wirkende Lucia Joyce über Nacht dabehielt.

Joyce konnte nach Lucias Irland-Eskapade eine Woche gar nicht schlafen und entschied sich dann für die drastische Injektionstherapie des Dr. W. G. MacDonald vom St. Andrew's Hospital in Northampton. Der Mediziner hatte einige vermeintlich Geisteskranke durch seine unorthodoxen Therapiemaßnahmen schon heilen können – James Joyce setzte große Hoffnung in ihn. Harriet Weaver war wieder dabei, um die Familie zu unterstützen, sie mietete einen Bungalow nahe ihrer Londoner Wohnung an, in dem Lucia die insgesamt 25 schmerzhaften Injektionen von Meereswasser erhielt. Das Wasser sollte Lucia längerfristig beruhigen, wenn sie wieder einmal aufbrausend wurde. Aber keine Verbesserung trat ein, und als ihre Freundin Mrs. Jolas sie im März 1936 der Erholung wegen zu sich nach Paris holte, eskalierte die Situation so sehr, dass man die tobende, schreiende und beißende Lucia letzten Endes in einer Zwangsjacke aus dem Haus bringen musste und in eine Klinik in Le Vésinet brachte.

Zu Beginn des Zweiten Weltkriegs war Lucia schließlich schon vier Jahre in der geschlossenen Anstalt, dem Maison de Santé. Sie soll große Angst gehabt haben, dass das Gebäude von Bomben getroffen werden könne. Als ihr Vater 1941 verstarb, war sie schon beinahe sechs Jahre wegen ihrer Schizophrenie im französischen Sanatorium. Zum Tod ihres Vaters meinte sie bloß: »Dieser Idiot. Was macht er unter der Erde? Wann wird er wieder hervorkommen?«

Joyce hatte sein Vermögen zu gleichen Teilen seiner Witwe Nora, seinem Sohn Giorgio und Lucia vermacht. Doch Lucia bekam von alledem nicht mehr viel mit. Ihr Bruder besuchte sie nach dem Tod der Mutter am 10. April 1951 im Sanatorium Northampton, wo sie ab 1951 bis zu ihrem Tod 1982 lag, nur noch einmal: 1967 kam er, in Begleitung seiner zweiten Ehefrau, für einen neunzigminütigen Kurzbesuch vorbei. Ob Lucia ihn da noch erkannte, ist nicht überliefert.

Als die Klinik, in der Lucia gelegen war, Ende 1950, eine neue Führung bekam, wollte man sich der alteingesessenen

Patientinnen und Patienten, zu denen auch sie gehörte, entledigen. So entschied Harriet Weaver, die nach dem Tod der Eltern die Vormundschaft für Lucia übernommen hatte, dass es Zeit wurde, sie auf die britische Insel zurückzuholen. Am 15. März 1951 wurde Lucia also abgemagert, mit wirrem Haar und starrem Blick ins St. Andrew's Hospital überstellt. Bei sich hatte sie nur einen Staatsbürgerschaftsnachweis, etwas Geld (französische Francs), eine Notfalladresse (die Schwester von Sylvia Beach, die Lucia ebenfalls kannte, wäre im Ernstfall zu kontaktieren gewesen) und ein Päckchen Zigaretten, das ihr ihre Freundin Maria Jolas zugesteckt hatte. Lucia Joyce hatte sonst nichts mehr, denn alle anderen Habseligkeiten waren an die University of London gegangen, die den Nachlass der Familie Joyce aufarbeitete.

Harriet Weaver, mittlerweile auch schon 75 Jahre alt, war der einzige regelmäßige Besuch bei der Tochter des großen Autors und traurig darüber, dass sie die einzige Freundin Lucias blieb, die ihr auch in dieser letzten Phase zur Seite stand, denn Lucias Freundschaft zu Maria Jolas bestand nicht mehr. Ein paar Mal nur besuchte sie Samuel Beckett, der mittlerweile ein Großer der Literatur geworden war.

1959 gab es dann kurzzeitig die Überlegung, Lucia Joyce zu entlassen und ihr einen Job in der New Yorker Buchhandlung von Frances Steloff, einem Mekka für Avantgardeliteratur, wo es alles von und über James Joyce zu kaufen gab, zu verschaffen, doch das Vorhaben wurde im Keim erstickt, obwohl im Nachhinein niemand so recht wusste, warum.

Am 14. Oktober 1961 starb Harriet Weaver hochbetagt und mit ihr Lucias letzter Kontakt zur Außenwelt. Am 23. März 1980 besuchte Dominique Maroger, eine Jugendfreundin Lucias, sie nach über dreißig Jahren zum ersten Mal. Beide waren in den dreißiger Jahren in der Tanzgruppe *Les Six de Rhythme et Couleur*. Sicherlich auch aus Angst vor dem, was sie erwarten könnte, hatte sie Lucia nie besucht. Doch sie traf schließlich eine Frau, die vollkommen klaren Verstandes war und zum stumpfsinnigen Dasitzen gezwungen worden war. Lucia soll verbittert gemeint haben: »Die Leute hier verstehen mich nicht.

Meine Sprache ist verstümmelt, weil ich niemanden habe, mit dem ich reden kann.« Als junge Frau hatte sie gelernt zu tanzen, hatte es zu ihrem Beruf gemacht, schrieb sogar an einem Roman, der bedingt durch die Krankheit unvollendet blieb, und nun machte sie nichts mehr, einfach nichts.

Am 12. Dezember 1982, am Vorabend des Tages der heiligen Lucia, starb Lucia Joyce schließlich, nachdem sie die letzten fast fünfzig Jahre in Nervenheilanstalten verbracht hatte, 75-jährig.

Dass Lucia tatsächlich den Verstand verloren hatte oder verrückt geworden war, darf bezweifelt werden. Wie auch bei Adèle Hugo war es vielmehr der Druck, als Tochter eines großen Autors bestehen zu müssen, die Öffentlichkeit im Nacken zu wissen und dabei eine eigene Persönlichkeit, eine autonome Identität zu entwickeln, dem sie, bedingt durch ein grundsätzlich sensibles Gemüt, nicht standhalten konnte und an dem sie schlussendlich zerbrach. Lucia und ihr Vater standen sich sehr nahe, rieben sich aber auch aneinander. Es waren Seelenqualen, die Lucia niemandem anvertrauen konnte oder wollte, die sie schließlich in die Psychose trieben.

Sie hinterließ ihr Geld Menschen, mit denen sie in Northampton befreundet war, und da auch Giorgio vor ihr starb, wurde dessen Witwe Asla Jahnke-Osterwalder Verwalterin über alle Bucheinnahmen und Rechte, die die Familie Joyce betrafen. Nach ihrem Tod tat dies dann Stephen James Joyce, der Sohn Giorgios und Neffe Lucias, und er sorgte sukzessive dafür, dass alle Erinnerungen an die »verrückte Tante« verschwanden, da das »Familiensache« sei, wie er sagte. Bereits am Bloomsday (16. Juni) des Jahres 1984 kritisierte Stephen Joyce während eines Symposiums in Frankfurt die versammelten Joyce-Forscherinnen und -Forscher, dass sie aus dem Andenken an seinen Großvater bloß Profit schlagen würden und die Privat- und Intimsphäre der gesamten Familie missachten würden. Damals drohte er auch, sämtliche Dokumente Lucia Joyces zu vernichten. Die Tochter Ezra Pounds und der Sohn von William Butler Yeats appellierten öffentlich an ihn, das nicht zu tun. Sie meinten, ein derartiges Erbe sei überfamiliär zu sehen und kulturell bedeutsam. Alle Bemühung blieb allerdings umsonst. 1988 gab Stephen Joyce in einem Interview für die *New York Times* bekannt, dass er alle Briefe seiner Tante vernichtet habe, denn er wollte nicht, »dass gierige kleine Augen und gierige kleine Finger darübergleiten!« Der Verlust für die Forschung war enorm, aber das war man inzwischen von Stephen Joyce, der jedem Biografen das Leben zur Hölle machte und prozessierte, was das Zeug hielt, gewohnt. Der 1932 Geborene hatte schon gegen Brena Maddox' Biografie von Nora Joyce eine einstweilige Verfügung erreicht. Lucia Joyces Lebenslauf, so interessant er auch war, sollte dank ihm völlig in Vergessenheit geraten. Als die US-Autorin Carol Loeb Shloss, trotz der sehr bescheidenen Quellenlage, eine Lucia-Joyce-Biografie in Angriff nahm (Originaltitel: *To Dance in the Wake,* 2003), verweigerte die James-Joyce-Estate die Rechte und der Verlag wurde eingeschüchtert. Der beugte sich allerdings nicht, sondern bewahrte Dokumente (biografische Zeugnisse, Fremdaussagen, zugängliche Briefe, Korrespondenzreste, ...), die Stephen Joyce nicht kannte, auf einer Website, auf die seine Anwälte keinen Zugriff hatten. Vieles musste die Autorin auch imaginieren. Ein literarisches Wagnis, das dennoch gelang und trotz des wütenden Versuches Stephen Joyce, es zu verhindern, erschien.

Stephen Joyce, der im Januar 2020 verstarb, besuchte seine Tante im Sanatorium übrigens nur ein einziges Mal, 1954. Es scheint, als sei ihm viel daran gelegen, ihr Leben und Siechen gänzlich aus den Köpfen der Menschen zu tilgen. Der Name Lucia Joyce sollte schlicht nicht mehr relevant sein.

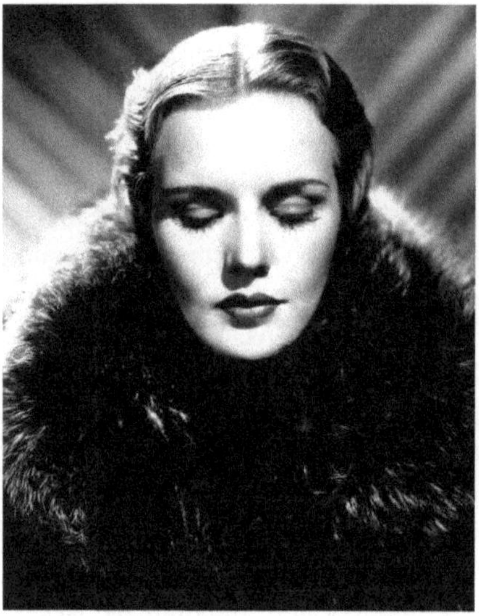

Frances Farmer
Paramount-Filmfoto,
1935

»Wenn jemand wie ein Patient behandelt wird, dann muss man sich auch wie einer benehmen.«
Frances Farmer, amerikanische Schauspielerin
(1913 bis 1970)

Um die Hollywoodschauspielerin ranken sich bis heute zahlreiche Geschichten und Gerüchte, die größtenteils auf zwei Büchern basieren, die nach dem Tod Frances Farmers erschienen waren. Ihre Autobiografie *Will There Really Be a Morning?*, die postum 1972 herauskam, wurde von ihren Schauspielbekannten aus den 1930ern, Lois Kibbee und Jean Ratcliffe, noch etwas »frisiert«, um die Chancen einer finanziell erfolgreichen Verfilmung zu steigern (diese wurde allerdings bloß als niedrig budgetierter TV-Film umgesetzt); und der Biograf William Arnold stellte in seinem Buch *Shadowland* die Vermutung auf, dass Farmer einer Lobotomie unterzogen wurde. Auch, wenn es keine stichhaltigen Beweise dafür gibt, hält sich dieses Gerücht hartnäckig bis heute.

Die Eltern von Frances Farmer, der Rechtsanwalt Ernest und die Pensionsbetreiberin Lillian Farmer trennten sich nur wenige Jahre nach der Geburt von Frances. Die Mutter zog aus und brachte die kleine Frances und ihre drei Geschwister bei ihrer Schwester Zella in Los Angeles unter. Dort kritzelte Frances Farmer zum ersten Mal in einen Block, dass sie Schauspielerin werden möchte. Und ihr Talent dafür stellte sie bei diversen Schultheateraufführungen schon unter Beweis. In den dreißiger Jahren war Frances Farmer dann tatsächlich eine der erfolgreichsten Schauspielerinnen Hollywoods, zierte unzählige Magazincover, aber der Preis, den sie dafür zahlen musste, war ein hoher.

Die am 19. September 1913 in Seattle geborene bildhübsche und intelligente Frau galt schon früh als rebellisch, und der legendäre Filmemacher Kenneth Anger nannte sie einmal »Tochter des Zorns«. Wie unangepasst Farmer war, zeigt sich in einer Anekdote aus ihrer Highschoolzeit: Sie veröffentlichte fünfzehnjährig einen Artikel in der Schülerzeitschrift mit dem Titel *God Dies!* und sie gewann dafür einen Preis. Dieser Text sorgte für einen regelrechten Skandal und Frances Farmer wurde für einige Zeit vom Unterricht suspendiert. Der Artikel schlug so hohe Wellen, dass ein hochrangiger Baptistenprediger sogar sagte: »Wenn die Jugend von Seattle in der Hölle landet, dann wird sie mit Sicherheit von Frances Farmer angeführt werden!« Sie beendete die Schule dennoch und studierte anschließend in Rekordtempo Journalistik und Schauspiel an der Universität von Washington, Seattle. Ihr großer Traum war, wie erwähnt, die Schauspielerei, allerdings die am Theater. Als sie für den Broadway vorsprach, bescheinigte man ihr dort aber mangelndes Talent, und so ging sie zum Film.

Eine andere Aktion, die viele nicht verstehen wollten, gelang Farmer 1935, als sie in die Sowjetunion reiste und dort einen Solidaritätspreis erhielt, weil sie streikende Arbeiterinnen in einer kommunistischen Zeitschrift moralisch unterstützt hatte. Mehrmals musste sie im Vorfeld betonen, keine Kommunistin zu sein, gab aber an, sich auf einen Besuch im Moskauer Bolshoi-Theater zu freuen, einzig, geholfen hatten ihre Beteuerungen nicht; die Zeitungen hatten ihr Urteil schon gefällt. Ihre Mutter gab sogar ein Interview und sprach davon, maßlos enttäuscht von ihrer Tochter zu sein und sich vor die Räder des Busses zu werfen, der Frances zum New Yorker Flughafen Richtung Moskau bringen würde, sollte diese wirklich nicht zur Vernunft kommen. Als Farmer dann tatsächlich im Bus saß, war Lillian Farmer weit und breit nicht zu sehen.

Frances Farmer war eine politisch engagierte und intelligente Querdenkerin (im ganz neutralen, nicht heutigen Sinne), dennoch nahm sie das Filmstudio Paramount 1936 als zuckersüße Blondine unter Vertrag, ein Image, das ihr zwar wenig gefiel, allerdings wollte sie nun einmal einen gewissen Bekanntheitsgrad bekommen. Sie drehte in kurzer Zeit die Filme *Too Many Parents* (1936), *Border Flight* (1936), *Rhythm on the Range* (1936) und den erfolgreichen, oscarprämierten Film *Nimm, was du kriegen kannst* (OT: *Come and Get It*, 1936) und heiratete, mediengerecht, ihren Schauspielerkollegen Leif Erickson. Das Blondchenimage wurde ihr aufgedrückt. Der Make-up-Meister von Paramount, Eddie Senz, hatte Farmer schon nach dem ersten Vorsprechen die dunkelblonden Haare platinblond gefärbt, die Augenbrauen drastisch gezupft und den hellen Teint nachgebräunt, sodass Farmer meinte, nun wie ein Pfannkuchen auszusehen. Aber das neue Aussehen und das Braves-Mädchen-Image, das man ihr nun verpasst hatte, waren erfolgreich.

Bis Ende des Jahres 1936 war Farmer bereits einer der einflussreichsten Stars bei Paramount Pictures. Ihre politischen »Verwirrungen« von einst, wurden ihr noch nachgesehen. Nach *Auf verbotenen Wegen* (OT: *Ride a Crooked Mile*, 1938), bei dem sie mit ihrem damaligen Ehemann Leif Erickson vor der Kamera stand, zog sich die sensible Farmer für längerer Zeit aus dem Rampenlicht zurück. Der Neid ihrer Kolleginnen, den sie zunehmend zu spüren bekam, führte zu Depressionen und dem Griff zur Flasche. Ihr psychischer Zustand verschlechterte sich. Sie wurde beim Autofahren in betrunkenem Zustand erwischt, erhielt jedoch vorerst noch eine milde Strafe und eine Verwarnung, dennoch lag ihre Karriere bis auf Weiteres auf Eis und sie versuchte, ihre Sucht in den Griff zu bekommen. Nach ihrem Comeback 1940 drehte sie eine Handvoll Filme, darunter *Zum Leben verdammt* (OT: *Among the Living*, 1941) und den romantischen Kostümfilm *Abenteuer in der Südsee* (OT: *Son of Fury – The Story of Benjamin Blake*, 1942).

Nach dem Kriegseintritt der USA 1942 wollte Farmer mit anderen Schauspielern Theaterstücke in Armeecamps aufführen, doch da gab es ein Problem: Es wollten sich keine Schauspielerkollegen auftreiben lassen – niemand wollte mit der »Skandalnudel« Farmer arbeiten. Ihre Unberechenbarkeit am Set, von notorischem Zuspätkommen bis zu Wutausbrüchen, und nach wie vor ihre ihr vorgeworfene Nähe zum Kommunismus schreckten einfach ab. Und damit nicht genug, bereitete ihr Ehemann gerade alles für eine baldige Scheidung vor – und einen Tag nach dieser heiratete er auch schon die Schauspielerin Margaret Hayes. Keine leichte Zeit für Farmer, allerdings hielt sie die Hollywood-Maschinerie und ihre Stars sowieso für unehrlich und sie gefiel sich in der »Rolle« der Außenseiterin durchaus.

Am 19. Oktober 1942 wurde Frances Farmer von der Polizei in Santa Monica in ihrem Wagen gestoppt. Damals existierte quasi an der gesamten Westküste der USA eine sogenannte Blackout-Zone, Bereiche, wo man wegen Befürchtung eines feindlichen Luftangriffs in der Nacht nicht fahren durfte und schon gar nicht mit Licht. Farmer tat aber genau das, und als der Polizist zum Aussteigen aufforderte, drehte sie durch und beschimpfte den Beamten wüst. Sie war auf dem Heimweg von einer Party bei der Schauspielerin und Sängerin Deanna Durbin. Betrunken sagte sie zu dem Polizisten: »Sie langweilen mich!« und fuhr davon, als dieser einen Alkoholtest machen wollte. Eine Verfolgungsjagd entstand und am Ende war Farmer den Führerschein los und man steckte sie für eine Nacht in die Ausnüchterungszelle, wo sie schrie und tobte. Eine 500-Dollar-Kaution und eine 180-tägige Freiheitsstrafe wurden verhängt. Ihr Agent zahlte 250 Dollar gleich, und Farmer versicherte, den Restbetrag so bald wie möglich nachzubezahlen. Vier Monate später war noch immer kein Geld eingetroffen, weshalb Polizisten die Schauspielerin am Filmset aufsuchten – sie drehte damals den recht unkonventionellen Kriegsfilm *I Escaped from the Gestapo* (1943) über einen amerikanischen Kunstfälscher, der gezwungen wird, für die Nazis zu spionieren, in Wirklichkeit aber fürs FBI tätig ist, wo sie neben John Carradine und Dean Jagger auftrat –, wo sie jedoch nicht mehr war. Ihre Setfriseurin erzählte den Polizisten, dass Frances Farmer sie schon öfter wutentbrannt geschlagen habe, wenn ihr irgendetwas nicht passte, meistens schrie sie, weil ihr die Frisuren angeblich Kopfschmerzen verursachten. Die Polizisten fuhren ins Knickerbocker-Hotel in Hollywood, wo sie ihr Zimmer hatte. Als sie dieses nicht aufmachte, auch nicht nach wiederholtem Klopfen der Polizei, schlugen die Officers die Türe ein und fanden Farmer halbnackt im Bett liegen, und sie war alles andere als glücklich, die Polizei in ihrem Hotelzimmer zu sehen. Sie tobte und sah sich in ihrer Privatsphäre verletzt. Also fing einer der Polizisten sich eine schallende Ohrfeige ein.

Am nächsten Tag kam es zur Anhörung vor Gericht und ihr Auftreten wirkte schon zu Beginn irritierend auf den Richter und auch auf die Journalisten, die anwesend waren. Sie beschuldigte die Polizisten, ihre Zivilrechte verletzt zu haben, und verlangte einen Anwalt. Als der Richter sie zur Mäßigung aufforderte, warf Farmer ein Tintenfass nach ihm und wurde unverzüglich zu einer unbedingten Haftstrafe von 180 Tagen verurteilt. Während ihr zwei Polizisten daraufhin Handschellen anlegen wollten, trat sie sich frei, schlug einen der beiden nieder, brach ihm sogar, wie Zeitungen tags darauf berichteten, die Nase, lief zu einer Telefonzelle vor dem Gerichtssaal und versuchte, ihren Anwalt anzurufen. Als man die Tobende schließlich doch abführen konnte, brüllte sie laut und verzweifelt: »Habt ihr jemals ein gebrochenes Herz gehabt?« Ein Schnappschuss eines Reporters, der die wütende Farmer mit zerzauster Frisur zeigt, ging um die halbe Welt.

Ihre Schwägerin, die Deputy Sheriff in Los Angeles war, hatte die Szenen im Gerichtssaal hautnah mitbekommen und verfügte, dass Farmer in die psychiatrische Abteilung des Los Angeles General Hospital eingeliefert werde. In einer ersten Diagnose wurde eine manisch-depressive Psychose festgestellt.

Sie blieb drei Tage im General Hospital, und wurde dann auf Wunsch der Eltern in ein Privatsanatorium überstellt, wo sie Insulinschocks und vereinzelt auch Elektroschocks erhielt, um ruhiggestellt zu werden. Seinerzeit durchaus gängige »Therapien«. Später sollten die Schwester und die Eltern von Frances Farmer versichern, dass sie nichts von den Behandlungsmethoden gewusst hatten. Indes legte ihr Agent ihr nahe, die Schauspielkarriere für beendet zu erklären. Sie sagte gar nichts darauf und die wenigen Besuche, die sie erhielt, etwa von Mutter und Schwester, berichteten, dass Frances Farmer wenig sprach, und wenn, dann nur vulgäre Ausdrücke von sich gab und dazu obszöne Gesten machte. »Wenn jemand wie ein Patient behandelt wird, dann muss man sich auch wie einer benehmen!«, meinte sie, als sie von ihrer Mutter auf das unangebrachte Verhalten angesprochen wurde.

Nach neun Monaten brach sie aus und lief in der Anstaltskleidung über vierzig Kilometer zu ihrer Halbschwester Rose und deren Mann. Das Paar rief sofort Mutter Lillian an und erzählte ihr, dass Frances seit Monaten täglich Insulinschocks erhalte und furchtbar aussehe und zudem große Angst leide, man könne sie nicht wieder zurückbringen in diese »Hölle«.

Die Mutter erwirkte eine Vormundschaft und holte die Tochter zu sich, zurück in den Westen Seattles, wo Frances aufgewachsen war. Das Verhältnis zu ihrer Mutter war nie das beste gewesen und in den manischen Phasen, projizierte sich Frances' ganzer Hass auf sie. Lillian Farmer wurde mehrmals von ihrer Tochter attackiert, sodass sie schließlich entschied, dass Frances in die verrufene Heilanstalt Sheilacoon (im Western State Hospital) überstellt werden sollte. Verrufen war diese deshalb, weil die Anstalt nicht dafür bekannt war, zimperlich mit ihren Patienten und Patientinnen umzugehen. Dort wurde sie dann offiziell für geisteskrank erklärt. Die Diagnose lautete auf paranoide Schizophrenie. In Sheilacoon bekam sie regelmäßige Elektroschocks.

Etwa drei Monate nach ihrer ersten Einlieferung wurde sie als geheilt entlassen. Am Entlassungstag holte sie ihr Vater ab und die beiden fuhren in Richtung Nevada wo die Tante lebte, die man besuchen wollte. Bei einem kurzen Stopp an einer Raststation, lief Frances davon und blieb fürs Erste einige Wochen unauffindbar, ehe bekannt wurde, dass sie in Antioch, Kalifornien, im Gefängnis saß wegen Landstreicherei. Plötzlich berichteten die Zeitungen und Klatschblätter darüber: über Frances Farmer, den nun wirklich und ultimativ »gefallenen Star«. Einige Schauspielerkolleginnen und -kollegen waren bereit, die Kautionssumme zu bezahlen, aber Farmer lehnte das ab. Sie saß die Strafe ab und kehrte anschließend zu ihren Eltern zurück. Im Mai 1945 wandte sich ihre Mutter erneut an die Heilanstalt Sheilacoon mit der Bitte, ihre Tochter wiederaufzunehmen, und diesmal sollte sie lange bleiben. Frances Farmer musste fast fünf Jahre lang vollkommen isoliert Elektroschocks und eine Behandlung mit Psychodrogen über sich ergehen lassen.

Im Jahre 1950 sah die blonde Schönheit von einst dann endlich wieder die Freiheit, weil sie nun offiziell als geheilt galt. Danach war sie kurze Zeit als Erntehelferin, dann rund acht Jahre als Wäscherin und Telefonistin tätig, ehe sie 1958 wieder vom Filmbusiness entdeckt wurde und in diesem Jahr in den Serien *Playhouse 90*, *Studio One* und *The Party Crashers* auftrat.

Zweimal heiratete sie nach ihrer Entlassung noch und beide Männer hatten so gar nichts mehr mit dem Hollywoodglamour von einst zu tun. Mit Alfred Lobley, einem Mitarbeiter in einem Seattler Ingenieursbetrieb, war Farmer vier Jahre verheiratet. Lobleys Alkoholprobleme führten zur Scheidung und nur zwei Wochen später heiratete sie Leland Miksell, mit dem sie bereits seit acht Monaten eine Affäre gehabt hatte. Miksell war für sämtliche Radiosender der Westküste zuständig, also keine schlechte Partie, und er war seit den 1930er Jahren glühender Frances-Farmer-Fan gewesen. Mit ihm blieb die ehemalige Filmgröße bis zu ihrem Tod 1970 verheiratet. Er starb nur fünf Monate nach ihr.

Jahrelang hielt sich das Gerücht, man habe Farmer in der Psychiatrie Sheilacoon einer Lobotomie unterzogen. Bei solch einem neurochirurgischen Eingriff werden die Nervenbahnen zwischen dem Frontallappen und dem Thalamus, dem größten Teil des Zwischenhirns, sowie Teile der grauen Substanz, womit

Bereiche des Zentralnervensystems gemeint sind, durchtrennt. Das Schmerzempfinden, aber auch die Emotionalität und die Agilität kommen mit dieser Operation zum Erliegen. Das Gerücht hielt und hält sich hartnäckig, vor allem, weil die Schauspielerin bei ihren letzten öffentlichen Auftritten gar so hölzern gewirkt hatte, was durchaus als Indiz für eine Lobotomie gelten könnte. Während Farmer in Sheilacoon war, besuchte außerdem der anerkannte Psychiater und Lobotomie-Verfechter Walter Freeman die Anstalt. Er blieb eine Woche und soll, so das Gerücht, währenddessen einige Lobotomien durchgeführt haben, darunter auch eine bei Frances Farmer. Auf die Frage, warum er die Lobotomie für die geeignetste Form der Behandlung schwerer geistiger Erkrankungen hielt, antwortete Freeman einmal: »Die Psychochirurgie erlangt ihre Erfolge dadurch, dass sie die Fantasie zerschmettert, Gefühle abstumpft, abstraktes Denken vernichtet und ein roboterähnliches, kontrollierbares Individuum schafft.« Weit über sechzig Prozent aller Lobotomien in den USA wurden übrigens an Frauen durchgeführt. Die ganze Familie Farmer beteuerte vehement, nichts von den »Behandlungsmethoden« der Klinik gewusst zu haben, beziehungsweise, von der Leitung dort getäuscht worden zu sein.

1957 trat Farmer in der beliebten Show *This is Your Life* auf, wo Stars mit ihrer Vergangenheit konfrontiert wurden. Sie war einer der ersten Straßenfeger der amerikanischen TV-Geschichte. Mehrmals war die Schauspielerin bei dieser Sendung den Tränen nahe. Am Ende forderte der Moderator Ralph Edwards das US-Publikum noch dazu auf, für den inzwischen mittellosen Ex-Star zu spenden. Darüber hinaus wurde Farmer ein Auto geschenkt. Dieser teilweise doch recht bemitleidenswerte Auftritt brachte Farmer für einige Zeit zurück ins Geschäft. Von 1958 bis 1964 moderierte sie, etwas unterkühlt und auch emotionslos wirkend, in der TV-Sendung *Frances Farmer Presents* klassische Vorabendfilme an. Nicht unbedingt der Traum einer ehemaligen Hollywoodschauspielerin, aber sie brauchte das Geld.

In ihren letzten Lebensjahren, in denen sie sich vollkommen aus der Öffentlichkeit zurückgezogen hatte und recht menschenscheu geworden war,, konvertierte sie zum römisch-katholischen Glauben, nachdem sie sich fast obsessiv mit dem Leben der Heiligen Johanna von Orleans beschäftigt hatte und die »Bedeutung der Kreuzigung«, wie sie sagte, nun verstanden habe. Außerdem kämpfte sie sechs Jahre lang erfolglos gegen Speiseröhrenkrebs, eine Folge ihres jahrzehntelangen starken Rauchens. Am 1. August 1970 starb die Ikone der 1930er Jahre so gut wie vergessen.

Die legendäre Grunge-Band Nirvana komponierte der Schauspielerin zu Ehren ihren Song *Frances Farmer Will Have Her Revenge on Seattle* (auf dem Album *In Utero*) und der Regisseur Howard Hawks schrieb in seinen Memoiren, dass Frances Farmer wahrscheinlich die beste Schauspielerin war, mit der er je zusammengearbeitet hatte.

Der Film *I Escaped from the Gestapo* wurde nach dem »Ausscheiden« der Hauptdarstellerin übrigens trotzdem weitergedreht, wobei die paar Szenen, die von Farmer existierten, an unmöglichen Stellen hineingeschnitten wurden. Somit wurde der Streifen zur totalen Lachnummer und gilt heute sogar als einer der »worst of Movies«.

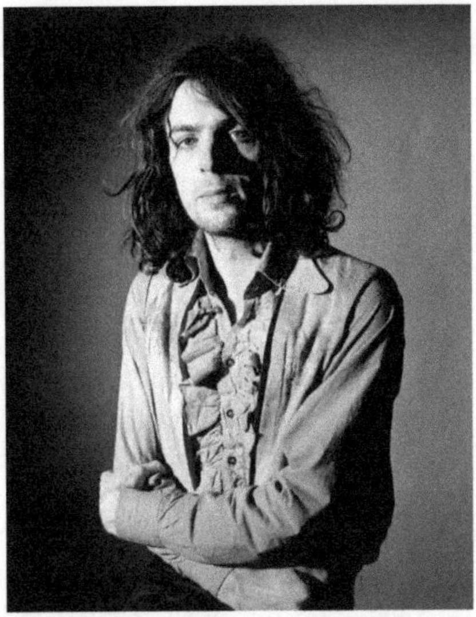

Syd Barrett
Fotografie während
eines Videodrehs,
1967

*»Und was genau ist ein Traum
und was genau ist ein Witz?!«*
Syd Barrett, britischer Musiker
(1946 bis 2006)

Syd Barrett galt lange Zeit als eines der letzten großen Mysterien der Rockgeschichte. Vielleicht vergleichbar mit der öffentlichen Abstinenz eines Don Van Vliet aka Captain Beefheart (1941–2010), war es seine vollkommene Zurückgezogenheit, die Fans und voyeuristische Musikliebhaber immer wieder auf den Plan rief, um über ihre Syd-Barret-Sichtungen zu berichten. Selbst Lieder wurden darüber geschrieben. Er war zu einer dieser Musiklegenden geworden, deren Gesamtwerk einige Zeit nach dem Höhepunkt, aber noch zu Lebzeiten, etwa seit Ende der 1990er und beginnenden 2000er Jahre wiederentdeckt wurde. Es bildete sich ein Mythos um ihn, und dass er noch gar nicht tot war, sondern einfach nur vollkommen von der Bildfläche verschwunden, machte ihn für viele erst so richtig interessant.

Fast 35 Jahre hatte Barrett, Gründungsmitglied der legendären Gruppe Pink Floyd, das Tonstudio, das Musikbusiness, die breitere Öffentlichkeit gemieden und vollkommen zurückgezogen im englischen Cambridge gelebt. Sein Geisteszustand, der ihm seit den Siebzigern zu schaffen machte und ihn schließlich zu seinem Rückzug trieb, blieb bis zu seinem Tod, am 7. Juli 2006 unklar. Fest steht, dass es niemals eine offizielle Diagnose gegeben hat und dass seine Schwester heute sagt, dass ihr Bruder niemals in psychiatrischer Behandlung war oder Medikamente nehmen musste und die Öffentlichkeit einfach ein falsches Bild von ihm hatte. Wie es dazu kam, soll hier erzählt werden.

Syd Barrett, der eigentlich Roger Keith Barrett hieß, erblickte am 6. Januar 1946 im Cambridge das Licht der Welt. Früh schon zeigte sich ein hohes künstlerisches Talent. Er begann mit dem Gitarrespielen und legte sich selbst den Namen Syd Barrett zu, in Anlehnung an einen lokalen Jazz-Percussionisten namens Sid Barrett, das y war die einzige Unterscheidung. Mit seinem Schulkameraden David Gilmour traf sich Barrett nach dem Unterricht zum Jammen. Und Syd war schon früh das, was man allgemein als Mädchenschwarm bezeichnen würde: sympathisches Gesicht, verträumte braune Augen und eine wahre Künstlermähne auf dem Kopf, dazu immer leicht abwesend wirkend, voll in die Welt der Musik und der Songtexte, die da in seinen Gedanken herumschwirrten, vertieft.

Mit siebzehn schrieb er den Song *Effervescing Elephant* (zu Dt.: Aufbrausender Elefant), der schon eine erste große Talentprobe ablieferte. Nach Abschluss der Schule verloren sich Gilmour und Barrett etwas aus den Augen, als sie einander aber während eines Aufenthalts in St. Tropez wieder trafen, beschlossen sie, Nägel mit Köpfen zu machen und eine Band zu gründen. Zurück in England formierte sich Ende 1965 das Quintett, zu dem Gilmour anfangs, weil er inzwischen eine andere Band gegründet hatte, doch nicht dazustieß. Es bestand also aus Syd Barrett als Sänger und Gitarrist, Bob Klose an der Gitarre, Roger Waters am Bass, Rick Wright an Keyboard und Orgel und Nick Mason als Schlagzeuger. Barrett kreierte den Namen Pink Floyd, nach seinen beiden Lieblingsbluesmusikern

Pink Anderson und Floyd Council. Zu Beginn spielten die jungen Musiker vor allem Coverversionen von Blues- und Folknummern, versehen mit psychedelischen Klangstücken, die zu dieser Zeit gerade aufgekommen waren. Im Londoner UFO-Club trat die Gruppe nun regelmäßig auf und wurde eines Abends vom Musikmanager Peter Jenner angesprochen. Er lud die Musiker zum Produzenten Joe Boyd ein, der ihnen Studiosessions anbot, um eigenständiges Material zu produzieren. Die von Barrett eingebrachten Elemente aus Psychedelic- und Space-Rock hatten genau den damaligen Zeitgeist getroffen – Stichwort LSD und andere Halluzinogene –, weswegen man das Quintett unbedingt großmachen wollte. 1967 präsentierten Pink Floyd den aus Barretts Feder stammenden Song *Arnold Layne*, ein Lied über einen seltsamen Zeitgenossen, heute würde man ihn einen nerdigen Typen nennen, den Barrett und Wright kannten. Dieser Song brachte ihnen einen Plattenvertrag mit EMI ein und landete in den Top Twenty der britischen Charts.

Damit war die Band schlagartig in den Fokus der Öffentlichkeit geraten, ein Umstand, mit dem der introvertierte Barrett nicht allzu gut umgehen konnte. Er zeigte erste Belastungsmerkmale, wie allgemeine Unruhe, Schlaflosigkeit, Zerfahrenheit. Er wurde derweil zur Ikone der Psychedelic-Szene und zum Frauenschwarm, gab Interviews, machte Fotoshootings, zog in eine große Wohnung in der Londoner Cromwell Road um, wo er ausgelassene Partys feierte, und begann, allerlei Drogen und Antidepressiva zu nehmen. So viel, dass seine Bandkollegen immer öfter Stimmungsschwankungen feststellten, und manches Mal schlief Barrett bei den Proben einfach ein. Dennoch blieb sein Songwriting zu Beginn davon unbeeinträchtigt. Die Nummer *See Emily Play,* die im Herbst 1967 präsentiert wurde, war ein voller Erfolg. Pink Floyd traten im Fernsehen auf und Syd Barrett bekam allmählich das Gefühl, dass das, was gerade mit ihm und seinen Bandkollegen geschah, nichts mehr mit Kunst zu tun hatte, sondern reine Vermarktung geworden war.

Barrett meinte schon bald, er fühle sich ausgebrannt. Wright und Mason brachten ihn, auch mit Überredungskunst seiner Schwester Rosemary und seiner Mutter dazu, die Wohnung in

London aufzugeben und zurück in seine kleinere Wohnung in Richmond zu ziehen, wo es ihm deutlich besser ging.

Ende 1967 erschien dann das Debütalbum *Piper at the Gates of Dawn,* fast alle Songs darauf waren von Barrett geschrieben. Bei der großen UK-Tour, die Pink Floyd unter anderem mit Jimi Hendrix, Amen Corner und The Nice machten, gerieten einige Auftritte der Band zur völligen Farce. Mittlerweile hatte man David Gilmour als ersten Gitarristen an Bord geholt, weil Syd Barrett sich außerstande fühlte zu singen und zu spielen. Wenn er doch auftrat, wirkte er vorne am Mikrofon hölzern, ja fast katatonisch, bewegte sich nicht, sang in nur einer Tonlage; und so beschlossen die übrigen Bandmitglieder und Manager Jenner, dass Barrett raus müsste. Sein neuester Song *Jugband Blues* wurde, quasi als Abschiedsgeschenk, noch 1968 auf die zweite Pink-Floyd-Platte *Saucerful of Secrets* gebracht, dann war Syd Barrett offiziell Pink-Floyd-Geschichte – etwas, das er auch von der Band annahm, sobald er nicht mehr Teil von ihr wäre. Darin täuschte er sich allerdings sehr. Zugleich war er sehr traurig darüber, dass er nicht mehr Teil von ihr war.

Und dennoch, Barrett war sicherlich nicht mehr Herr über alle seine Sinne. Manchmal kritzelte er kryptische Zeilen in seine Notizblöcke wie »Und was genau ist ein Traum und was genau ist ein Witz?!«. Er tat das, wenn er stundenlang wortlos vor sich hin sinnierte. Wurde er gefragt, woran er gerade denke, sagte er meist: »An nichts Bestimmtes!«

Musikproduzent Peter Jenner, der Pink Floyd von Beginn an managte, stieg mit dem Ausscheiden von Barrett ebenfalls bei der Band aus und drängte den Ex-Frontmann, unbedingt weiter Musik zu machen und als Solomusiker durchzustarten. Nach einer längeren Auszeit tat er das auch. Seine Soloalben *The Madcap Laughs* und *Barrett* erschienen beide 1970. David Gilmour meinte später über Barretts erstes Soloalbum: »Ich konnte nie verstehen, wie er mit so wundervollen Songs daherkam, wo gerade jeder einzelne Tag in seinem Leben ein Kampf war. Ich bin mir fast sicher, dass er Mandrax genommen hatte, als er das Album aufnahm.« Mandrax oder Quaalude, ist ein sedatives und hypnotisierend wirkendes Medikament, das etwa bei Gedächtnislücken oder Gedächtnisschwund eingenommen wurde.

Syd Barrett war inzwischen zu seiner Mutter nach Cambridge zurückgezogen, weil er unter akuter Geldnot litt. Die beiden Soloalben hatten nicht den gewünschten Erfolg gebracht. Es blieb jetzt lange still um ihn. Barrett malte viel, veröffentlichte einiges davon, das meiste aber schenkte er Freunden oder Bekannten. Währenddessen wollte er weiterhin als Künstler wahrgenommen werden – eine durchaus löbliche Absicht, in Barretts Fall allerdings mit einem großen Aber: Er wollte dafür nichts mit der Öffentlichkeit zu tun haben müssen, introvertierter Feingeist, der er war.

Peter Jenner, der weiterhin felsenfest daran glaubte, dass Pink Floyd ohne Barrett keinen Erfolg haben konnte, wollte noch ein drittes Album mit ihm produzieren, doch Barrett schlug aus. Für kurze Zeit wurde er Mitglied der Band Stars, die der Ex-Pink-Fairies-Schlagzeuger John Alder gegründet hatte. Barrett verließ die Truppe aber bald wieder, weil er sich Negativkritiken über einen Auftritt zu sehr zu Herzen genommen hatte.

Am 9. Mai 1972 sahen ihn seine ehemaligen Bandkollegen von Pink Floyd nach langer Zeit wieder. Er unterschrieb ein Dokument, das besagte, dass er auf alle Rechte an Pink-Floyd-Liedern, vergangene, wie natürlich auch zukünftige, verzichtete. Er gab also auch die Rechte an den Liedern, die er noch selbst geschrieben hatte, ab. In den folgenden drei Jahren wurden Pink Floyd groß, sehr groß, *ganz* groß. 1973 erschien das Album *Dark Side of the Moon*, 1975 *Wish You Were Here*. Von Barrett zeigte sich in dieser Zeit, keine Spur, er schien untergetaucht zu sein. Einige meinten, dass er sich wohl irgendwo den goldenen Schuss gesetzt hatte oder mittellos auf der Straße vagabundierte.

Im Oktober 1973 veranstaltete der Musiker Pete Brown gemeinsam mit dem Cream-Bassisten Jack Bruce ein Jazz- und Poetry-Konzert in Cambridge. Die beiden wurden von Lokalmusikern unterstützt. Gegen Ende des Musikabends las Brown ein Gedicht vor, das er Syd Barrett, der ja in Cambridge lebte, gewidmet hatte. Er schloss mit den Worten: »und er ist einer der besten Songschreiber des Landes.« Nachdem er das gesagt hatte, stand plötzlich ein Mann aus der Begleitband auf und sagte: »Nein, das bin ich nicht.«

Barrett hatte vollkommen unbemerkt als Gitarrist an dem Konzert teilgenommen.

Daraufhin wurde gleich über ein mögliches Musikcomeback spekuliert, aber daraus wurde nichts. Barrett versuchte zwar, neues Material zu produzieren, aber ein schwerer Nervenzusammenbruch und eine beginnende Psychose setzten ihn erneut lange außer Gefecht.

1975 kam er ins Studio, um seinen ehemaligen Bandkollegen beim Einspielen des Tourprogramms von *Wish You Were Here* zuzuhören; sie erkannten Syd Barrett erst auf den zweiten Blick: Er hatte gut dreißig Kilogramm zugenommen und sich die Haare am ganzen Körper, auch die Augenbrauen, abgeschoren, nicht selten ein Zeichen einer schweren Identitätskrise, wie man 2007 auch bei der Popsängerin Britney Spears sah. Während dieses Studiobesuches soll er abwesend gewirkt haben, viel mehr, als er es früher manchmal gewesen war. Als sie ihm die Neuinterpretation seines eigenen Songs *Shine on You Crazy Diamond* vorspielten und ihn nach seiner Meinung fragten, sagte er knapp: »Hört sich etwas alt an.« Ein Crewmitglied erinnerte sich später, dass Barrett alle zehn, fünfzehn Minuten vollkommen zwanghaft seine Zahnbürste aus einer kleinen Schatulle holte, seine Zähne putzte und die Bürste dann wieder verstaute. Er machte das während seines rund dreistündigen Besuches etwa zwanzig Mal. Irgendwann soll er dann schließlich gefragt haben: »Okay, wann spiele ich die Gitarre ein?« Alle schauten sich recht irritiert an, niemand antwortete und auch Barrett schien doch nicht allzu viel daran zu liegen, weil er sich nun mit seinen Fingernägeln beschäftigte, die gründlich geputzt wurden.

Als Gilmour ihn fragte, was er gerade eigentlich so treibe, antwortete Barrett: »Nicht viel. Essen und schlafen. Ich stehe auf, esse, gehe spazieren und dann schlafe ich.« Kurz darauf verabschiedete er sich von seinen ehemaligen Bandkollegen und verließ den Proberaum. Es war das letzte Mal, dass sie ihn sahen.

Nach vier Jahren, es ging ihm halbwegs gut, beschloss er, das mütterliche Zuhause in Cambridge zu verlassen, um nach London zu reisen und wieder etwas Musik zu machen. Doch schon nach wenigen Wochen besaß er kein Geld und auch keine Motivation mehr. Weil er sich den Zug nicht leisten konnte oder wollte, machte sich Barrett zu Fuß zurück auf den Weg nach Cambridge, immerhin eine Strecke von achtzig Kilometern. Nachdem er bis dahin die meiste Zeit an finanziellen und gesundheitlichen Problemen gelitten hatte, sorgten seine ehemaligen Bandkollegen von Pink Floyd dafür, dass er nun doch wieder Tantieme für neueingespielte und remasterte Tracks aus seiner Feder bekam. Er hinterließ so nach seinem Tod seinen vier Geschwistern fast zwei Millionen Pfund.

Nach den Siebzigern wurde es sehr ruhig um Barrett. Als man ihn 1996 in die Rock and Roll Hall of Fame in Cleveland, Ohio, einlud, wo Pink Floyd gewürdigt wurden, blieb er der Zeremonie ohne Reaktion fern. Auch eine 75000-Pfund-Offerte, die ihm im selben Jahr eine Produktionsfirma bot, um neues Material zu produzieren, schlug er kommentarlos aus.

Sein letztes Interview hatte er 1975 gegeben und die Jahre zogen durchs Land. Barrett malte weiterhin viel und soll sich mit kleinen Gärtnerarbeiten etwas dazuverdient haben. Er hatte mittlerweile wieder seinen Namen Roger Barrett angenommen. Die Musik hatte er ganz aufgegeben und irgendwie bekommt man auch den Eindruck, dass er es am liebsten gehabt hätte, vergessen zu werden.

Im November 2001, er wohnte wieder in Cambridge, fuhr er im Linienbus zu seiner Schwester – einer seiner ganz seltenen Ausflüge, um sich die BBC-Dokumentation über sein Leben anzusehen. Er war im Vorfeld zu keinen Interviews bereit gewesen, war auch geschickt Journalisten ausgewichen, die vor seinem Haus gelauert hatten. Ab der Hälfte der Dokumentation meinte er zu seiner Schwester, dass das Ganze »zu laut« für ihn sei, und drehte den Fernseher ab.

Als der Musikjournalist Mick Rock 2005 schließlich – er war der Einzige, zum dem Barrett aus der Musikindustrie noch Kontakt hatte – sein Buch *Psychedelic Renegades*, in dem es um

Syd Barrett geht und in dem es bisher unveröffentlichtes Fotomaterial von diesem gab, vorstellte, erschien für fast alle Versammelten vollkommen überraschend auch Barrett und unterschrieb, wortkarg und auf Fragen schon gar nicht antwortend, insgesamt 320 Exemplare des Buches. Dann tauchte er wieder ab und blieb der Öffentlichkeit fern.

Ein, zwei Paparazzi-Schnappschüsse von ihm in dieser letzten Zeit zeigten ihn abgemagert in Unterhemd und Jogginghose spazierend und einen Einkaufswagen vor sich herschiebend. Alles andere als spektakulär. Die Gerüchte um eine schwere Erkrankung hielten sich hartnäckig. Die Person Syd Barrett war mittlerweile zu einem Rockmysterium geworden, zu einer lebenden Legende. Musikliebhaber titulierten ihn als verkanntes Genie und nicht wenige meinten, dass er Pink Floyd musikalisch großgemacht habe und Gilmour und Wyatt die Band höchstens kommerziell erfolgreich gemacht hätten. Sicherlich trug zu Barretts Kultstatus zeit seines Lebens bei, dass namhafte Stars wie David Bowie oder Marc Bolan, von der Band T. Rex, öffentlich sagten, sie seien von Barrett musikalisch beeinflusst worden. Im Sommer 2006 dann die Nachricht von seinem Tod, ein halbes Jahr nach seinem sechzigsten Geburtstag. David Gilmour meinte über seinen Freund einmal in einem Interview: »Der aufgeweckteste, witzigste und beliebteste Kerl, den ich jemals kannte, aber nach und nach war er nicht mehr in der gleichen Welt wie du oder ich!«

Kurz nach seinem Tod wurden seine zwei Soloalben neu arrangiert auf den Markt gebracht. Und dieses Mal fanden sie ihre Abnehmer, denn mittlerweile galten sie als »kultige, schräge Meisterwerke«. Eine kommerziell verwertbare letzte Ehrerbietung also.

Literaturverzeichnis

Übersicht der verwendeten Literatur

Zu Nero

Elbern, Stefan: Nero. Kaiser, Künstler, Antichrist, Mainz 2010.

Fuhrmann, Manfred: Seneca und Kaiser Nero, Darmstadt 1998.

Green, Vivian: Macht und Wahn. Geisteskranke Herrscher von der Antike bis heute, Essen 2006.

Malitz, Jürgen: Nero, München 1999.

Otto, Hans-Dieter: Unser König ist wahnsinnig! Verrückte Herrscher von Caligula bis Ludwig II., Ostfildern 2013.

Shotter, David: Nero, London 1970.

Sueton: Sämtliche Biographien. Kaiserviten und Fragmente (herausgegeben und übersetzt von Lenelotte Möller), Wiesbaden 2014.

Vandenberg, Philipp: Nero. Kaiser und Gott, Künstler und Narr, Bergisch Gladbach 2000.

Waldherr, Gerhard: Nero. Eine Biografie, Regensburg 2005.

Zu Johanna I. von Kastilien

Fernández Álvarez, Manuel: Johanna die Wahnsinnige 1479–1555. Königin und Gefangene (übersetzt von Matthias Strobl), München 2008.

Green, Vivian: Macht und Wahn. Geisteskranke Herrscher von der Antike bis heute, Essen 2006.

Hennig von Lange, Alexa: Die Wahnsinnige, Köln 2020.

Otto, Hans-Dieter: Unser König ist wahnsinnig! Verrückte Herrscher von Caligula bis Ludwig II., Ostfildern 2013.

Zu Torquato Tasso

Hardt, Manfred: Geschichte der italienischen Literatur, Frankfurt am Main 2003.

Kapp, Volker: Italienische Literaturgeschichte (2., verbesserte Auflage), Stuttgart/Weimar 1994.

Manso, Giovanni Battista: Vita di Torquato Tasso, Rom 1825.

Wehle, Winfried: Torquato Tasso. Sprachritter, Frankfurt am Main 1997.

Zu George III. von England

Crystal, David (Hg.): The Penguin Pocket. Kings and Queens, London 2006.

Green, Vivian: Macht und Wahn. Geisteskranke Herrscher von der Antike bis heute, Essen 2006.

Hibbert, Christopher: George III. – A Personal History, London 1998.
Otto, Hans-Dieter: Unser König ist wahnsinnig! Verrückte Herrscher von Caligula bis Ludwig II., Ostfildern 2013.

Zu Jakob Michael Reinhold Lenz

Beuthner, Johanna: Der Dichter Lenz. Beurteilung und Behandlung seiner Krankheit durch seine Zeitgenossen. Diss. med., Freiburg 1968.
Böcker, Herwig: Die Zerstörung der Persönlichkeit des Dichters Jakob Michael Reinhold Lenz durch beginnende Schizophrenie. Diss. med., Bonn 1969.
Damm, Sigrid: Vögel, die verkünden Land. Das Leben des Jakob Michael Reinhold Lenz, Frankfurt am Main 1989.
Weichbrodt, Rudolf: Der Dichter Lenz. Eine Pathographie. In: Archiv für Nervenkrankheiten 62 (1921), S. 153–188.
Winter, Hans-Gerd: Jakob Michael Reinhold Lenz (2. Auflage), Stuttgart/Weimar 2000.

Zu Friedrich Hölderlin

Bertaux, Pierre: Friedrich Hölderlin, Frankfurt am Main 1978.
Fichtner, Gerhard: Der »Fall« Hölderlin. Psychiatrie zu Beginn des 19. Jahrhunderts und die Problematik der Pathographie. In: Beiträge zur Geschichte der Universität Tübingen 1477–1977. Tübingen 1977, S. 497–513.
Günzel, Klaus: Die deutschen Romantiker. Ein Personenlexikon, Düsseldorf 1995.
Kurz, Gerhard: Hölderlin und die Frage nach dem Wahnsinn. In: Euphorion 73 (1979). S. 186–198.
Lange, Wilhelm: Genie, Irrsinn und Ruhm. Eine Pathologie des Genies, Tübingen 1927.
Martens, Gunter: Friedich Hölderlin, Hamburg 1996.
Neumayr, Anton: Literatur & Medizin. Goethe – Hölderlin – Heine, Wien 1997.
Ott, Karl-Heinz: Hölderlins Geister, München 2019.
Safranski: Hölderlin. Komm, ins Offene, Freund! Biographie, München 2019.
Schonauer, Klaus: Hölderlins Echo. Psychiatrie, Sprachkritik und die Gangarten der Subjektivität, Münster 1993.
Stierlin, Helm: Hölderlins dichterisches Schaffen im Lichte seiner schizophrenen Psychose. In: Psyche 26 (1972). S. 530–548.
Wackwitz, Stephan: Friedrich Hölderlin (2. Auflage), Stuttgart, Weimar 1997.

Zu Carl Sandhaas

Hildenbrand, Manfred/Ruch, Martin: Carl Sandhaas. Maler der Romantik 1801–1859, Haslach 2001.

Zu Gérard de Nerval

Meyer, Andreas: Zwei Orientreisende auf der Suche nach dem wahren Selbst. Théophile Gautier und Gérard de Nerval, Aachen 2016.

Miller, Norbert: Schwebendes Erzählen. Phantasie-Stücke und Schattenrisse der Wirklichkeit, Nachwort in: Nerval. Oktobernächte, Lorelei. Die Illumination, München 1988.

Zu Nicolai Wassiljewitsch Gogol

Johansson, Kjell: Gogols Welt, München 2000.

Keil, Rolf-Dietrich: Gogol, Hamburg 1985.

Lauer, Reinhard: Kleine Geschichte der russischen Literatur, München 2005.

Nabokov, Vladimir: Nikolaj Gogol, Hamburg 1990.

Zu Robert Schumann

Edler, Arnfried: Robert Schumann und seine Zeit, Lilienthal 1982.

Günzel, Klaus: Die deutschen Romantiker. Ein Personenlexikon, Düsseldorf 1995.

Gülke, Peter: Robert Schumann. Glück und Elend der Romantik, Wien 2017.

Loos, Helmut: Robert Schumann. Leben und Werk, Wien 2010.

Meier, Barbara: Robert Schumann, Hamburg 2010.

Zu Herman Melville

David, Thomas: Herman Melville (Leben in Bildern), Berlin/München 2019.

Delbanco, Andrew: Melville. Biographie, München/Wien 2009.

Heller, Arno: Herman Melville, Darmstadt 2017.

Melville, Herman: Ein Leben. Briefe und Tagebücher (übersetzt von Werner Schmitz und Daniel Göske), München/Wien 2004.

Zu Adèle Hugo

Duda, Sibylle/Pusch, Luise F. (Hg.): Wahnsinnsfrauen. Dritter Band, Frankfurt am Main 1999.

Guillemin, Henri: Adèle: Die Königstochter Victor Hugos (übersetzt von Hilde Wollenhaupt), Frankfurt am Main 1988.

Smith Dow, Leslie: Adèle – La Misèrable. Das Leben der Tochter von Victor Hugo (übersetzt von Barbara Scriba-Sethe), München 1997.

Zu Friedrich Nietzsche
Frenzel, Ivo: Friedrich Nietzsche, Hamburg 2000 (überarbeitete Neuausgabe).
Ottmann, Henning (Hg.): Nietzsche-Handbuch. Leben – Werk – Wirkung, Stuttgart/Weimar 2000.
Ross, Werner: Der ängstliche Adler. Friedrich Nietzsches Leben, München 1997/98.
Volz, Pia Daniela: Nietzsche im Labyrinth seiner Krankheit, Würzburg 1990.

Zu Ludwig II. von Bayern
Günzel, Klaus: Die deutschen Romantiker. Ein Personenlexikon, Düsseldorf 1995.
Hilmes, Oliver: Ludwig II. Der unzeitgemäße König, München 2013.
Otto, Hans-Dieter: Unser König ist wahnsinnig! Verrückte Herrscher von Caligula bis Ludwig II., Ostfildern 2013.
Schweiggert, Alfons: Ludwig II.: Ein König zwischen Gerücht und Wahrheit, München 2011.
Schweiggert, Alfons/Adami, Erich: Ludwig II. Die letzten Tage des Königs von Bayern, Stuttgart 2014.
Spangenberg, Marcus: Ludwig II. Der andere König, Regensburg 2011.

Zu Vincent van Gogh
Koldenhoff, Stefan: Vincent van Gogh, Reinbek 2003.
Naifeh, Steven/White Smith, Gregory: Van Gogh. Sein Leben (übersetzt von Bernhard Jendricke, Christa), Frankfurt am Main 2012.
Plachta, Bodo (Hg.): Vincent van Gogh. Briefe, Ditzingen 2019.
Schneede, Uwe M.: Vincent van Gogh. Leben und Werk, München 2003.
Stone, Irving: Vincent van Gogh. Ein Leben in Leidenschaft (übersetzt von Mildred Harnack-Fish), Hamburg 1968.

Zu Emilie Kempin
Hasler, Eveline: Die Wachsflügelfrau. Geschichte der Emily Kempin-Spyri, München 1995.
Muscionico, Daniele: Starke Schweizer Frauen, Zürich 2011.
Sichtermann, Barbara/Rose, Ingo: Die Erste. Mutige Frauen verändern die Welt, Berlin 2014.

Zu Helene von Druskowitz
Gronewold, Hinrike/Hensch, Traute: Zur Biographie Helene von Druskowitz, In: Helene von Druskowitz. Der Mann als logische und sittliche Unmöglichkeit und als Fluch der Welt , Freiburg 1988, S. 79–93.

Gürtler, Christa/Schmid-Bortenschlager, Sigrid: Eigensinn und Widerstand. Schriftstellerinnen der Habsburgermonarchie, Wien 1998.

Zu Elsa Asenijeff

Bodeit, Friderun (Hg.): Ich muss mich ganz hingeben können. Frauen in Leipzig. Leipzig 1990. S. 175–190.
Gürtler, Christa/Schmid-Bortenschlager, Sigrid: Eigensinn und Widerstand. Schriftstellerinnen der Habsburgermonarchie, Wien 1998.
Nürnberg, Peter: Traumgekrönt. Elsa Asenijeff als Schriftstellerin In: Leipziger Blätter 17/1990, Leipzig 1990 .

Zu Robert Walser

Mächler, Robert: Robert Walser, Frankfurt am Main 1992.
Seelig, Carl: Wanderungen mit Robert Walser, Frankfurt am Main 1977.
Schilling, Diana: Robert Walser, Hamburg 2007.

Zu Camille Claudel

Leisner, Barbara: »Ich mache keine Kompromisse«. Camille Claudel, München 2001.
Paris, Reine-Marie: Camille Claudel 1864–1943 (übersetzt von Annette Lallemand), Frankfurt am Main 1989.
Rivière, Anne: Camille Claudel. Die Verbannte (1864–1943), Frankfurt am Main 1986.
Schmoll, Josef Adolf: Rodin und Camille Claudel, München 1996.

Zu Séraphine Louis

Cloarec, Françoise: La vie rêvée de Séraphine de Senlis, Paris 2008.
Körner, Hans/Wilkens, Maja: Séraphine Louis, Berlin 2009.

Zu Lene Voigt

Müller, Thomas R.: Wir »armen Irren«. Lene Voigt und die Psychiatrie 1946–1962, In: Ärzteblatt Sachsen, Band 24 (Nr. 3) 2013.
Pauls, Tom/Ufer, Peter: Meine Lene, Berlin 2017.

Zu Zelda Fitzgerald

Bryer, Jackson R./Barks, Cathy W. (Hg.): Lovers: Briefe (übersetzt von Dora Winkler), München 2005.
Milford, Nancy: Zelda, München 1975.
Pike, Deborah: The Subversive Art of Zelda Fitzgerald, Columbia 2017.
Stromberg, Kyra: Zelda und Fr. Scott Fitzgerald, Hamburg 1998.

Zu Willy Zielke

Gladitz, Nina: Leni Riefenstahl. Karriere einer Täterin, Zürich 2020.

Wetzel, Kraft/Hagemann, Peter: Verbotene deutsche Filme 1933–1945, Berlin 1978.

Tode, Thomas: Der Fall Willy Zielke (auf: https://www.muenchner-stadtmuseum.de/fileadmin/relaunch-2019/Sammlungen/Filmmuseum/Filmreihen/PH_38/pdfs_alle/PH38_67_Der_Fall_Willy_Zielke.pdf, zuletzt abgerufen am 15. Juni 2021)

Zu Kurt Gödel

Cassou-Noguès, Pierre: Gödel, Paris 2004.

Dawson, John W.: Kurt Gödel. Leben und Werk (übersetzt von Jakob Kellner), Wien 1999.

Goldstein, Rebecca: Kurt Gödel. Jahrhundertmathematiker und großer Entdecker (übersetzt von Thorsten Schmidt), München 2006.

Zu Lucia Joyce

Ellmann, Richard: James Joyce (übersetzt von Fritz Senn, Albert W. Hess, Klaus Reichert, Karl H. Reichert), Frankfurt am Main 1994.

Loeb Shloss, Carol: Lucia Joyce. Die Biographie der Tochter (übersetzt von Michael Müller), München 2007.

Rathjen, Friedhelm: James Joyce, Hamburg 2004.

Zu Frances Farmer

Donnelly, Paul: Fade to Black: A Book of Movie Obituaries, London 2010.

Shelley, Peter: Frances Farmer: The Life and Films of a Troubled Star, North Carolina 2011.

Zu Syd Barrett

Chapman, Rob: Syd Barrett. A very irregular head, London 2010.

Simmons, Jeremy: The Encyclopedia of Dead Rock Stars (zweite Auflage) Chicago 2012.

Willis, Tim: Madcap: The Half-Life of Syd Barrett, Pink Floyd's Lost Genius, London 2003.

Der Autor

Clemens Ottawa, geboren 1981 in Wien, studierte Vergleichende Sprach- und Literaturwissenschaften, Germanistik und Geschichte in Wien und Manchester, England. Er schreibt Sachbücher, Dramen und Prosa (zuletzt: *Der exzentrische Mann*, 2019) und zeichnet Cartoons für zahlreiche Satireblätter (z.B. *Nebelspalter*, *Eulenspiegel*, *PLOP!*). Darüber hinaus arbeitet er als Kinderbuch-Illustrator und als Musiker in Wien. Bei zu Klampen veröffentlichte er *Skandal! Die provokantesten Bücher der Literaturgeschichte* (2019).

Clemens Ottawa bei zuKlampen!

Skandal!

Die provokantesten Bücher der Literaturgeschichte

Zweite, korrigierte Auflage
Hardcover, 13 x 20,5 cm, 226 Seiten
ISBN 978-3-86674-597-1

Was haben *Die Leiden des jungen Werther*, *Ulysses*, *Madame Bovary*, *Die satanischen Verse* und *Fifty Shades of Grey* gemeinsam? Sie alle sorgten für Aufruhr in der Öffentlichkeit, weil sie an festgefügten Moralvorstellungen rüttelten. Die Autoren wurden diffamiert und zum Teil sogar handgreiflich attackiert, drohten sie doch, dem angeblichen Sittenverfall Vorschub zu leisten. Meist entpuppten sich die gegen sie gerichteten Vorwürfe jedoch als scheinheilig, finden doch gerade die Skandalbücher reißenden Absatz.

Vom Marquis de Sade über Vladimir Nabokov bis hin zu Charlotte Roche: Clemens Ottawa versammelt die skandalösesten literarischen Werke und erzählt von ihrer aufsehenerregenden Rezeption. Sie haben ihre Faszination bis heute nicht eingebüßt.